The RDI Book | Forging New Pathways for Autism, Asperger's and
PDD with the Relationship Development Intervention Program

···RDI
人际关系发展疗法

| 修复孤独症核心障碍,让干预回归生活 |

[美] 史蒂文·E. 葛斯汀 ◎著　　李　力 ◎译

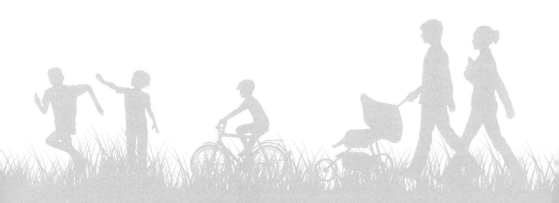

北京科学技术出版社

著作权合同登记号　图字：01-2024-2348

图书在版编目（CIP）数据

RDI人际关系发展疗法：修复孤独症核心障碍，让干
预回归生活 /（美）史蒂文·E.葛斯汀
(Steven E. Gutstein) 著；李力译. -- 北京：北京
科学技术出版社，2024.7
书名原文：The RDI Book
ISBN 978-7-5714-3927-9

Ⅰ.①R… Ⅱ.①史… ②李… Ⅲ.①小儿疾病—孤独
症—精神疗法 Ⅳ.①R749.940.5

中国国家版本馆CIP数据核字（2024）第098391号

策划编辑：路　杨
责任编辑：路　杨
责任校对：王晶晶
图文制作：艺琳设计工作室
责任印制：吕　越
出 版 人：曾庆宇
出版发行：北京科学技术出版社
社　　址：北京西直门南大街16号
邮政编码：100035
电　　话：0086-10-66135495（总编室）　　0086-10-66113227（发行部）
网　　址：www.bkydw.cn
印　　刷：北京宝隆世纪印刷有限公司
开　　本：710 mm×1000 mm　1/16
字　　数：252千字
印　　张：22.25
版　　次：2024年7月第1版
印　　次：2024年7月第1次印刷
ISBN 978-7-5714-3927-9

定　　价：89.00元

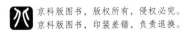

谨以此书献给我的岳母瑞秋（Rachel）。这么多年以来，她在身体和心灵上都给了我很好的呵护和照顾。

——史蒂文·E.葛斯汀

英文版所获赞誉

"我喜欢这本书，有很多原因。这本书里有很多很棒的地方：以每个父母都能理解的方式描述儿童的社会性发展；聚焦在父母身上，鼓励他们成为孩子最主要的康复师；介绍了 RDI 顾问对于家庭的支持可以从线下拓展到线上，父母可以将其与孩子互动的视频发送到网站上，他们的顾问可以看到视频并给予指导……总之，这是一本非常棒的书。重要的是，RDI 应该被推广到更多的国家，让更多的人了解它的理念和方法。我很欢迎史蒂文博士能把他的 RDI 方法介绍到我们肯塔基州来"。

彼得·谭格尔（Peter Tangay）

医学博士，美国内科医师学会会员
美国斯帕福德学院儿童和青少年精神病学名誉教授
美国路易斯维尔大学医学院精神病学和行为科学教授

"我真的很喜欢史蒂文将研究内容分解得如此清晰透彻，让父母和专业人士都能够轻松理解。我强烈推荐这本书作为人们想了解 RDI 的必读书目 。"

艾弗·韦纳（Ivor Weiner）

医学博士，美国加州州立大学北岭分校教授

"在本书中，史蒂文博士将人际沟通基础和儿童心理发展与我们的动态大脑的功能结合起来，以轻松易懂的方式，基于典型儿童的早期发育特点，对孤独症儿童发展所面临的困难以及机遇进行了有力的分析。作者遵循引导式参与的儿童发展原则，旨在为孤独症人士'开辟新的道路'，不仅为寻求帮助的儿童的父母和其他照顾者或专业人士提供了宝贵的指导，而且使我们都能够明白孤独症到底是什么……这是一本美妙而动人的书，讲述了一种非常重要的由父母主导、针对孤独症儿童的干预方法。"

彼得·霍布森（Peter Hobson）

英国伦敦大学塔维斯托克发展精神病理学教授

"本书对于孤独症人士的主要贡献是关注与静态智能不同的动态智能。书中对动态智能的介绍以当前的研究为基础，明确指出，提高生活质量、为家庭赋能以及提供适应性支持应作为孤独症儿童的主要康复目标。该书还整合了关系发展模型，展示了共同调控和拓展桥接（这样的动态过程）在动态智能发展中的重要意义。这些动态过程培养和维持了孤独症人士与世界建立联系及适应世界的能力。"

艾伦·福格尔（Alan Fogel）

医学博士，美国犹他大学发展心理学教授

中文版序言

我很高兴看到 *The RDI Book* 中文版的出版，本书的内容已经在很多文化群体里带来了巨大改变，我希望它也同样能够激发华语群体的思考和行动。

自该书首次出版以来的 15 年里，我见证了孤独症领域发生的巨大变化。"孤独症谱系障碍"这一诊断也经历很多变迁。人们不再不假思索地相信基于行为的早期干预计划的有效性，对成人孤独症患者的关注也在急剧增加。

不幸的是，尽管发生了这些变化，尽管针对孤独症的研究投入显著增加，尽管人们对于孤独症的重视日益提升，但孤独症人群获得良好生活福祉的可能性并没有提高。孤独症人士严重抑郁症和自杀行为发生率非常高，他们拥有令人满意的就业前景的可能性仍然很小，即使对他们当中受过大学教育的人来说也是如此。

当子孙后代回顾我们目前对待孤独症人士的方式以及其给这个群体带来的不必要的痛苦和消耗时，他们必然会将此视为一场悲剧，除非我们改变对孤独症的看法并相应地调整干预措施。

我希望本书引发人们的质疑：为什么我们继续用那种低效的方式教育孤独症孩子？为什么我们从不采用同样的方式来对待典型发育的孩子？为什么我们在日益复杂、充满各种动态变化的世界中，仍然固执地教授单个技能，用"头疼医头、脚疼医脚"的方法试图带来改变？这些方法无法让孤独症人群获得幸福的生活。更重要的是，我希望这本书能够呈现给大家一个不同的、充满希望的视角，帮助我们看到孤独症人群有很大可能性在很多方面有所作为。

史蒂文·E.葛斯汀

译者序

左左和右右是两个漂亮又健康的男孩子。至少我们的家庭医生，一位德高望重的医学院儿科教授，是这样笑着说的。

不过，他停顿了一下，又接着说下去："我是说，生理上他们俩挺健康。"

是的，我的双胞胎儿子，左左和右右，得了一种精神上的残疾，叫孤独症。

就像你们所有人一样，我当时想法简单直接极了。孩子得了病，没事，大不了砸锅卖铁哪怕是卖器官，就给孩子好好治呗。抱着他们俩，我握紧拳头和自己说："永远，永远，我都不会放弃。"

可是，我错了。几年之后，当我坐在这里，回想过去，心里是那么地心疼当时的自己以及现在正在阅读这本书的你们。

孤独症不是一种病，不是我们咬咬牙哪怕献出生命就可以战胜的疾病。它是我们和孩子可能终生必须与之相伴相随、与之共生的残障状态。

和它的漫无终点相伴随的，是它的算无遗策。孤独症带来的影响，伤害着我们生活的方方面面，如影随形。

但是，有一点我没有说错，就是我们永远也不会放弃我们的孩子。而与孤独症共生，也不是一条必将走向绝望的路。就如同这世间万物，各具姿态，才汇聚成精彩，谁又规定了人生只有一种方式去度过呢？

从左左、右右 4 岁的时候确诊孤独症，到现在他们 11 岁，这些年来我一直在尝试和探索各种可能的康复方式和支持手段。我从每天绞尽脑汁地去想"我今天还能教点什么？"，看到别的孩子会点什么就立刻焦虑地回家要让他们练起来，到夺命追魂似的反复问一个问题，只要他们能回答出来心里就松了一口气，但是转眼又希望他们能回答得更多。日复一日，年复一年。

直到有一天，我突然意识到，我不可能将这世上所有东西都教给他们，何况未来的世界如何，哪怕是 5 年、10 年后的情况如何，我都无法预测。这条路走不通，就如同驾驶一架没有轮子的车，哪怕我用尽全力去拉扯，一旦我停下，车子也只能停下。前路黯淡，我该怎么办？

就在那个时候，我遇到了 RDI。我也终于意识到我错在哪里了。孩子是鲜活的生命，有思维，有意识，有愿望，有动机。唯一能够破除迷障的，唯有他们自己的成长，唯有让他们这架小车，有轮子，有引擎，有源源不断来自内心的动力。

而这辆车的前行终点，是他们获得了生命尊严和生活质量。

这些年来，我看着他们越来越鲜活，越来越自信，每天都会跟我分享他们新学到的东西，很多甚至都是我不了解的领域。

我看着他们越来越真实，会调皮，会撒娇，会告状，会不好意思，会在每天早上溜进我的房间，抱着我的脸说："妈妈我爱你。"

在他们由内而外地产生变化的同时，我也在不断地思考，如何更好地做一个母亲、一个他们人生路上的导师，就如同葛斯汀博士在《RDI 人际关系发展疗法》这本书中所描述的那样，给孩子安全而又充满发展机遇的环境，让这个世界在他们眼前一步步地展开。

所以，我无比感谢编辑给我的这次机会，让我能将这本书呈现给中国的家长们。作为翻译者，我诚惶诚恐的同时也无比自豪。因为这本书曾经改变了我，相信它也一定会改变你。

　　同时也感谢和我一起工作的同事，以及信任我的家庭们。是你们的支持和信任让我有勇气面对一路行来的起起伏伏。

　　是孤独症将我们联系在一起，谁说这不是不幸中的万幸呢？

　　当然，孤独症的世界里有太多未解之谜，左左、右右的未来也依旧荆棘丛生。可是，相比从前他们懵懵懂懂、无知无觉，我一身沉重孤身前行，现在的我们心灵相通、携手并肩，还有什么可怕的呢？

　　如果你也曾经和我一样，那么来吧，让我也拉起你的手，我们一起走这条路。

李　力（Echo Li）

序　言

"一个新理论的出现，通常最初会被攻击为荒谬的，随后被承认是正确的，却仍然不被重视。直至最后，它的重要性无可辩驳，而那些当初的反对者们会宣称是自己发现的。"

——威廉姆·吉姆斯（William James）

多年以来，我和很多成年孤独症人士（或称谱系人士）讨论过他们的生活和梦想。他们会细腻地向我描述他们的渴望——能有机会过上有品质的生活——这不过是你我习以为常的生活。他们和我们没有太多的不同，同样是人类，只是他们长久地生活在混乱之中。他们不断地感觉自己好像随时会踏入深渊而被吞没。哪怕是那些对我们来讲再简单不过的事情，也会让他们感到挫败和无助，更别提拥有真正的友谊、舒适的工作氛围甚至亲密关系了。如果可以，想象一下每时每刻都要努力应对混乱的世界，你就会理解为什么那些谱系里很成功的人也会感觉生活总是如履薄冰了。

1996 年，我和妻子雷切尔·雪莉（Rachelle Sheely）博士踏上了一段科学之旅，探索是否可以解决孤独症谱系障碍（Autism Spectrum Disorders，

ASD）① 这一给很多家庭带来痛苦和困扰的问题。我们希望换个角度去思考孤独症人士未来生活的可能性，为孤独症人士、他们的家人以及与他们一起工作的人树立更高的标杆。雷切尔和我致力寻找一种方法，为大多数孤独症人士提供机会，能够让他们获得独立的、与他人有情感联结的、感受到责任感的成年人的品质生活。这本书的完成是我们实现这一目标的重要里程碑。

这本书是为两类读者设计的：一类是希望了解修复孤独症核心缺陷可能性的人；另一类是那些想更多了解孤独症的人。他们都会发现这本书很有价值。

我相信人际关系发展疗法（Relationship Development Intervention，RDI）的出现为针对孤独症这种复杂障碍的全方位康复迈出了重要一步。本书分为两个主要部分。在第一部分中，我介绍了 RDI 的理论背景，你可以看到我们对孤独症具有创新意义的观点。我还描述了一种新的、可测试的模型，我相信它具有改变孤独症干预方式的巨大潜力。第二部分描述了 RDI 的具体方法。它大致对应于我们 RDI® 课程中的家长赋能阶段：接受教育、准备、学徒能力修复、引导关系和内化，为有兴趣全面理解 RDI 干预方法的家长和专业人士提供指南。

RDI 作为孤独症的干预方法自问世以来，一直在不断改进。本书取代了早期的著作，例如《解开人际关系之谜》（*Solving the Relationship Puzzle*）和我们的两本 RDI® 活动书籍。基于 RDI 方法的不断演变，我们认为本书较好地介绍了我们当前的干预模式。

这本书为考虑成为 RDI® 认证顾问以及正在培训中的专业人士提

① 本书作者遵循目前的惯例，将孤独症、阿斯伯格综合征和广泛性发育障碍纳入统一的孤独症谱系障碍标签下。当前的研究普遍认为，没有理由继续进行这些诊断上的区分，并且如今对孤独症谱系障碍的研究通常将这些亚型放在一起。本书将统一使用"孤独症"这一名词来描述这些情况。

供了很好的讲解。同样，它也为正在考虑或处于 RDI 干预计划早期阶段的家长以及那些在 RDI 方面经验丰富、希望让其他人深入理解该计划的家长提供了资源。[①]

本著作并不是一本综合手册，也不能涵盖 RDI® 顾问所需的专业知识，所以它也不包含 RDI 具体的操作技法。我们强烈建议对 RDI 感兴趣的家长寻求 RDI® 认证顾问的指导。我们不建议你零散地采用 RDI 方法。顾问信息可在我们的网站 www.rdiconnect.com 上获取。

读完本书后，对 RDI 在孤独症儿童教育环境中的具体应用感兴趣的读者可以参考《RDI 与教育》（*RDI and Education*）这本书。对应用了 RDI 疗法的那些家庭的第一手经验感兴趣的读者，可以参考《与孤独症共舞》（*My Baby Can Dance*）。以上书籍都可以在我们的网站上找到。希望更多地了解 RDI 关键理论和研究基础的读者可以关注芭芭拉·罗格夫（Barbara Rogoff）、艾伦·斯鲁夫（Alan Sroufe）、彼得·霍布森和 艾伦·福格尔的著作。

有关 RDI 的其他实用信息可在我们的网站上找到，其中包括顾问列表、RDI® 线上学习系统（RDILS）更详细的描述、研讨会公告以及有关专业认证计划的信息。

我们有幸成为孤独症人士发展中的引导者，同时我们也面临着挑战和机遇。挑战在于要充分了解他们所缺失的数百个发育环节的复杂性，这些环节的缺失，即便是高功能孤独症人士也不能幸免。弄清楚这些发育环节，并针对性地开发出一系列的干预方法，是一项艰巨的任务。

我们花了很多年的时间才构建了一个较成熟的干预系统，其由数百个小而逐渐复杂的步骤组成，使孤独症人士能够获得我们大多数人

---

① 目前正在使用 RDI® 线上学习系统的读者应注意，系统中的分阶段课程目标取自 2009 年 RDI 课程修订版，在本书首次出版时可能尚未完全实施。

看似毫不费力就能掌握的能力。当我们放慢脚步、停驻在当下，并全心全意地每天践行这些小步骤时，就能见证孤独症人士不断获得的成长和喜悦。

俗话说："千里之行，始于足下。"虽然我们还在不断地探索和发现，但我相信这本书呈现了我们在过去数十年中为孤独症人士提供的富有成效的支持。RDI 为针对孤独症这种复杂发育障碍构建全面的修复性治疗方法提供了尝试。

感谢你在我们的旅程中与我们并肩同行。

引 言

"当你遭遇前路迷茫时，站直了，别趴下。"

——尤吉·贝拉（Yogi Berra）[①]

艾米丽的故事

7 岁的艾米丽是个总是在不停说话的孩子。 她的这种"过度语言化"的表现，简单来说就是说话不经过思考。她似乎毫不在意自己所说的话的含义，以及她对听众的影响。如果你和艾米丽相处一段时间，你就会意识到，在她为自己编写的日常生活剧本中，你最多只是一个听话的配角。

她可能会在 5 分钟内对你提出同一个问题五到六次，却对你的回答不感兴趣。尤其是如果你的回答与她预期的答案有任何一点偏差，她就会忽视你，甚至会对你生气。

当你们一起坐下来玩游戏或尝试合作完成某个任务时，你会惊讶地发现，她总是很迅速地尝试，并且常常成功地夺过控制权。艾米丽表现得勇往直前，仿佛由她来决定一切游戏规则是很正常的。对于她熟悉的游戏，比如下国际象棋，她会用坚定的语气向我传达她制定的

[①] 尤吉·贝拉，纽约洋基队（美国联盟棒球队伍之一）传奇捕手，曾十八次入选全明星赛，获得十次世界大赛冠军，1972 年被选入棒球名人堂。

规则："国际象棋和西洋跳棋的规则是一样的，只是棋子看起来不同。我们只需要跳过彼此的棋子，然后把它们从棋盘上拿走。"当我告诉艾米丽我可能不能按照这些规则来玩时，她就会不情愿地尝试添加一些小的修改，做出一些小的让步，以免失去我的陪伴。当她参与某项任务时，她是一个完美主义者，她会很快为自己确定一个完成的标准，且不接受任何改变。

如果在达到目标之前被打断，或者任务太难以至无法达到她的标准，艾米丽就会陷入沮丧并宣称自己是个失败者。艾米丽是如此独断专行，她总是逃避参与任何需要视觉 – 运动协调的活动，因为那是她最不擅长的。

艾米丽的父母年轻又健康，但他们已经感到疲惫不堪。他们告诉我，医生诊断艾米丽患有轻度孤独症，或者说是高功能孤独症。她在公立学校的普通班就读，成绩处于年级平均水平。一开始，艾米丽的症状并不十分明显，但当学校的成绩测试变成衡量学生真正的理解力而不仅仅是记忆力时，孤独症给她带来的影响便越来越明显了。

维维安的故事

维维安经历了 8 年多的强化言语治疗、社交技能训练和行为矫正。我听说她现在掌握的词汇量已经超过 500 个了。这位高大、身材匀称的年轻少女在公立学校上特殊教育课程。有一次我去她家里观察她的情况，她全程几乎没有表现出与我进行任何交流的意愿。当我推开维维安房间门的时候，她正在看书，且用一种不安的眼神看着我。我没有立即打断她，而是慢慢走到她身边，不发出任何声音，也不提出任何要求。我在没有对她造成任何干扰的情况下坐到沙发上——就坐在她的对面。大约 30 秒后，她瞥了我一眼，以我认为是表示欢迎的方式向我微笑，然后继续看她的书。当看完一页时，维维安被动地接受了母亲合上书的要求，然后很明显地将注意力转移到了对面的墙壁上。于是我慢慢地一点点向她靠近，她也似乎对我们之间距离的拉近越来越适应了。

我们只是静静地并排坐在沙发上。只要我不试图从她那里得到任何东西，她就不会采取行动来控制我或避开我。她经常警我一眼。我在沙发垫上弹了一下，她看了一眼，微笑着，自己也弹了起来。后来我用力又弹跳了一下，假装不小心摔倒了。维维安看了过来，笑着伸出手扶我起来，然后又继续盯着墙壁。

埃德的故事

6岁的埃德与艾米丽和维维安完全不同。他的异常是孤独症的又一种表现形式——他连一个字都不会说。他经常会有的动作可以被描述为像一个球在不断地无规律地运动。他的小脑袋里仿佛有个机器在引导着他的行动。他的目光会快速地从一个物体转移到另一个物体，然后，没有明显的原因，停顿几秒钟，之后又挪开。大多数时候，埃德的注意力并没有与有意识的行动结合起来。他通常不会研究有趣的、熟悉的物体，也不会有目的地去追求期望的结果——极少数情况下，当遇到他真正特别渴望的东西时，他的行为才可能会呈现出明确的目标性。

艾米丽似乎很重视我的陪伴，只要这种陪伴与她过度活跃的行动方式相匹配。维维安，如果我们不怎么使用语言沟通，她似乎就很乐意和我一起出去玩。而埃德，仿佛从未真正意识到我的存在，即使我慢慢靠近他，他也没有任何反应。直到我离他的脸只有几英寸[①]的距离时，他才意识到我的存在。

---

① 1英寸 = 2.54厘米。

没有任何明显的原因，埃德有时会突然发出一声尖叫，然后跑向他的母亲，扑进她的怀里。同样突然地，他会挣脱母亲的怀抱，继续他的随机"探险"之旅。他的脸上几乎没有表现出任何情绪的变化——没有任何享受、好奇、忧虑或兴奋的迹象。他唯一的表情似乎是偶尔的痛苦表情，而谁也不知道他的这种情绪会持续多久。

多样性中的统一

孤独症人群具有惊人的多样性，前文中的三个孩子代表了其中的一些样本。孤独症个体可能受到极其广泛的生理和心理疾病的影响，也可能没有。其中许多情况对他们的发展带来了重大障碍。想要消除这些障碍对孤独症人士的影响，就需要训练有素、协调一致的跨学科团队的共同努力。同仁们的故事也为我们的工作指明了方向——致力研究如何为孤独症个体提供过上高质量生活的工具。

当我们着手开发 RDI 时，我们意识到针对孤独症群体的干预工作已经开始重点关注识别和治疗共患病及伴生状况了。有许多干预措施可以在这些方面帮助他们。相比之下，我们发现既有的临床方法和项目并没有发展到解决孤独症核心缺陷领域这一方向上来。自列昂·坎纳（Leo Kanner）博士于 1943 年写下他的开创性论文 [1] 以来，孤独症就被认为是一种单一的综合征，而不是由一些共同核心障碍及多种不同症状和缺陷组成的广泛谱系障碍。打个比方，就好像我们治疗艾滋病时，只用药物解决呼吸困难和皮肤感染问题，为由其引发的抑郁症和其他反应性精神疾病提供咨询，但不去试图影响或针对艾滋病本身。

---

① 有趣的是，坎纳博士撰写的论文是基于他 60 多年对孤独症的研究工作，该论文是针对约翰斯·霍普金斯大学医学院教职人员的 11 名子女的研究。

> 我们已经学会如何定位和尝试探索与孤独症相关的许多领域，但孤独症本身及其核心障碍就像狭小房间里的一只几百千克的大猩猩，巨大且难以被动摇。我们发现，这些核心缺陷是阻碍孤独症人士过上高质量生活的关键。

人们可能会认为，通过治疗孤独症的症状和一些共患病及伴生状况，我们可以为孤独症人士提供更高质量的生活，那么我们是否就不需要治疗这种疾病本身了呢？也许通过向"非语言"个体提供言语治疗、提高行为依从性、减少奇怪的举止和刻板行为、教授适当的社交和自理技能、治疗过敏和营养不耐受、增强感觉运动整合能力以及教授学术知识，我们就可以使孤独症个体过上高质量的生活。这是人们在制订大多数干预措施时的假设。其中许多努力如果施行得当，会产生很明显的成效，并有利于解决同时发生的其他问题。

但是，这个论点的问题在于它没有得到研究的支持。经过30多年的研究，我们没有理由期望这些方法本身能够让更多孤独症人士获得更高的生活质量，无论它们提供的服务强度如何。尽管用于孤独症干预的资源大幅增加，但没有证据表明我们在帮助孤独症人士建立互惠的友谊、发展成熟的情感关系、成功与他人合作、掌握灵活的适应性思维或拥有在21世纪就业所需的解决问题的能力等方面取得了明显的进步。

追踪孤独症个体发展史的相关研究得出了类似的结论。研究人员试图区分和追踪那些障碍相对较少的个体（例如，具有正常智力和语言功能的孤独症谱系成人），他们发现，这些个体过上正常生活的情况不容乐观。英国国家孤独症协会进行的迄今为止最大规模的研究表明，即便是门槛很低的工作，"功能最高"的个体也只有12%能够获得参与的机会，而能够独立生活的个体只有3%。

　　因此，合乎逻辑的结论是，如果我们要为孤独症儿童在现实世界中取得成功做好准备，我们就必须做出区分。治疗孤独症人士可能存在的多种症状和伴生问题，以及修复孤独症的核心缺陷，这些都是必要的，单解决其中之一是不够的。这是提升这个群体生活质量的关键。

　　当然，说起来容易做起来难。孤独症经常表现得像一个俄罗斯套娃，揭开一层，还有一层又一层。显然，许多孤独症人士遭受着多种问题和障碍的困扰。如果我们没有办法更深入地认清这种情况，就会很难理解为什么这些个体会被归为同一种谱系障碍。孤独症个体的优势和技能也因人而异。一些人无法发展出口语，而另一些人则不断地用丰富的词汇与人交流。有的人经测试智商处于天才水平，有的人则呈现严重智力障碍。孤独症人士中有能投进三分球的青少年，也有无法举起篮球的成年人。一些孤独症人士对某种特定食物有非常严重的过敏反应，即使吃得很少也会使他们失控；而有些人可以吃任何食物且没有丝毫不适。你会看到他们中有些人很温和，而另外一些人则总是挑衅别人、容易发怒或哭泣。有一些人整日做事混乱无序且喜欢到处游荡，而另外一些人则非常刻板、控制欲强且要求一切事情必须按照既定模式去做。有些人会花上几个小时摇晃双手进行自我刺激，而有些人则会觉得这种动作无聊透了。

　　值得庆幸的是，在我们的工作开始的时候，关于孤独症的许多谜团已经逐步揭开。坎纳博士从1943年起对他最初研究的儿童进行了25年的跟踪观察，提供了一些重要线索。一些值得我们敬佩的研究人员和科学家，如彼得·莫迪（Peter Mundy）、马里恩·西格曼（Marion Sigman）、艾米·克林（Ami Klin）、杰拉尔丁·道森（Geraldine Dawson）、莎莉·罗杰斯（Sally Rogers）、埃里克·库尔切斯尼（Eric Courchesne）、玛格丽特·鲍曼（Margaret Bauman）、马塞尔·贾斯特（Marcel Just）、南希·明修（Nancy Minshew）、彼得·霍布森、杰西卡·霍布森（Jessica Hobson）、帕特里夏·豪林（Patricia Howlin）、科尔温·特雷瓦森（Colwyn Trevarthen）、托尼·查尔曼（Tony Charman）和西蒙·拜伦－科恩（Simon Baron-Cohen），一直致力神经多样性和差异化的研究，探索孤独症的核心缺陷到底是什么。他们的研究是我们可汲取的知识宝库。

正如我将在以后的内容中讨论的那样，科学家们已经发现，孤独症人士拥有的共同特质是：特定的、终生的、高度脆弱的、基于神经系统发育缺失的信息处理困难（严重的学习障碍），即使没有其他问题和症状，这些困难也能阻碍他们获得高质量的生活。严谨的神经学研究揭示了这些问题背后似乎隐藏着一种独特的"连接不足"。

RDI 旨在修复他们的信息处理缺陷，这些缺陷是孤独症人士普遍存在的。我们使用"动态智能"一词来代表孤独症人士普遍缺乏的特定认知、自我意识、人际和沟通能力的集合。这与我们所说的"静态智能"（通过标准智商测试衡量的技能）形成鲜明对比，后者不一定受到孤独症的影响。

在过去的 20 多年里，发展心理学领域的专业人士对更好地理解儿童的动态发展产生了浓厚的兴趣。研究人员发现，我们成年人认为自然而然就习得的那些复杂的社交技能发展于生命的最初几年。这些技能包括团队协作、灵活思考、解决问题、有意义地反思、规划未来和做准备的能力。尽管该领域的研究还有很多未被填补的空白，但对于人类心智发展的逐步过程进行系统的分类已经提供了一个起点。这是一项浩大的工程，大量的研究耗费了人们多年的时间和精力，至今仍在进行中。尽管如此，它还是取得了非常有用的成果，你将在后面的内容中了解到。

彼得·霍布森是一位精神病学家和心理学家，他的工作对该领域的研究产生了重大影响，多年来他一直处于对孤独症理解的最前沿。他推断，孤独症影响了儿童发展动态神经网络所需的特定的早期亲子学习经验的获得，但静态的大脑回路却往往不受影响。

众所周知，动态神经网络和静态神经网络的发展方式不同。静态神经网络通过所谓的指令、神经元和外部刺激的简单关联来发展，这些关联通过重复配对得到加强。因此，如果我希望开发一个静态神经网络，我可以重复地将特定的刺激（例如，"2×2 ="之类的数学计算问题）与特定的响应（在本例中为"4"）关联起来。如果我成功了，我将创建一条神经通路，每次出现刺激时，都会激活一个特定的、简单的大脑信息网络——2×2 = 4。这条神经通路将用于视觉信息解码，然后提供正确的、已经形成关联的响应。

那么，大脑如何发展出动态神经网络呢？杰罗姆·布鲁纳（Jerome Bruner）、芭芭拉·罗格夫、艾伦·福格尔和艾伦·斯鲁夫等受人尊敬的科学家认为，动态智能的神经发展和认知基础通常是通过父母和其他家庭成员为孩子精心设计的数千种特殊类型的体验迭代构建的。亲子之间这种特殊类型的教学关系被称为引导式参与关系（Guided Participation Relationship，GPR）。

引导式参与关系是地球上每个社会中亲子互动的基石。在这种特殊类型的合作中，经验丰富的导师（父母）会细心谨慎地准备各种场景，使经验不足的学徒（孩子）能够有效地学习应对生活中的不确定性和挑战。

导师仔细建立一个安全且具有挑战性的环境，让学徒在完成导师设计的、逐渐增加难度的任务中（或思维活动中），始终具备安全感和胜任感。这些挑战始终保持在一个合适的水平，即略微领先于学徒当前的认知理解水平，以扩展学徒的脑力活动能力和心理能力为目的，同时为学徒大脑中不断形成更复杂、更高度集成的神经网络创造了动力。

当我们观察典型发育的孩子时，发现他们到了生命的第二年，就可以成为学习过程的积极参与者——不再仅仅关注他人的行为，还能积极探索行为背后的意义。他们可以评估导师的意图、愿望和偏好以及自己行为背后的心理活动。他们有动力与导师一起进入不确定的时刻，导师的丰富经验在此刻成了学徒的主要参照，而学徒则积极寻求并采用导师的思维、经验和视角进行评估和决策。

在了解了引导式参与关系的概念之后，我开始分析父母与孤独症儿童互动的录像，看看我是否可以确定亲子之间的这种关系在孤独症家庭中确实被破坏了。我发现，在每一个案例中，父母和孩子之间的引导式参与关系要么缺失，要么被严重破坏。这个观察结果得到了数百个 RDI® 认证顾问的确认，他们会定期评估孩子和父母的引导式参与关系的状态，这是他们在实施 RDI 时进行初始评估的一部分。[①] 同样重要的是，我们发现，同样的父母在对待其典型发育的孩子时，亲子之间的引导式参与关系以完全正常的方式维持着。

这些观察提供的重要线索，帮助我们可以决定干预的焦点。正如同"人际关系发展疗法"这个名称的意义，即给孤独症儿童家庭提供亲子之间发展引导式参与关系的第二次机会。父母与子女在最初的时候没有发展出这种关系，并非他们的过错。我们的使命就是让父母修复其作为孩子主要导师的自然角色。

在设计 RDI 的具体实施方案时，我们从来不相信我们可以在一天、一周、一个月甚至一年内弥补孤独症儿童所有缺失的发展时间。我们希望通过修复孤独症儿童心智发展的途径，能够在他们身上重塑典型发育儿童的一个个心智成长的小时刻。我们也明白了不需要担心

---

① 这一发现也得到了杰西卡·霍布森博士在伦敦塔维斯托克研究所进行的研究的支持，该研究成果在 2008 年国际孤独症研究会议（IMFAR）上发表。

孤独症儿童能多快赶上同龄人，只要他们逐渐回归正常的发展轨道即可。

但是，我们如何恢复父母与孩子之间的引导式参与关系呢？

关于引导式参与关系的发展进程，尽管很多著作和文章描述了这一自然而直观进程的各个要素，但是，却没有任何一本"路线图"来清楚地告诉我们，当这一进程没有得到发展或者出现偏差时，我们该怎么重建它。我们很快发现这不是一个简单的任务。抚养孤独症孩子的父母，就像是驾驶着一艘水手都是聋哑人的帆船的盲人船长。无论你是多么优秀的父母，受过多么好的教育，或者多么有动力，你都会因为与孩子沟通障碍而感到无力，并且觉得自己的努力似乎总是得不到回报。即便是语言能力很好的孩子，他们的父母同样在承受这种痛苦。

我们认识到，要想为家庭提供引导孤独症儿童发展的正确途径，我们必须理解引导式参与关系为何无法发挥作用。什么会破坏引导式参与关系呢？显然，问题不在于父母的任何缺陷或个性差异。虽然这些父母看起来无法引导他们的孤独症儿童，但他们与自己的典型发育的孩子却能够建立优质的引导关系。

随着我对引导式参与关系了解得越来越多，我发现，与学习者保持相对被动的立场的静态学习不同，引导式参与关系的形成就像是双方在跳"双人舞蹈"——需要双方的协作和持续的反馈。换句话说，无论你作为引导者有多么熟练，如果你的学徒没有共同承担起维持互动的责任，你就无法成功。

此外，我了解到，在扮演认知学徒的角色之前，典型发育的儿童首先要具备一些先决能力，如识别、协作、共同关注和社会参照，这些能力使他们成为学习过程中的积极参与者。这些能力最早通常是在他们生命的第一年里获得的。而在文献中关于孤独症儿童普遍受损的领域，记录最多的，正是（典型发育儿童在早期就已获得的）这些能力。彼得·霍布森在他发表的一部开创性著作中，推进了人们对这一理念的认知。他假设孤独症的成因并不单是由于大脑特定部位的失能或某些化学因素或基因的变异。他推测孤独症可能是由多种孕期因素和遗传异常引发的。现在，这已成为关于孤独症成因的科学界公认的观点。霍布森暗示，如果缺陷的组合和影响足够大，它们就会干扰孩子与父母维持亲子关系的能力，从而阻止孩子大脑神经回路和心智成长的动态发展。

典型发育的孩子往往以完全直觉化的方式发展出形成引导式参与关系所需的先决能力。父母们通常不需要仔细考虑或严谨计划自己当下的每一个行动。当他们面对处于"学徒前期"阶段的婴儿时，并没有一个严谨排列的目标系统来指导他们，却能自然地为孩子提供成为合格认知学徒所需的支持。

对我来说，这表明了孤独症儿童干预问题的症结所在。当父母与孩子之间的引导式参与关系出现严重问题时，父母不知道如何为孩子提供支持，也无法去解决问题并进行调整。结果就是这个关系的发展进程变得逐步失控。

我相信，通过对儿童发展的仔细观察和研究，父母和孩子之间发展引导式参与关系的早期基础和进程可以被系统地记录和呈现出来。此外，我可以将其分解成较小的步骤，并制定方法来弥补每个孩子的独特缺陷，然后再开发一些方法来教导父母以简单、缓慢、专注的方式来引导他们的孤独症孩子。因此，对于那些错过了早期（第一次）引导式参与关系发展的家庭，我希望为父母提供第二次机会来成为孩子成长的引导者。

RDI 的开始

慢下去，才能快起来。激发动力是我们帮助孩子的起点。

RDI 方法的美妙之处在于，它所基于的原则，不是由我和任何其他心理学家、研究人员或理论家去创建的，而是自人类诞生以来每种文化所采用的基本原理，我们只是将其系统化并形成了一套方法。这个过程不需要重起炉灶，它的核心任务是仔细观察、分析和将一个自然的过程系统化，并以一种有意识的、经过深思熟虑的、逐渐展开的方式揭示出来。

当我们踏出第一步时，并不知道前方还有这么多年的发展道路要走。除了将动态智能课程和家长引导课程系统化之外，我们还必须制订一系列操作流程，以满足每个孩子独特的生理、心理和社会性状况，以及父母的个人准备情况和家庭的现实需求。我们的目标是开发一个用户友好的程序，让绝大多数父母能够按照自己的节奏学习和操作。

为此，我们开发了一个成功的 RDI® 认证顾问培训计划、一套质量保证系统、一套将 RDI 应用到学校等融合环境的方法以及基于互联网的通信、进度跟踪和动态学习的线上系统——RDI® 全球学习平台——为我们的全球社区服务。RDI 是一个不断发展的项目，得益于来自 20 多个不同国家的成千上万名家长和训练有素的顾问持之以恒的努力。不断进化完善是 RDI 的核心动力，毫无疑问，这项任务的时长将超越我的有生之年。

训练有素的 RDI® 认证顾问作为"导师的导师"，帮助父母构建一种适合其独特文化和家庭环境的现实的"慢镜头"的生活方式。他们协助父母制订适合自己家庭的引导方式，以满足他们孤独症孩子的独特优势和需求。通过与顾问的合作，父母逐渐承担起更多的责任，精心而谨慎地策划一个渐进的儿童发展进程。他们缓慢但坚定地不断提高标准并提出新的挑战，同时为孩子提供足够的支持，让孩子安全无惧地"航行"到更有挑战性的领域。

在面对挑战时，父母要学会帮助孩子建立胜任的记忆。这些记忆被储存起来，帮助孩子在面对逐渐复杂的环境时拥有一个成功经验的存储库。

RDI 的前提是所有家庭成员都应该被赋能和关爱，共同面对，同舟共济。每个家庭成员对于项目实施的成功都至关重要。RDI 计划能够帮助家庭成员从绝望感和情感伤害中恢复过来，这些感受是孤独症带给整个家庭的。通过实施 RDI 计划，父母重新审视希望的意义、体会胜任感和获得相互支持。（外）祖父母等孩子其他的照顾者作为家庭团队的一部分也应参与其中，被指导如何在生活中对孩子实施引导，在不影响父母是主要引导者的情况下做出自己的贡献。孤独症儿童的兄弟姐妹有自己的生活，他们的需求不应被忽视，也不应被要求承担照顾或补偿的责任。相反，当他们充当父母的（称职）学徒时，他们与患孤独症的兄弟姐妹的关系会变成一种共同承担责任和彼此尊重的关系。

在孤独症儿童家庭中，父亲和母亲都是学习过程的关键参与者。目前我们估计 RDI 项目中父亲参与 RDI 的比例超过90%。并且，单亲家庭永远不会被排除在 RDI 之外。

致 谢

感谢众多 RDI® 认证顾问、实习顾问和孤独症儿童家庭，他们尽自己所能地为本书的内容做出了贡献。特别感谢"RDI Connect"的员工安娜·艾莫西利亚（Ana Hermosilla）、克劳迪娅·安德森（Claudia Andreessen）和梅勒妮·史密斯（Melanie Smith），感谢他们为改进我们的工作所做的不懈努力。杰西卡·霍布森和彼得·霍布森以及他们的儿子马修（Matthew）提供了很多宝贵的想法和建议。特别感谢梅茜·苏坦泰奥（Maisie Soetantyo）和彼得·邓莱维（Peter Dunlavey）提供了如此多关于他们典型发育的女儿艾玛（Emma）的成长故事。汉娜·葛斯汀（Hannah Gutstein）和卡洛塔·贝尔德（Carlotta Baird）对书稿进行了认真负责的组织、编辑和审校工作。感谢汉娜听了我这么多的讲座，帮助我提炼出每次讲座的精华。卡洛塔提供了非常有用的图形，阐明原本困难和复杂的概念。我还要对我的妻子雷切尔（Rachelle）表示无尽的感激之情，她身兼数职——不但帮助我编辑稿件，还对我付出了无私的爱（这可不是一件容易的事）。

声明：我们完全秉持性别平等的理念，仅仅为了阅读的需要，在书中当提到第三人称时，除了特定语境，统一用"他"来指代。

目　录

第二部分　RDI方法介绍

第一部分

攀登 RDI 的阶梯

第一章
动态的大脑

"大脑是动态的，也就是说它永远处在变化中。"

——丹尼尔·西格尔（Daniel Siegel）

我从 YouTube 下载了一个简短的视频，并且经常在演讲中使用它。视频的主角斯蒂芬是一位来自英国的年轻人。他说话轻声细语，拥有惊人的天赋，被称为"人体照相机"。正如你可能知道的那样，很多孤独症人士会被称为"天才"，他们往往在某个领域如感知、记忆和（或）视觉方面表现出惊人的天赋。斯蒂芬的天赋是"视觉复制"——哪怕只是一瞥，他都可以画出他所看到的各种事物，连细节都不放过，简直令人难以置信。在一段颇为著名的视频中，斯蒂芬第一次访问罗马，他乘坐直升机飞越了罗马上空。经过 45 分钟的旅程后，他到达了旅馆的房间，里面放着一张宽度超过 30 英尺①的素描纸。

在接下来的 3 天里，斯蒂芬用铅笔复制了他在飞机上能看到的这座城市景象的每一个细节，甚至包括远离他的飞行路径的最小的檐口

---

① 1 英尺 = 0.3048 米。

和窗户。虽然并非所有孤独症人士都能完成这样令人惊叹的壮举，但斯蒂芬的行为提示科学家们孤独症人士的大脑发展具有他们独特的方式和路径。

不管我们在独立的孤独症个体中观察到多少种症状和问题，孤独症从根本上来说是一种与大脑神经网络相关的障碍。我并非神经科学方面的专家，因此请原谅我使用尽量简单的词汇来描述神经系统的工作方式。在接下来的叙述中，我将区分我们的大脑处理信息的两种不同的方式。它们代表了神经功能发展的两种不同途径，我称之为静态和动态。

可以这样来描述我们的大脑的运作方式：我们的看、听、触摸和闻，都与大脑中特定的神经通路紧密相连。每次当我们感知特定的刺激时，似乎都会在体内唤起相同的习得联想，比如看到数字联想到公式、做出某个动作引发既定动作程序。我们会有特定的记忆、习惯和行为规律，比如我们学会算乘法、刷牙、在别人打喷嚏时回应说"上帝保佑你"、在电梯里向邻居打招呼、在停车标志处将车停下来，以及在几乎不需要有意识的思考或努力的情况下便可以似乎"本能"地完成一系列动作，并且以几乎完全相同的方式重复成千上万次。当我们的大脑以这种静态方式运行时，就像是生活中无处不在的电脑操作系统那样工作。特定事件触发特定程序，然后运行直至完成。

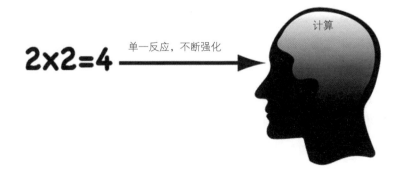

2×2=4 ——单一反应，不断强化→ 计算

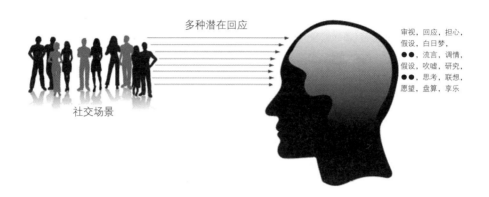

而更多时候，我们的大脑以更加专注、更少程序化的动态方式运作。我们关注此时此地的体验，并将它们与我们过去的经验和潜在的未来结合起来。我们探索内心的本质。问题、情境、人物和线索不会自动触发一个既定或固定的反应。我们琢磨、反思、忧虑、假设、做白日梦、闲逛、闲聊以及进行大量的心理活动，而这些活动的发生，都是无法通过任何既定程序的刺激来预测的。这是我们人类独有的大脑运作的方式，即使是最先进的计算机也无法与之相提并论。

动态神经的发育

科学家们越来越清楚地认识到，孤独症源于大脑未能发展正常的动态智能。科学家观察到，到两岁时，典型发育儿童的大脑已经发展出复杂的动态神经回路，并随着年龄的增长而继续发展。

让我分享一个我支持的推论，该推论在研究孤独症群体的科学家中得到了越来越多的响应。设想一下，如果孩子先天脆弱性的某些组合，干扰了他们大脑早期的动态"旅程"会怎么样？如果静态神经生长不受这些脆弱性的影响并且保持相对完整会有什么结果？结果就是这些孩子在某个时候会被诊断出患有孤独症。世界各地最新的脑成像研究支持了这一推论。关于孤独症人士普遍存在的认知、社交、自我意识和情感缺陷的大量文献，将我们的思考焦点引向动态大脑的功能。与此同时，研究人员发现，大多数（但不是全部）孤独症人士保留了完整的有时甚至是具有优势的静态智能。

在进行这种静态、动态区分时，我针对的是特定类型的大脑功能障碍，而不是大脑的某个特定器官存在的结构缺陷。虽然的确有一些孤独症孩子会伴随可见的大脑结构的异常，但是 CT 扫描、磁共振检查和其他静态测量方法没有发现任何普遍性的异常。事实上目前我们知道，通过大量的研究，科学家们发现无法找到孤独症人士普遍存在的单一生理结构上的缺陷。

另外，一个共识正在形成，它指向大脑神经网络发育不足——孤独症障碍的核心。网络化是指各种神经处理中心协作并形成独特且集成的通信网络的方式。研究人员由此得出结论，孤独症的起源与孤独症人士与他人沟通的方式无关（尽管他们的沟通方式是受影响的一部分），而在于孤独症人士大脑的各处神经处理中心相互整合运作的方式。

一些研究团队，比如卡内基梅隆大学的马塞尔·贾斯特、南希·明修及他们的同事们使用功能性磁共振成像（MRI）扫描技术来观察不同任务（例如理解一个句子）触发下，大脑的神经网络激活情况。他们得出的结论是，孤独症人士的大脑普遍存在神经网络连接不足的问题。[①] 贾斯特博士的团队在最近发表的一篇论文摘要中给出结

---

① 实际上，科学家们认为"连接不足"是一个颇具误导性的术语，或许用"神经协作缺失"来表述更准确。

论："患有孤独症的人其大脑的神经网络表现出明显的连接不足。特定类型的问题和刺激被直接且僵硬地连接到特定的大脑处理中心，这限制了他们以更全面的方式灵活应对世界变化的能力。"

在卡内基梅隆大学的另一研究小组中，明修博士等人得出结论，孤独症人士大脑中的神经连接缺陷以非常显著的方式呈现在多个方面。他们表示："在孤独症人士被要求完成一些涉及语言、工作记忆、问题解决能力和社会认知功能的任务中，磁共振成像显示了大脑中较低的功能连接，这为孤独症新皮层系统内部和之间的功能连接不足的普遍问题提供了证据。"

根据他们的观点，孤独症人士的另一个未被充分认识的方面，是在他们十岁之后出现的缺陷。大脑中的额叶回路通常在这个时期发育成熟，关于动眼神经、功能性磁共振成像、孤独症人士的工作记忆和执行能力的神经心理学研究表明，孤独症儿童在青春期出现了新的缺陷，即大脑额叶相关的技能无法正常发展。

此前，人们认为患有孤独症的青少年在社会性及适应能力方面落后于同龄人，是因为生活变得更具挑战性了。事实上，可能是他们无法发展出与大脑额叶相关的高级技能以应对生活所需。明修和威廉姆斯博士认为，这种严重的额叶发育的不成熟可能是大多数高功能孤独症人士在成年生活中适应能力出人意料地差的原因。

"人体照相机"

让我们回到本章开头介绍的案例，"人体照相机"斯蒂芬第一次飞越罗马街道，然后用 3 天的时间复制了他的眼睛看到的一切，包括那些最不起眼的细节。我们大多数人都对斯蒂芬的惊人能力感到敬佩，但无法理解他是如何实现这一壮举的。这无疑证明了人脑具有惊人的信息处理能力。我认为斯蒂芬的能力虽然令人印象深刻，但我们的大脑并不是为这种极端的处理信息的方式而设计的。虽然我们绝大多数人无法拥有像斯蒂芬那样的"超能力"，但是当我们在飞越罗马上空时，如果了解到大脑中真实的正在发生的一切，可能会更加赞叹。

如果我有办法在你第一次飞越罗马时观测你的神经系统的运作方式，我无疑会看到你的大脑几乎处于火热状态，各个神经网络中心之间充满了高速交流。你会经历各种情绪状态，从对脚下美景发出赞叹，到看到飞机在高空时只有一层薄铁皮保护的恐慌，以及联想到可能的危险而产生的担忧。尽管你从未去过罗马，但多年来看过的书籍、照片和电影的记忆此时会充盈你的脑海。你会寻找熟悉的地标并在找到的瞬间热血沸腾，你会忍不住向身边的人求证。你可能会想象遥远历史中罗马帝国的威严，你的思维可能会在情绪感知、记忆、期待第二天的徒步旅行计划之间来回跳跃。

现在让我们思考一下斯蒂芬的大脑神经功能。他的大脑可能拥有与你我的大脑一样的潜在的原始的信息处理能力。然而，如果你观察他的神经活动，你会发现这些神经活动几乎全部用在了处理视觉信息方面。将他所有的大脑能量集中用于执行这一项单一功能，并不是斯蒂芬自愿做出的选择，而是他的大脑默认的工作方式。当他去一个新的城市旅行，或者当他面临新的经历时，斯蒂芬都只用一种方法来处理他接收的信息。他的大脑功能强大但神经网络连接严重不足，为此他成了神经科学家研究探讨的一个极端案例。

你能让你的动态大脑不工作吗？尝试这样一个练习：让自己像"人体照相机"斯蒂芬一样处理接收到的信息。不需要去复制他能做的事情，而是看看你是否可以选择只用一种方式处理信息，比如只是去感知视觉细节，而不允许任何其他处理模式的干扰。你必须排除所有的记忆、联想、感受、解释和评价，不去回想过去，也不思考未来。任何创造力或想象力都是不允许的。这样的单一思维，你能保持多久？

动态神经功能

当我们说到诸如神经网络"连接不足"等术语时，不应该假设科学家指的是类似于连接数量的不足。动态神经功能的发展比这种"定量"描述要复杂和微妙得多。事实上，一些研究人员，例如埃里克·库尔切斯尼博士和他的同事，推测孤独症相关缺陷的一个常见迹象可能是，在生命的第一年中额叶皮层存在过多的神经连接，从而导致一种神经功能的混乱，而这种混乱会阻止有意义的神经网络的发展。另外，贾斯特团队也提出了一个重要观点，即孤独症人士的神经发育呈现出极强的外部刺激和神经激活之间的"僵化连接"。这导致当孤独症人士面临现实问题时，各种神经网络会缺乏协作的灵活性。

如果你的大脑变得越来越静态，同时你身处的世界却要求它以更加动态的方式运作，那会产生什么后果呢？

让我们用一个比喻来进一步描述，我们的大脑发展了许多日益复杂的专业协作网络，这些网络将不同的大脑处理中心整合为对应的智

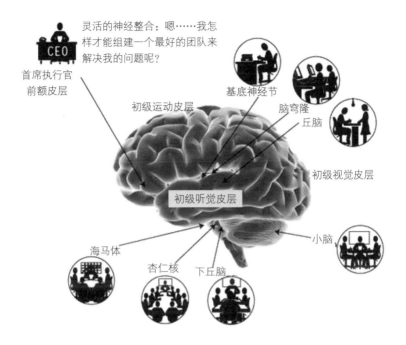

库。大脑的首席执行官（CEO）——前额皮层——可以根据需要调用这些智库，帮助我们面对复杂且充满变化的现实世界。

　　丹尼尔·西格尔博士将这一过程描述为神经整合，"……神经纤维将大脑各部位连接起来。而神经整合是一种功能，可以将那些广泛分布的神经处理过程通过神经纤维串联起来。"根据西格尔博士的说法，整合是发展"神经处理连贯性的过程，在这个过程中，随着时间的推移，不同层级的神经连接被不断激活和连贯起来"。西格尔博士指出，神经整合有几种不同的形式，包括垂直和横向处理。他提供了在前额皮层和基底神经节之间的协作中，较高和较低水平垂直整合的例子。基底神经节负责调节规则导向性的行为，而前额皮层负责对实际情境进行评估并根据情境灵活地调整规则。

　　这种基底神经节 - 额叶皮层的整合网络可以使人很快地对当前规

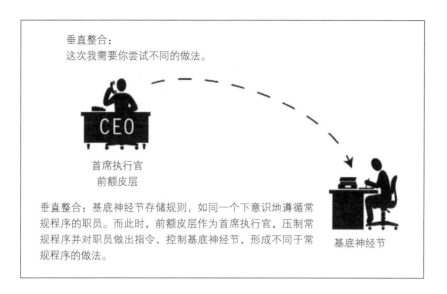

垂直整合：
这次我需要你尝试不同的做法。

首席执行官
前额皮层

垂直整合：基底神经节存储规则，如同一个下意识地遵循常规程序的职员。而此时，前额皮层作为首席执行官，压制常规程序并对职员做出指令，控制基底神经节，形成不同于常规程序的做法。

基底神经节

则进行评估，对于适用的规则迅速做出反应，但会拒绝与特定情境无关的规则。

横向整合的一个很好的例子就是我们沟通的方式。正如我稍后将更详细讨论的那样，当你与他人进行面对面交流时，你正在同时处理面部表情、手势、姿势、非语言的听觉信息、语言等信息。横向神经

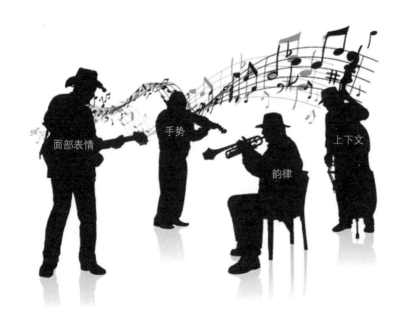

面部表情　　手势　　　韵律　　　上下文

整合功能使得这些信息相关的神经处理中心相互协作，也就是说会形成一个完整的信息包，帮助你正确地理解当前的沟通状况。

神经整合的发展依赖于经验。换句话说，只有当大脑面临特定的学习体验的挑战时才会发展出恰当的神经整合能力，尤其是那些会带来问题，而当前的神经网络的能力又不足以应对的挑战。

情绪和情感交流则是这种神经整合过程的核心。世界著名神经学研究者阿尔伯特·达马西奥（Albert Damasio）表示，"以情绪为核心的整合才是合理的"。情绪为我们的体验提供了意义。具有高度主观体验的经历使神经元变得高度敏感，因此更容易被激活，而这会带来更大的神经可塑性和更多突触连接的发展。

神经整合似乎源于人类大脑向最大复杂性进化的强烈先天倾向。正如西格尔博士指出的，神经系统的复杂性并非源自神经元的随机激活，而是从连续性和灵活性的持续平衡中不断进化而来。根据西格尔博士的观点，连续性"指的是先前达到的神经状态的强度以及它们得到重复的概率"，由相同、熟悉和可预测的体验而来。连续性是由内在的回归倾向产生的，指的是神经系统不断强化从先前经验中学到的神经反应模式。而灵活性是平衡中的另一面，指的是神经系统"针对

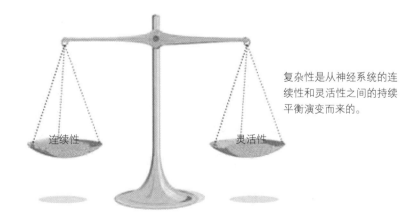

复杂性是从神经系统的连续性和灵活性之间的持续平衡演变而来的。

连续性　　　　　　　　灵活性

外在动态环境，对于现有的反应模式不断进行的灵活调整"。它的发展是由我们大脑的天然属性促进的。西格尔博士还认为，这是人类特有的、与生俱来的获得更大自由和更强适应性的倾向。灵活性在当人遇到新奇和不确定的情况下发挥作用，比如当我们进入新环境、需要更强的适应能力来面对挑战的时候。

下面的表格简要介绍了几个（绝非全部）神经集成过程。表1对动态神经功能进行了简要描述，表2将动态神经及静态神经处理信息的方式进行了对比。

表1　动态神经功能

神经功能	描述
前额叶对注意力资源进行分配	前额皮层根据情境将信息进行优先级排序来竞争有限的工作记忆容量，排除无关信息。 皮层边缘网络可以快速评估信息的重要性并调节大脑对信息的警惕程度
前额叶"自上而下"控制应激反应，以支持大脑对新奇和模糊的刺激的学习	前额叶主导的学习反应使我们能够以富有成效的方式管理不确定状态，对于新情况进行有效分析，以确定新情况的安全性以及新情况带来的个人价值和意义
通过垂直整合（根据情境适配规则）监控变化	专门从事变化分析的垂直神经网络可以监控和评估新信息。 较低级别的处理器发出信号表明发生了变化。更高级别的神经中心创建过滤算法来确定变化是否有意义，是否应该被传递出去进行处理
不同观点和多渠道沟通信息的横向整合	横向神经整合使我们能够进行直觉思维并整合自我和他人的观点、情感和想法。 其他横向集成网络使我们能够将多渠道沟通信息整合成整体信息包
通过"自上而下"的控制，对发生的事件进行基于个人意义（包括信念和价值观）的解读，并根据解读进行情绪的整合反应	我们通过选择性激活交感神经、副交感神经和定向神经系统来调节对信息的警醒度。 我们通过发展"基于意义"的情绪反应来发展对即时反应的自上而下的有意识的控制

表 2 动态神经及静态神经处理信息方式的对比

动态神经处理	静态神经处理
根据情境过滤信息和调节注意力	形成固定的注意力
研究新奇的和不确定性的信息	避免接受新奇和不确定信息
垂直整合的变化监控	固化地执行预先设定的规则（不考虑情境），单一固化的刺激 – 响应关系
横向神经整合	孤立地处理单频道信息
基于意义的情绪调控	无调控的情绪反应

当大脑遇到严重压力时，就会失去连续性和灵活性之间的平衡。任何一种不平衡都会干扰大脑功能的动态发展。过度的灵活性会导致混乱，过度的连续性则造成僵化。

遵循大脑学习的方式

人类的大脑，包括大多数孤独症儿童的大脑，生来就具有行使各项功能所需的许多必要"硬件"。然而，大脑中许多的神经网络和交互结构在出生时尚未形成，必须经过后天的培育才能形成，尤其是在生命的最初几年。孤独症就是神经结构整合、发展失败的一个极端例子。

那么，大脑的神经结构是如何发育？科学家认为，神经连接是动态的，并且其结构发育依赖于体验的积累。我们的大脑是可塑的，这意味着它在我们一生中都可以得到调整和改变。临床研究表明，即使在严重创伤或疾病（例如中风）之后，我们的大脑也可以进行自我修复。

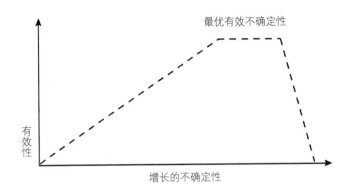

注意，只有特定类型的体验才能促进神经整合。科学家们得出的结论是，有效的神经整合的发展是让孩子处于一种最近发展区①，就是既能感受到挑战的压力，又不至于因压力太大而失去安全感进而产生恐慌。这正是前文所述神经系统灵活性和连续性的最佳平衡状态。

只有当我们的大脑面临问题、差异和变化而当前大脑系统配置不够充分从而难以完全应对的时候，神经整合的发展才会发生。最佳的学习环境就是提供了这样的安全挑战。

这种新的认识导致了被称为"尊重大脑"的教育方法的蓬勃发展。颇具影响力的教育团体"21世纪学习联盟"用一句话总结了教育工作者对这种遵循大脑学习方式的教育的看法："我们现在已经了解到，大脑的最佳学习状态，是它试图去理解需要学习的内容，将其作为已知内容的拓展，并赋予学习者相关的个人意义。换句话说，当大脑从已知出发去理解未知、在动态而复杂的情况下工作、感受它所做事情的重要性、经历挑战但仍感觉安全时，学习效果最好。"

我们每天如何做事、如何思考，特别是如何接受挑战来扩展我们的思维和感知，决定了我们大脑的成长和发展。孩子思考的质量（而

① 最近发展区，心理学家维果茨基提出的概念，指儿童在有指导的情况下，借助成人帮助所达到的解决问题的水平与在独立活动中所达到的解决问题水平之间的差异。

不是数量），决定了他的大脑将如何发展。

> 如果孩子整天都在学习孤立的、需要死记硬背的及与静态神经功能有关的技能，会对他的大脑产生什么影响呢？如果你采取了支持措施来代替他的大脑主动进行动态信息处理，对他的大脑功能的发展会有什么影响？

作为成年人，我们选择与孩子互动的方式是影响孩子神经发育的最重要因素。这个新的认识蕴含着巨大的、深远的意义。无论孩子是否患有孤独症，父母及其他教育者都是孩子大脑中神经整合的"建筑师"。面对孩子的成长，我们如何构建为孩子设立的目标，如何理解自己承担的角色，以及选择什么样的方法，将对孩子的大脑产生难以想象的深远影响。

思考问题：

❶ 如果你要设计一个教学计划，以提高孤独症儿童大脑的动态神经整合能力，它会是什么样子的？

❷ 学生（指孤独症儿童）在每天的课程中应该学什么？

❸ 什么是你应该避免的？

❹ 你将如何判断这个计划是否有效？回顾前面的表格，想想你会如何设计孩子的学校生活来发展他的动态思维。

❺ 作为对比，如果你要开发一个教学计划来促进"连接不足"的神经的发育，你会做什么？

❻ 你希望孩子的老师怎么做？

❼ 你要如何评估计划的有效性呢？

❽ 回顾一下前面的对比表格，思考一下如何以不同的教育方式去达到不同的期望结果。

第二章
动态智能

读到这里，各位读者可能已经意识到，前面对神经系统的讨论最终应该联系到神经系统工作的产物，即我们如何思考、如何运用思维的能力。就体验层面来说，我们的思维会进入多维度的状态，我们能感受到思考的发生、过程和结束，会感受到思维随着时间的变化。

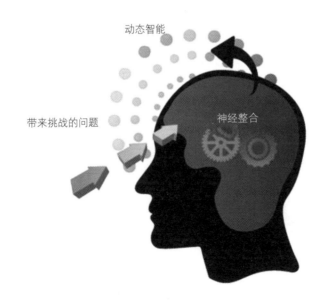

动态思维能力和神经整合相互之间的关系是：动态思维能力是神经整合的产物，我们的神经系统通过接触对当前神经系统有挑战的动态问题来发展我们的动态思维能力。

动态神经发育的可观察产物就是我所说的动态智能，它涉及认知、自我意识、沟通和人际关系领域的技能。同样，静态神经发育的外部表征就是静态智能。

动态智能（思维能力）

静态神经发育的可观察产物是静态智能。换句话说，我们所说的智商主要是对我们大脑静态智能的测量，代表所积累的知识，即我们所知道的内容。而通常所说的常识推理、灵活的思维、元认知、执行功能和情商，则与大脑的动态智能有关，涉及我们如何利用我们的所知。作为一个群体，孤独症人士中有的人的静态智能有可能受损，但他们所有人的动态智能无疑呈现严重障碍。

让我们用以下一些相对熟悉的概念描述动态智能。

- 常识推理
- 灵活的思维
- 元认知
- 执行功能
- 情商

尽管我们会在接下来的内容中，重点展现动态智能给人带来的成就，但是这绝不意味着静态智能不重要。事实上，动态智能和静态智能缺一不可。表 3 列出了静态智能涉及的众多能力中的一小部分。很明显，大多数技能也都是无比重要的。

表4包含的这些心理过程，是我为动态智能构建的模块。如果你不熟悉其中的一些定义或术语，可以查看附录A的解释。

> 你们可能会发现比较这两个图表是很有意思的事情。结合一下你自己的教育经历，你花在学习静态智能和动态智能上的时间各是多少？

表3 一些重要的静态智能

根据要求进行分类	操作设备和工具
使用计算机（硬件/软件）	根据要求整理归纳
学习概念	书写和打字
演绎推理	制订程序
公式应用	阅读：解码书面意义
模仿	遵守规则
客观参考	遵守行程
记忆（事实和程序）	自我护理技能（日常习惯）
数值计算	

表4 动态心理过程（动态智能的组成部分）

预期	推理
估量	创新
归因	内化
上下文理解	监控
建构	拖延
差异化	反思
评价	再现
延展	总结

对动态智能的理解

"在现实世界中，我们每天面临的问题、接触的人和环境都在不断变化。甚至，尝试解决问题的行动也会改变问题本身。万事万物本质不是由静态特征决定的，而是时刻处在动态中，这才是世界运行的基本方式。……解决问题的基本思路，是融入生活的河流，因势利导，实现多样化的生活目标。"

——芭芭拉·罗格夫[①]

动态智能是人类思想的独特产物，是我们一生中不断进化的天赋。它使我们能够适应日益复杂、不断变化的世界。工作、友谊、婚姻和日常生活的大多数方面本质上都是动态的。动态智能为我们提供了解决复杂问题、合理调配多种需求、建立有意义的关系和实现长期人生目标的工具。

我们在日常生活中，时时刻刻都在运用动态智能：我们会担心未来是否有足够的钱供孩子上大学；经常需要评估还要多少次尝试才能满足客户的要求；习惯于准备应急计划，因为我们知道永远无法真正预测未来会发生什么。我们会评估减肥计划是否有效，或者是否应该尝试其他方法。我们经常需要抓耳挠腮地面对有限的时间跟金钱，反复掂量自己的各种需求，分析孰轻孰重来决定如何取舍。我们阅读一本很重要的书，在晦涩难懂的地方停下，逐字逐句地斟酌，决定是否应该停下来重新阅读特定的段落。即使处于与他人截然不同的专业领

---

① 罗格夫博士目前在加州大学圣克鲁斯分校任教。

域、拥有独特的思维和感知世界的方式，我们总能找到与他人合作的方法。我们知道，通过与他人合作、思想的叠加和碰撞，我们的成果会更具有创造性、更丰富，个人能力也会从多方面得到提升。

> 尝试每天做个记录，甚至可以试试每小时记录一次，看看你使用静态智能和动态智能的比例。试想一下，如果你突然没有了动态智能，哪些事会变得无法完成？你会怎么办？

动态智能涉及一个很关键的要素即思维过程的形成。芭芭拉·罗格夫博士这样描述思维过程："不是研究一个人当下拥有的能力或想法，而是关注人们在参与事物发展过程中，思想上发生的积极变化。万事万物本质不是由静态特征决定的，而是时刻处在动态中，这才是世界运行的基本方式。

所以，理解这一过程非常重要，思维过程是为了完成某项目标而出现的，它必须与目标、互动环境以及实际发生的操作结合起来。作为动态智能的关键要素，思维过程具有引导功能，引导着有目的的行动、互动的方式及智能发展的方向。"对动态智能的深入讨论超出了本书的范围，但是，我想下面的几个例子，能让我们体会动态思维过程的神奇之处。

发生在艺术博物馆里的思维拓展

静态思维过程，始于预先设定的、与特定刺激相匹配的单一反应，一旦寻找到特定刺激，便激发反应。如果找到匹配项，则启动该反应。相比之下，在动态大脑的工作模式中，单个问题、任务或环境可以激发多个潜在的反应链接，进行多种类型和级别的分析，并且在各种分析结果中快速转换。此外，在动态思维过程中，新的潜在反应在不断地被构建，从而让动态大脑更加高效和灵活。我喜欢用一个类比来说明，就是比较两个空中交通管制员。一名管制员被分配到一个很少被使用的乡村私人机场，在那里他最多一次引导一架飞机降落在一条跑道上。另一名管制员在繁忙的大都市商业机场工作，他需要面对数目庞大的飞机，顶住心理压力，在拥挤的时间和空间里，利用一切可能，高效和安全地调度飞机的起飞、降落路径和在机场的跑道。

我们可能从来没有真正注意过，在我们的大脑里发生的思维过程是多么神奇。我们的大脑能够在瞬间从单一的人、事、物和问题出发，形成一张多个角度、多个视角、互相关联交互变换的思维网。动态智能将我们从单一刺激反应链的束缚中解放出来。为了说明这一点，我想请你和我一起做一个简单的练习。①

首先，尝试让自己处于放松、内省的状态。先来个缓慢的深呼吸。当你准备好后，想象一下自己在一个安静的艺术博物馆里，这是一天中最不繁忙的时间，四下无人，你心情放松，脚步悠然，没什么着急的事情等着处理。这时，你发现自己被一幅特别的画吸引，于是你在画前驻足，你看到画中有一位妇女在流淌的溪流旁的树荫下安静地坐着。②

现在我们将经历一些对你来说非常简单的思维过程。

首先，专注于画中的场景，描述一下你最喜欢的部分。然后想一想当你回到家时，你会如何向家人描述你今天看到的这幅画。接下来，将注意力转移到画面中的不同元素上，首先是郁郁葱葱的大树，

---

① 对于那些想要更多例子的人，神经科学家乔纳·莱勒（Jonah Lehrer）在他的著作《我们如何决策》（*How We Decide*）中提供了许多关于这种动态智能的精彩说明。

② 如果你愿意，可以通过凝视你拥有的一幅画或照片，或者前往附近的博物馆或画廊来增强体验。

它的树荫给人带来舒适和凉爽的感觉。然后转向缓缓流淌的溪流。再来观察一下周围的环境。思考一下草地和天空的独特色调。接着，将你的注意力暂时转移到树下的女人身上，试着体会她的感受，用想象力来编织一个故事，她如何来到这里，接下来会发生什么。最后，想象你自己也躺在这样的一棵大树下会是什么样的感受。

回忆一下你是否有过与这幅画的场景相似的经历，并试着唤醒你当时的体验。然后，你以为这样就结束了吗？远远不止。你的动态大脑还会思考画家想通过这幅画来表达什么。你会联想到自己的梦想，比如可能想过成为一名艺术家，甚至想象自己正在创作这幅画。试想一下，有一天你也能画出这样一幅画并在博物馆展出，你会有什么感觉？

现在我们将回到比较基本的感知层面。逐渐远离这幅画，直到你无法再辨认出画中清晰的图形为止，在这个距离你只能集中注意力看出画中颜色的对比。看上几秒钟之后，请闭上眼睛并在脑海中重现这些颜色。现在再试试感受这幅画的质地和纹理，你不需要去触摸画布，就可以通过思维来体会那种触感。你甚至可以在思维之海里将这幅画构建为三维立体景象。跳转你的思维，研究一下画框，琢磨一下画框的色彩是如何将画布衬托起来的。对了，别忘了想想这幅画值多少钱。如果是你，你愿意出什么价钱去买它？如果真的买下了它，你会把它放在哪里？

当我们结束这个短暂的思维旅程时，请再次调整你的呼吸，慢慢回到现实世界。让我们睁开眼睛愉快地凝视周围的事物片刻。现在，你可能会回到现实的思考中。

如果你愿意，你可以随时花几分钟时间，非常轻松自然地完成这样的思维练习。在这几分钟里，大脑中大量的复杂的动态神经网络被激活，涉及感知、情感、记忆、自我意识、运动调节、可视化（视

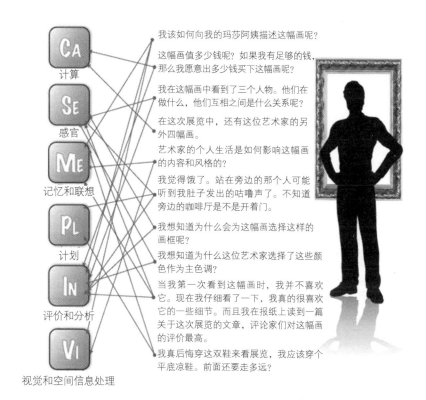

我该如何向我的玛莎阿姨描述这幅画呢？

这幅画值多少钱呢？如果我有足够的钱，那么我愿意出多少钱买下这幅画呢？

我在这幅画中看到了三个人物。他们在做什么，他们互相之间是什么关系呢？

在这次展览中，还有这位艺术家的另外四幅画。

艺术家的个人生活是如何影响这幅画的内容和风格的？

我觉得饿了。站在旁边的那个人可能听到我肚子发出的咕噜声了。不知道旁边的咖啡厅是不是开着门。

我想知道为什么会为这幅画选择这样的画框呢？

我想知道为什么这位艺术家选择了这些颜色作为主色调？

当我第一次看到这幅画时，我并不喜欢它。现在我仔细看了一下，我真的很喜欢它的一些细节。而且我在报纸上读到一篇关于这次展览的文章，评论家们对这幅画的评价最高。

我真后悔穿这双鞋来看展览，我应该穿个平底凉鞋。前面还要走多远呢？

CA 计算

SE 感官

ME 记忆和联想

PL 计划

IN 评价和分析

VI 视觉和空间信息处理

觉呈现）、想象力和假想能力的整合，所有这些都很容易与绘画的单一刺激联系起来。你就像一位卓越的指挥家一样，协调着所有的"乐器"，演奏着你自己的精彩的神经系统的"交响乐"。如果你愿意，你还可以随时添加更多篇章和乐器。

与此相反，如果你想通过单一视角去解读这幅画，比如说仅仅关注颜色或者仅仅关注作者的生平，"禁锢"我们的大脑不去做那些联想，反而是十分困难的。[1]

我们可以随时根据自己的需要和愿望扩展或集中思路，可以添加时间维度，考虑过去、现在和未来的经历。我们甚至可以通过科学家

---

① 具有讽刺意味的是，这对你来说将是一项更加困难的任务。

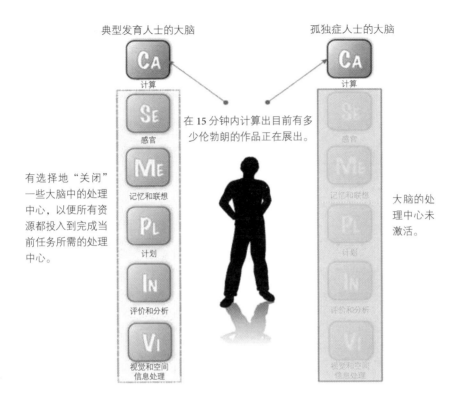

典型发育人士的大脑

孤独症人士的大脑

计算

计算

感官

感官

记忆和联想

记忆和联想

计划

计划

评价和分析

评价和分析

视觉和空间
信息处理

视觉和空间
信息处理

在 15 分钟内计算出目前有多少伦勃朗的作品正在展出。

有选择地"关闭"一些大脑中的处理中心，以便所有资源都投入到完成当前任务所需的处理中心。

大脑的处理中心未激活。

称之为主体间性[①]的概念，将自我对他人反应的假设与自己的反应进行对比。

　　我们在醒着的时候，或者也可能在睡着的时候，都在演奏着令人惊叹的神经系统"交响曲"。我们这样做时甚至不需要努力组织和思考。虽然这一切发生得太过自然，以至于我们没有机会觉察，但是，我们的确是通过一个过程成长为动态思维的精熟"大师"。

　　现在，让我们通过之前斯蒂芬的故事，来尝试理解孤独症人士的思维方式。假设他和我们一起进入同一个博物馆。在短暂参观之后，如果有足够的时间、笔和纸张，他应该可以精确复制博物馆中的每一

---

　　① 主体间性：哲学概念，即人对他人意图的推测与判定。

幅画（这太惊人了！）。然而，我希望你考虑一下斯蒂芬为这种天赋付出的代价——他必须以单一的视角来度过一生，对这个世界的理解会非常有限，也无法很好地融入社会。

整合情感与认知

史波克问寇克："船长，你看上去很相信你的直觉。"
寇克回答说："有时候，我们所拥有的只有直觉。"[①]

正如我在前面讨论的那样，通过主观体验、情感信息与客观事实数据的整合，人类的动态大脑功能更加强大。众所周知，结合上下文、具备情境意义的学习，比简单地以填鸭式输入数据的方式学习效果更好、更深入。

评估是人类特有的思维过程。在这个过程中，我们整合主观感受和客观信息，持续评估世界上各种人和事物的意义、价值和重要性。我们不能也不想在评价时将我们的情感和认知分开。我们买什么车，选择什么学校和职业，选择哪座城市居住，选择哪些朋友，决定跟谁结婚，都是通过感觉与思维的神经整合来完成的。尽管我们经常用"感觉对了"这样的措辞来描述我们是怎么做决定的，但这不是说我们都是依赖情感来做决定，而是说情感被糅合到了我们的思考过程中。如果我们无法在做决策时运用这样的思考过程，我们将无法想象生活会是什么样子。

---

① 史波克、寇克船长均为电影《星际迷航》中的角色。

几年前，我担任琳达的干预顾问，她是一名患有孤独症的智商非常高的高中生。尽管琳达有很好的智商分数和对成就的极度渴望，但她的历史考试成绩却总是很难及格。她认为是老师因为她的残疾而歧视她，所以不给她及格的分数。在一次咨询中，琳达带着激动的心情走进我的办公室，然后告诉我，她感到被老师欺骗了，并且不会再忍受了。我问她为什么觉得自己被骗了，琳达的回答令人震惊，但从孤独症人士的视角来看完全可以理解。她向我控诉道："我知道，只要我学习4个小时，我就会在考试中获得'A'。在他（老师）安排的每一次考试之前，我都学习了4个小时，而我得到的最好的成绩却是'D'。所以上周我学习了8个小时，但我仍然只得了'D'。这不对！我要去他的办公室并要求我应得的'A'。"

的确，在其他科目中，琳达的"4小时学习规则"一直对她很有效。可是不可避免地，她遇到了一个"违背规则"的状况。她缺乏对历史课程更深层次的理解，或者她无法提供老师所要求的答案，使得这个"4小时"规则变得荒谬，尽管这个问题的症结对我们来说显而易见，但琳达却没有能力评估这个新的状况。因此，当她的规则不再起作用时，她感到困惑和愤怒。那么，当你在学校准备考试时，你是如何决定什么时候学习够了的？我确信你可能会这样回答："我一直在学习，直到我自己觉得差不多理解了、自我感觉不错的时候。"想象一下，如果我剥夺了你用情感或感觉做决策的能力，你能做的也不会比琳达好多少。

> 想象一下，如果你无法将情感与思维结合起来，你的解决问题的能力将会发生怎样的变化。在你的生活中，你会做出哪些不同的决定？或者说你还能够做出决定吗？

静态大脑的大部分工作都是首先将刺激与正确的习得反应相匹配，然后执行这些反应。一旦刺激发生，你通常可以打开心理上的"自动驾驶功能"并停止思考。

相比之下，当使用动态智能时，你对于事件的初始响应只是构建一个有一定可能性的大致框架并进行一定的猜测。接下来会发生的就是科学家所说的持续调控过程。你需要对多种形式和来源的信息进行持续监控和评估，并根据你在此过程中得到的反馈进行频繁的调整。

我喜欢用驾驶帆船来比喻我们日常生活中的不断变化和适应。我自己不是水手，但当我与水手们交谈时，发现对于玩帆船这件事，他们最喜欢的部分，就是身处大海，在航行过程中不断地进行航向的调整和修正。而如果我们只是在平静的湖面驾驶摩托艇，通常只需要将摩托艇指向目的地方向，假设途中没有障碍物，我们甚至可以直接打开自动驾驶模式。

当你玩帆船时，你永远不会认为只要保持船指向正确的方向就一定能到达目的地。帆船上不存在自动驾驶仪（除非是你自己安装的）。事实上，当你站在帆船上时，你从来不指望能够一直沿着正确的航线朝着目的地方向行驶。驾驶帆船就像过生活一样，是一个需要持续调控的过程。

帆船行驶时，我们需要监控风向、风速、洋流、水的深度、障碍物、其他船只和其他航海因素的即时反馈。同时，我们还要监控自己行动所产生的反馈。我们无法做出一个永久有效的预判，比如设置一个不需要调整的航向。我们所做的，是持续地监控行动产生的反馈，并基于此反馈做出下一步行动。

除非我们不断地根据情况进行动态调整，否则很容易偏离正确的航线，这就是持续调控活动（比如驾驶帆船或对话）的独特之处。例如，如果风将你的帆船吹向一个方向，可能导致偏离航线，这时候你自然会采取措施进行调整，否则你很可能朝相反或错误的方向航行。

此外，随着事情的不断进展，你可能会了解到有关问题或任务的新信息：想象一下外科医生进行活检或机械师打开汽车引擎盖来查看发生了什么。新的信息随时可能被引入，正如风向可能会突然改变。

因此，任何优秀的水手都会花费相当多的时间来监控和评估众多因素，同时采取转向、调整帆具以及其他许多维持航行所需的动作。他们经常在不同任务间切换注意力，以获取不同类型的信息。这样的调控过程为我们的水手提供了评估和决策的基础。

在任何时候，帆船航行都需要评估多种因素，这些因素也可能随时在变化，没有一个永不出错的标准公式可参考。因此，优秀的水手必须精通以直觉思维[①]做出决策。他们需要认识到自己没有时间去量化影响航行的所有变量，必须快速做出决策。生活中有很多情况同样如此。我们必须以这种直觉的方式做出决定。莱勒博士在他的《我们如何决策》（*How We Decide*）一书中提供了许多这种动态思维形式的例子。

优秀的水手还必须拥有模糊思维[②]。他们应该明白，没有所谓完美或绝对正确的方案来解决他们持续面临的问题，只有实时做出相对最佳的决策才是正确做法。

---

① 直觉思维：心理学术语，是指对一个问题未经逐步分析，仅依据内因的感知迅速地对答案做出判断、猜想、设想，或者在对疑难百思不得其解之时，突然对问题有"灵感"和"顿悟"，甚至对未来事物的结果有"预感""预言"等，这些都是直觉思维。直觉思维是一种心理现象，它不仅在创造性思维活动的关键阶段起着极为重要的作用，还是人生命活动、延缓衰老的重要保证。

② 模糊思维：哲学术语，是指处理模糊的和（或）较精确的、不断变化和错综复杂联系中的各个因素时，以不确定发展趋势与现实状态来整体把握客观事物而进行的全息式、多维无定式思考的方式。

虽然我们不是水手，但也可以尝试一下在日常生活中寻找持续调控的体验。思考一下日常生活中满足以下条件的任务。

1. 在开始之前你无法计划绝对正确或错误的解决方案。

2. 开始后，你必须随时查看你离目标还有多远。

3. 多种因素、变化的信息和新的信息可能随时让你离目标更近或更远。

4. 你采取的任何行动，即使是为了重回正轨而采取的行动，最终也可能使你离目标更远。

模糊世界的模糊思维

"一切都是模糊的，当你试图使其精确化时，你会更清晰地意识到这一点。精确化与我们的所思所想是如此的遥远，以至它甚至无法体现我们哪怕任何一个时刻的真正意思。"

——伯特兰·罗素（Bertrand Russell）[①]

当数学家意识到无法使用精确的计算来预测不精确、不确定的现象时，他们创造了模糊逻辑这个术语。政府和大公司每年花费数十亿美元试图复制动态大脑的工作方式，去处理具有多个变量且没有单一正确答案的复杂问题。因为这类问题在我们所处的真实世界中最为常见。

老师提出假设性问题，看学生是否能对某一事件进行有组织的主观猜测，而不是给予单一的反应。学生只要能展现出有力的支持性观点，他们的论文可能都会获得"A"，哪怕他们的结论大相径庭。

---

① 伯特兰·罗素，英国哲学家、数学家和逻辑学家。

类似的模糊问题包括我们称为"等效"的解决方案，即有多种解决方案可以达到相同效果。例如，"这里太黑了！我不在乎谁来更换烧坏的灯泡，只要有人去做就行。"

还有一种有趣的模糊逻辑——我们的大脑预设一个"足够好"的标准（而放弃追求完美），以达到最佳产出。举个例子，你在阅读本书时正在做笔记。阅读理解和记笔记的行为可能会超负荷地使用你的注意力。而我们的动态大脑管理这一任务的方式是下意识地为我们将要参与的每个过程预设一个"足够好"的标准。例如，我们在阅读时，为了最大限度地不打断思路，我们会在记笔记时忽略笔迹、语法和拼写正确性。因为，动态大脑自动将"稍后能看懂"作为笔记"足够好"的标准。在这种足够好的情况下，我们实际上决定生产一个不太完美的"产品"，包括接受不可避免的错误。而我们很乐意牺牲完美来追求我们的实际目标。

考虑一下，如果你被要求为陌生人做笔记，你的"足够好"观点会发生怎样的变化。突然间，你必须将更多注意力转移到记笔记这件事上，以确保你的书写更清晰。当然，不用像写大学入学申请信那样的工整，但你肯定比给自己记笔记更用心。

模糊思维的另一个应用场景，是当我们即便用尽全力，也无法以最优方式解决问题时。我们只能最大化地利用所拥有的时间和信息资源，并接受这是目前能做到的最好的。我在本章结束时提供了几个这样的问题供你思考。当你阅读它们时，你可能需要思考它们在多大程度上代表了你在日常生活中面临的挑战。

> 试着回忆一下你过往的经历，或者你正在体验的当下，你会不会面临一些你知道不会有好的解决方案但仍然必须去解决的问题？你是如何应对这些情况的？

我应该先打开哪个盒子？

让我分享一个小故事，以说明如果我们没有模糊思维，生活将会多么困难。罗杰是一位患有孤独症的年轻人，与琳达类似，多年前我有幸做过他的咨询顾问。和琳达一样，罗杰测得的智商接近天才水平。他为高中管弦乐队演奏小提琴，在 SAT[①] 大学入学考试中得到了 1560 分（满分 1600 分）。罗杰最终被常春藤联盟的一所大学录取。大学第一年他经历的挣扎是另一个故事的主题。罗杰熬过了第一个学年，却不知道暑假该做什么，尽管他不想上课，但还是决定留在校园参加暑期课程。多数大学在暑假期间宿舍的入住率会比较低，所以经常将暑期学生集中到一些临时宿舍。罗杰的大学就是这种情况。

到了搬家那天，罗杰在下午搬进了新宿舍。晚上 11 点，我接到了他的电话。罗杰的声音听上去很烦躁。

下面是我们的对话，黑体字是他说的话。

你好。

我知道现在已经很晚了。

你是？

葛斯汀博士，是我，罗杰。我遵守了"两小时规则"，现在已经是两小时零三十秒了。（罗杰指的是我们几个月前制订的一条规则，因为当时他经常打电话给我报告紧急情况，所以我和他约定，只有当紧急情况持续至少两个小时，才可以给我打电话。）

好的，罗杰。怎么了？

我不知道该怎么办。我已经卡在这里好几个小时了。我感觉我完全动不了！

---

① 即 Scholastic Aptitude Test，学业能力倾向测验，是美国高中生升入大学必须通过的。

我知道他今天搬家，对他来说无疑是重大的变动，所以我问了一系列相关的问题，试图缩小范围，寻找罗杰痛苦的原因。

你的室友还好吗？

葛斯汀博士，你不记得我住一个单人间吗？

感谢上帝！你的房间看起来有问题吗？

没什么问题。我为什么要关心我的房间看起来如何？

我忘记了罗杰平时压根不关心这些事情。在问了几个问题之后，我意识到这种猜测是在浪费时间，所以，我转变策略，问了今晚第一个有意义的问题。

罗杰，今天出了什么问题吗？

是搬运工！他们把整个事情搞砸了！

（罗杰的大学提供了搬运工，他们会把学生的物品装进纸箱里，然后搬到他们的新房间。）

哦，原来是这样。他们把事情搞砸了吗？他们弄丢了你的东西吗？

不，他们把所有东西都打包得很好。我自己永远不可能做得那么好。（罗杰是出了名的不会整理东西。）**他们把所有东西都放在纸箱里。现在这些箱子都在新房间里。事实上，我已经盯着它们看了好几个小时了。**

好吧，罗杰，你为什么不打开箱子然后去睡觉呢？（我知道罗杰绝对不会去睡觉，除非所有东西都收拾好，所以我甚至懒得建议他等到早上才打开箱子。）

那就是问题所在。搬家工人把所有的箱子都堆放在我的房间里，但他们忘了编号。我怎么知道应该先打开哪一个？葛斯汀博士，我知道我不该关心这种事情，我应该随便打开一个就好。但我不能强迫自己这么做。我的大脑里好像有个声音一直告诉我，我必须按照一定的顺序打开盒子。

你们肯定想知道我如何帮助罗杰利用动态智能来解决这个问题的。事实上，经过长时间的交流后，我们俩都筋疲力尽了，这显然不是开发罗杰的动态智能的好时机！所以，我告诉罗杰，他是对的，搬运工犯了错误，但不是他想象的那种"忘记编号"的错误，因为把箱子从一个房间搬到另一个房间时，有时候给箱子编号不是必须要做的。他们的错误在于，忘记告诉罗杰很多人都会遵循的"开箱"规则：在搬家之后，当遇到一堆需要打开的箱子时，人们总是从距离最近的箱子开始，然后根据箱子与门的距离从近至远逐一打开箱子。听了我的话后，罗杰顿时松了口气，他拿出卷尺，直接开始测量和拆包，1 个小时后他就上床睡觉了。

没有单一正确答案的问题

1. 如果你骑自行车去上班大约需要 1 个小时，但路上你又热又累；如果你开车去上班需要 30 分钟，但你要花很多钱在给汽车加油上。那么，你应该如何去上班呢？

2. 你开始组装在商场买的餐桌。这个餐桌是在厂家清仓时买的，不能退换。你打开包装，发现 4 个桌腿中的 1 个与其他桌腿的尺寸不一样——短了 2 毫米。你该怎么办？

3. 你必须在两周内完成一份读书报告。读完这本书可能需要一周的时间，写报告需要 3 天。这本书很难找，只有亚马逊网上书店有货。常规运费为 3 美元，但需要 5 ~ 7 天才能寄到。你也可以选择快递，但运费为 12 美元。如果你花掉 12 美元，你下周的午餐钱就不够了。你打算怎么办？

4. 当你弄丢了朋友的篮球，你能想到的最好办法就是给他买一个新的篮球。于是你立即去体育用品店买了一个看起来一模一样的篮球。可是，当你把买来的篮球送给你的朋友时，他拒绝接受，并说："这个球再好也无法取代我失去的那个。"你该怎么办？

5. 作为项目组的成员，你的任务是估算完成某个设计需要的时间。开小组会议的时候，你提出项目完成预估需要 4 个月的时间。这时小组的其他成员告诉你，这个时间太长了，客户要求 2 个月内完成。你该怎么办？

6. 你需要在 1 个小时之内完成一项测试，时间不多，你必须非常快地完成整个测试。如果你加速测试，可能会犯错误。如果你慢下来或者检查错误，你将无法在规定时间内完成测试。你打算怎么办？

根本没有答案的问题

我们经常遇到这样的情况：在现实条件的限制下，我们必须凑合着争取相对最佳的结果，或者同时有好几个选择难以取舍。不仅如此，在生活中，我们很多时候都会遇到很棘手的状况，对于有些问题似乎压根不可能有什么好的答案。这是对一个人模糊思维的终极考验。

看看下面的问题，你就会明白我的意思：一天早上你醒来，发现自己独自一人在森林里，你不知道自己在哪里，也不知道自己是怎么来的。你没有任何装备，没有指南针，更没有 GPS 定位系统。周围的环境一目了然，除了树还是树。你爬上最高的树，但只能看到附近的一条小河，以及更多的树。

没有人会寻找你，因为他们压根不知道你迷路了。即使他们发现你不见了，他们也不知道该去哪里寻找。下一步你要怎么做？

这个问题似乎没有什么"正确"的解决办法，但如果你就这么坐着什么也不做，那只有死路一条。生活中类似这样的问题还有很多，即便没有显而易见的答案，你也必须做点什么。因为你拥有动态智能，所以你不会纠结于寻找绝对"正确"的答案，而是会想到一些可以尝试的解决方案。

当你读完本章时，你可能想知道为什么我们的教育系统很大程度上忽视了儿童动态智能的发展。原因可能与学校里衡量学生进步的方式有关。虽然衡量动态智能的进步并不是难事，但通过标准化成绩测试来衡量静态智能要容易得多。动态智能所包含的思维过程的进步通常需要以更加个性化的方式来衡量，学生必须证明他们可以运用所学来解决现实世界中复杂而模糊的问题，展现直觉思维、"足够好"标准的主观阈值，以及从多种视角、运用多重解决方案、有效评估和整合新信息的能力。

思考问题：

----

❶ 在你的日常生活中，需要运用直觉、模糊思维去解决的问题，出现的频率是多少？

❷ 你对自己的决定感到完全确定的情况有多常见？

❸ 当你需要时是否总能获得适当的工具和资源？如果没有足够的工具和资源，你会如何应对？

❹ 如果你无法就某件事进行假设和推测，会发生什么？

❺ 当你在搜索引擎上搜索某个信息时，出现了数百个网站，你如何快速确定要点开哪些网站？

❻ 你一天中有多少次采用"足够好"的思维（当达到阈值的时候，告诉自己可以了，而不是担心是否完美）？

❼ 你怎么知道哪些突发状况是重要的必须予以关注的，哪些是无关紧要且可被忽略的？

第三章
动态的沟通

我认为人类的沟通方式最为鲜活地展示了动态智能，因此我将"沟通"作为独立章节向大家进行阐述。实际上，我们发展了两种沟通形式：静态沟通和动态沟通，分别对应的是工具式沟通和经验分享式沟通。

工具式沟通，顾名思义，意味着沟通的对象被当作一种工具，是一种达到目的的手段，是为了实现非人际互动性的目标。工具式沟通的例子包括使用礼貌的举止以免显得突兀，请求想要的物品，询问所需信息，获得某种行动的许可，或者想下棋的时候找个对手。一旦我们得到了所需物品、信息或许可，一旦对方接受了设定的规则并且我们的意图达成时，我们就不再需要这种沟通了。其实，当我们进行工具式沟通时，往往会寻求最有效、最可预测的方式，而我们对沟通对象的感受、想法、观点或内心世界等方面都不感兴趣。

工具式沟通几乎完全依赖于大脑的静态神经处理，遵循脚本化的规则，信息的交互基本都是可预测的。想象一下，当我们走到电影院售票窗口时，售票员会问我们想观看哪一场电影。我们会告诉他电影的名字，然后递过钱去，售票员就会把票交给我们，于是这个交流就结束了。这种性质的沟通过程不需要大脑前额皮层发挥作用，几乎不需要神经整合。我们不需要考虑和售票员之间的情感交流，只需要理解彼此的口头语言，可以忽略对方的面部表情、手势动作、身体姿势和声音韵律等信息。我们不必体察售票员提出问题背后有什么隐藏意图。我们所要做的就是选择能实现目标的工具式沟通方式，运用它并假设一切会水到渠成。

沟通的持续性

经验分享式沟通则需要大量的神经整合。从信息处理的角度来看，人类交流是一个信息混杂的行为，规则清晰的情形反而不常见。经验分享式沟通基于各方达成的共识——沟通需要各方不断的努力才能达到效果。所有顺畅的沟通背后，都是持续不断的信息处理和交流的结果。

当然，我们需要一些规则来构建人类经验共享的基本模式以防止陷入混乱。例如，我们和伴侣在对话时，会尽力找到共同语言而让对话愉快。然而，即使与使用相同语言的人交谈，我们也很难百分之百理解对方说的话的全部内容。除了当我们第一次坠入爱河的时候。我们和爱人在一种愉快的、带着恋爱滤镜的状态中沉醉了大约一周，认为"我们完全理解对方"和"我甚至不需要说话，他就知道我在想什么"。然而好景不长，当热恋期过后，我们又回到了现实，发现双方是需要不断磨合的。

我们假设，除非是特别小的孩子，否则对话参与者大多有足够的技能和积极性，能够承担与对方大约同等的责任来监控沟通状态，检查自己的语句以确保对方能够理解，并随时做出必要的调整以改进交流状态。[①]

我们还假设，沟通参与者能够认识到，他们在彼此的思维之间构建的临时"桥梁"是很脆弱的，哪怕尽了最大努力，误解还是不可避免的，思维"桥梁"会随时断裂并需要修补。当萧伯纳说"沟通最大的问题在于，人们想当然地认为沟通已经完成"时，他认识到理解沟通的脆弱性以及建立和维持这些脆弱的思维"桥梁"是多么重要。我们的人际关系出了问题，原因常常不是我们无法理解对方，而是我们错误地高估了自己的理解水平。

经验分享式沟通与工具式沟通

1. 分别录下你与孤独症儿童和典型发育儿童的交流情景，时长各5分钟。分析这两段视频，看看你对不同的孩子所使用的工具式与经验分享式沟通的不同比例，你可能会对结果感到震惊。

2. 练习只使用工具式沟通方式与你的伙伴进行5分钟的谈话。而你的对话伙伴则以经验分享式沟通方式与你交谈（或者至少尝试这样做），然后你们互换角色，谈谈在两个角色中你的感受如何？哪种情况你会更有继续交流的愿望？最后，试试双方都使用经验分享式沟通方式来谈话，你们的感受又是如何？

沟通"带宽"

我们通常会通过多种不同的渠道来开展正常对话。这些渠道包括

---

① 事实上，我们很快就会厌倦一个完全不控制自己的谈话伙伴，这种经历在与患有阿斯伯格综合征的有较强语言能力的人交谈时很常见。

语言、面部表情、手势、姿势等。

对话就像一场未经编排的舞蹈表演，需要舞伴之间时刻保持协调。每个合作伙伴的意图都是通过许多不同的微妙线索的传递来调节的。当舞伴之间达到同步并以某种方式准确地感知彼此的暗示时，舞蹈就如同行云流水般美妙。成年人是无须意识参与[①]便可以解读非语言元信息[②]的专家，并依靠这种技能来确保与他人进行有意义的互动。想象一下去掉语言以外的信息，仅保留文字，就是干巴巴的、模棱两可的表面文本，而且很容易被误解。[③]

在与他人沟通时，我们需要同时接收和处理来自不同频道的信息。这本身已经是不容易的事了，而有些因素会使它变得更加复杂。最明显的问题是，在交谈时，人们不会以清晰的、缓慢的顺序分别提供手势、面部和语调变化信息并穿插停顿，而且不仅同时出现并且随时可能变化。看到这里，你肯定会觉得，这简直太难了，我们的能力有限，要同时处理这么复杂多样的信息几乎是不可能的事情。

幸运的是，我们动态的大脑已经进化出一种创新的方式来管理如此庞大的信息输入。大脑的动态神经整合使我们能够将来自不同渠道的信息组合成一个单一的信息包。因此，在交流时，我们不必把对方的面部表情单独分离出来，再将其与对方特定的语气结合起来，来分析它的含义。我们可以以直观的方式感知这种细致、复杂的综合神

---

① 即下意识，指不需要主动集中注意力去思考就会发生。例如，你看到别人皱眉头，你不需要停下手头的事情去有意识地思考这个动作的意义，而是下意识就有反应——"他不高兴了"。

② 非语言元信息的交流，是指没有言语的交流，涉及姿势、手势、面部表情甚至沉默。例如，你在听别人说话时点头可以表示专注和同意，而无须说出任何话。

③ 我们将一些发展言语方面有困难的孤独症儿童称为"无语言儿童"。值得注意的是，这些"无语言"的孤独症儿童同样也不能使用其他沟通方式（如手势、面部表情等）进行有效的沟通，即使这些沟通方式通常是在说话之前就形成的。当你专注于言语而不首先发展这些非语言沟通方式时，你可能会限制孤独症儿童大脑在交流方面的动态发展。

经处理过程。可以说，即使两岁的孩子（指典型发育的孩子）都不会单独处理对方的面部信息，而是需要整合对方的面部表情、声音、手势、姿势等综合信息来理解对方的意图。[①]

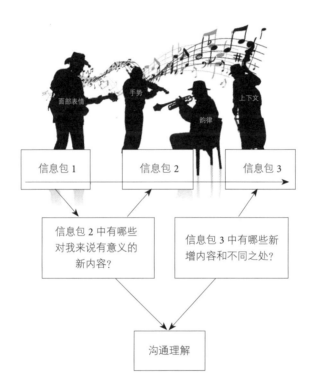

在探讨动态大脑的第二个应对庞大信息需求的创新方式之前，我们先来了解一下，计算机媒体工程师们是如何将庞大的视频数据压缩为较小的尺寸的。如果你曾经尝试过用迷你 DV 摄像机拍摄视频并将其传输到计算机上，你就会知道，即使是时长半小时的原始视频也会占用很大的硬盘空间。这是因为有太多信息需要从模拟信号转换为数字信号。

---

① 6个月大的婴儿还不能做到这一点。

此外，如果你想将视频放到互联网上并以流媒体形式供在线观看（例如在 YouTube 上），你将遇到带宽问题。带宽是指通信路径的传输容量。你可能拥有高速互联网连接，但是我仍然怀疑即便是高速互联网带宽，也可能无法满足将这么大的原始文件在互联网播放的需求。

媒体工程师多年前就认识到，典型的视频中，每秒 30 帧的剪辑中存在大量冗余信息。1/30 秒内灯光、颜色、音量和物体发生显著变化的可能性非常低。他们还意识到，普通的互联网视频观看者愿意接受画面质量低于电影画面质量的图像。

因此，他们设计出了压缩程序。这些程序不是去处理原始视频每一帧中的每一个数据，而是通过采用复杂的算法，来扫描每一帧以提取和保存前一帧中不存在的新信息或发生变化的信息。通过这种方式，观众可以通过每秒一兆字节的互联网连接查看原始尺寸超过十千兆字节的文件。

我们的动态大脑使用的信息处理方式和计算机工程师们设计的压缩程序非常类似，但无疑更精妙、更复杂，是一种超级压缩形式。我们会基于自身独特的文化和体验，开发出一套带有自我主张的信息标记。这个大脑处理信息的算法很复杂，因为它要筛选出"自我主张"相关的沟通信息，过滤掉与"自我主张"无关的信息，并让那些无关信息永远不会到达更高的信息处理中心。

此外，动态大脑还会根据特定环境以及我们与交流伙伴之间的关系，例如最好的朋友或点头之交，直观地从各种"算法"中即时选择以找到最优"算法"，并根据需要随时调整和修改我们的"算法"。

在生命的头两年，典型发育的孩子通过父母的天然引导学习如何使用这套"处理程序"，他们从易到难地处理非语言信息、适应各种环境变化、面对各种人物、应对各种问题、设定不同的目标和调节情绪状态等并赋予其意义。例如，当一个熟悉的成年人突然从严肃表情转变为逗乐的表情时，18个月大的孩子会做出不同的反应。这些"算法"在人的一生中通过持续地与同龄人、老师以及与更广阔世界的互动而逐步成熟。

自我意识与主体间性

人类交流之所以如此复杂，是因为我们希望将自己的心理和思维过程的产物（即我们对外界世界和内心自我的解读，我们的意识和意图）与他人的产物进行对照、对比和融合，这是人类交流的核心。为了实现这一点，需要开发一套复杂的"你-我算法"，用于实时分析我们和交流对象之间的协调程度。这些分析程序在许多不同层面上监控着互动双方联结状态的变化，例如双方的情绪状态、对共识意义的理解、互动动机的维持和对互动内容的理解程度。我们采用模糊思维来确定在沟通中各层次上的协调是否足够好或者是否需要采取措施。再后来，当我们有选择地将自己的意识与合作伙伴的意识融合起来时，就发展出更有意思的直觉程序，创造出新的思维，这是仅靠孤立个体发展不出来的。

在更基本的层面上，任何类型的"你-我"交互都需要每一方先确定自己的主观反应、意图和关联状态（"我的思维"），以便有一些东西可以与他人分享。而且，我们必须把这个"我"和"你"（互动对象的独特思维）分开。① 再进一步，每个人在沟通过程中最初表达出来的思维产物，通常会根据互动情境进行"过滤"和"包装"，因

---

① 许多人并没有完全理解孤独症人士需要多么努力才能发展出哪怕是最原始的"我"，即一种可以与他人分享的有意义的心理自我。唐娜·威廉姆斯（Donna Williams）是一位患有孤独症的成年人，她就此问题撰写了大量文章。

为对自我意识的关注和自我调控始终发生在共同目标的框架下，在与互动对象的共同调控中。自我意识和主体间性保持动态的平衡，才使得沟通真正有意义。

孤独症儿童的沟通干预

我担心的一个问题是，一直以来，在孤独症儿童干预领域，教授大量工具式、脚本式的语言，被视为帮助孤独症儿童发展沟通的重要一步。当面对一个完全不会交流的孩子时，我们希望为他们提供基础的交流工具，最起码能表达需求，能回应他人，因此建立一个小型的功能性沟通的工具库当然是必要的。

然而，我常常发现，最初为了满足基本功能需求的这种教育方式，最后往往会演变成专业人士和家长对于增加孩子表达的句子长度和词汇量的痴迷。这种情况可能会持续数年，并深刻影响着孩子对于沟通的学习体验。在没有形成任何神经整合过程的情况下，专注于提升孩子的语言表达虽然会缓解绝望的父母对孩子永远不会说话的恐惧，并为孩子提供某种表达即时需求的工具，但是，从长远来看，尤其是对孩子的神经发育方面，可能会产生难以估量的损害。

如前所述，典型发育儿童的沟通依赖于复杂的横向神经整合，并以多渠道信息整合的方式发展（何为多感知觉频道的信息？比如看到妈妈在笑的视觉信息和听到妈妈笑声的听觉信息，形成一个整合后的信息单位——妈妈开心。典型的沟通一定需要依赖这样的整合，不然就是单频道信息孤立被处理，永远无法真正达成与他人的沟通，就如同孤独症孩子的情况）。此外，典型发育儿童的沟通还需要通过日益复杂的过滤"算法"进行自上而下的垂直神经整合（上层解读情境并根据情境判断什么是重要信息且需要被处理，下层根据预设的规则完成处理），来快速确定当前情境信息，并纳入情绪要素的考量，以提供主体间的经验共享（帮助我们理解沟通对象的情绪状况和原因）。当典型发育的儿童开始使用语言时，语言只是一种（尽管极其强大的）用来交流的工具，作为一个重要的信息频道，加入大脑神经系统丰富的多频道信息整合中。在儿童典型发育的过程中，语言的出现是一系列信息整合水到渠成的结果，这里面涉及大脑皮层语言处理各中心之间的紧密联系，前额叶皮层、边缘系统和海马体的连接等。所以是先有了信息整合的能力，才有了语言。

当未经整合的工具式语言成为孤独症儿童交流的唯一方式时，可能会为他们未来的不幸埋下种子。年复一年，如果孤独症儿童不经历典型发育该有的神经整合，而是执着于强化不完整的单一神经连接，可能会破坏孩子以后发展丰富而有意义的沟通的潜力。

沟通练习

1. 找一部脍炙人口的外语电影，使用的语言是你完全不懂的。注意不要选择动作片，要选择重点讲述人与人之间关系的影片。关掉字幕，观看影片的一个片段——1 分钟左右就好。试试分析你观察到的非语言沟通方式以及角色之间是如何通过这种非语言方式相互交流的。

2. 尝试与成年朋友进行不使用任何言语的对话。你可以使用你想到的各种方式，然后尝试仅使用有限的方式，例如手势和语气，或面部表情和声音，或面部表情和手势。

3. 尝试与 10 个月大、典型发育、尚不会说话的婴儿进行交流，你会怎么做?

真正的沟通桥梁：动荡和不确定性

> "在沟通这件事情上，工其器者善其事。"
>
> ——约翰·鲍威尔（John Powell）[①]

人类交流的美妙之处在于，我们在交流时不断地认识他人和自己。人类在沟通过程中发现各种新鲜事物。在谈话中我们经常会惊讶地说："哦！我没想到你有这种感觉。"如果你事先知道对方会说什么以及你会如何回应，那就没有必要沟通了。

> 交流需要参与者具有强烈的经验分享愿望。如果你根本不想了解某个人的行为、情绪、想法、感受、意见、偏好或信仰，那么无论你拥有多棒的语言能力，你都不会进行真正的交流。

如果你将经验分享中的不可预测性、未知性去除，只强调可预测性，那么你和对方的沟通很可能索然无味。想象一下你和一位朋友在你们最喜欢的餐厅享用了一顿愉快的午餐。"我相信这是我们俩聊得最愉快的一次！"你们对这次谈话都很满意，所以决定下周找一天还在这个餐厅共进午餐。然后快进到下周。当你们俩都舒适地坐下后，你的朋友说："我有个好东西给你。"一开始，你满怀期待地凝视着他，想知道会有什么惊喜。然而，当朋友接着说："你可能不知道，我冒昧地录下了我们上周的整个谈话内容。因为我们都认为上次的交谈是这段时间以来最愉快的一次，所以我觉得我们没必要冒风险找新的话题来聊，万一聊得没有上次那么好怎么办。我们干脆按照录音来重复上

---

① 英国电影配乐作曲家。

周的谈话主题吧。"

虽然经验分享的确需要各方努力形成共识，但是达到相互的理解仅仅是沟通的一个目标。当我们观察真正的人类沟通就不难发现，每当我们好像暂时达成了理解层面的一致时，就会很快被交谈中带来的新信息和不确定性打破这种脆弱的一致，于是彼此又需要开始建立理解的桥梁。

人类的沟通就是有这样的特点：我无法完全预测你会说什么、你会有什么感受，或者我们是否能制订双方都满意的解决方案。但我们并没有因为这样的缺乏先见之明而感到威胁或不安，而是保持着愉快的好奇心，等待着看看我们在交谈时会发生什么样的思想的碰撞。沟通本身就充满不确定性，且意义深刻。我们时而擦出思维碰撞的火花，时而又为观点一致而兴奋喝彩，这才是沟通有趣的地方。

人类沟通中可能面临的挑战

- 经常会中断；
- 产生许多误解；
- 需要不断地监控和调整；
- 必须不断处理随时变化的来自多频道的信息；
- 尽管如此，你仍然认识到为沟通做出努力是值得的，良好的沟通会带来巨大的回报。

沟通没有终点

我们希望安全地进入彼此思想的未知空间，这是人类交流的动力。我们希望有惊喜，但又不想太多。我们希望交流对象对我们正在说的话感兴趣。我们希望通过交流来创造一些新的、独特的东西。我们希望达成共识，加深彼此的情感联系。

杰出的发展心理学家艾伦·福格尔对"information"（信息）这个词进行了分解，来描述沟通中的不确定性。他把 information 分为 in（正在）和 formation（构建），来提醒我们：人类交流的意义在于参与者的共同建构。

人与人之间的沟通充满了误解，我们称之为沟通障碍。通常，典型发育的儿童很早就学会了如何修复这种故障，而孤独症儿童通常意识不到自身在这方面的问题。不幸的是，我们应对孤独症儿童这类问题的方式，就是教授他们进行工具式沟通，因为这种沟通方式表面上看效果明显且不会轻易被中断。代价是，虽然这样的沟通不会带来很多误解，但孩子永远不会了解沟通的真正本质。他们因而无法体验沟通之美，也无从真正地练习如何克服自身的障碍。

黑猩猩和部落

迈克尔·托马塞洛（Michael Tomasello）博士在德国马克斯·普朗克（Max Plank）研究所工作，多年来他一直在研究灵长类动物的交流方式，特别是对比黑猩猩和人类的交流能力。他发现这样的研究可以确定我们的沟通为何具有独特的人性化特征。黑猩猩没有人类那样的发声器，因此它们无法发出人类的声音，但是它们可以使用记号发展出很好的词汇，并拼成有用的句子，用来表达需求、提出问题甚至回答问题。

然而，无论托马塞洛对实验室的黑猩猩进行多少训练（它们无疑是世界上语言能力最强的黑猩猩），它们都不会像人类那样彼此分享经验，以达成合作。它们并不寻求了解人类或其他黑猩猩的主观体验并将其与自己的体验相结合。它们有足够的词汇量，也会组织句子结构，但它们不会懂得每个人或黑猩猩都有自己的观点。它们更不会寻求伴侣的想法，并努力将各方观点融合在一起。

托马塞洛认为，人类的经验分享式沟通最终使得我们可以与伙伴制订共同目标和达成合作，这是一种卓越的生存技巧。为了最大限度地发挥我们的潜力，我们就要提前掌握沟通双方对一个事物看法的不一致和达成共识之间的辩证关系。

我编写了一个故事，试图呈现人们之间的经验分享最初是如何发展起来的。我设想了这样的场景：在一个以狩猎为生的原始部落中，每个部落成员根据自己的潜力分工不同。部落首领十分聪明，他派出三名部落成员去侦察周边地区，以获取有关地形、潜在危险、食物和水源以及其他部落的信息。部落首领这样吩咐三名成员：“你们不必一起行动，可以分头侦察，这样得到信息的速度会快很多。”然而，“天才”首领的主意也给部落带来了巨大的问题——因为侦察地点和角度的不同，三位侦察兵带来了不同的信息。如何将不同的信息进行整合，大家达成共识做出明智的决策，是部落生存下去的关键。

信息的来源、侦察者的主观性，都可能影响对事情的判断和诠释，从而导致在制定决策时产生冲突。因此，决策者必须整合各方信息，同时兼顾众人的意见，争取达成共识，这样才能采取富有成效的行动并维护部落团结。

请想象一下你是一个正在遭受饥荒的史前部落的首领，你派了三名成员去寻找食物，第一名侦察员进入森林，第二名侦察员去河边，第三名侦察员进入大草原。他们回来后，第一名侦察员报告说：“森林里有一些未成熟的番石榴。我知道我们讨厌番石榴，尤其是未成熟的番石榴，但至少它们是食物。"第二名侦察员报告说："我想我在河边发现了鹿的踪迹。我知道我们都喜欢吃鹿肉，但我不确定这些痕迹是否新鲜。"第三名侦察员报告说："在我去的方向好像有好闻的味道，我猜测可能是一些好吃的果实。可是我最近感冒了，嗅觉并不是很灵敏。"

根据托马塞洛的结论，你的部落最后将学会如何获取这些多样化的、主观的信息，并以某种方式将其组合在一起，以造福于群体。作为首领，在部落其他智者的帮助下，你需要评估每份报告的可信程度，考虑你与每位侦察员的合作历史，以及他们独特的沟通方式。例如，你记得第二名侦察员对于动物的踪迹有很强的观察能力，所以如果他怀疑看到的是鹿的痕迹，那多半他是正确的，即使他自己也不是很肯定。另一方面，你必须考虑在大家极度饥饿的情况下，与其选择不确定的鹿肉，一顿确定的生番石榴大餐是不是更重要些。作为首领，你要为了部落的利益做出决定，但是如果你的决定不能满足大部分部落成员的需求，你的位置也不会长久。你可能会寻求部落中有影响力的长者的意见，以确保你的决定得到充分支持。这只是我举的关于沟通的很小的一个例子。托马塞洛认为，人类作为一个物种得以生存和进化，可能是因为人类能够熟练地进行这种复杂的协调沟通过程。

正如之前的部落例子中所呈现的，经验分享式沟通是一个信息集成过程，也有一定的目标指向性。因此，经验分享式沟通和工具式沟通似乎有一些相同的表面特征。但是事实并非如此，当我们与人合作时，会协商确定一个共同目标，步调一致地共同努力去实现目标，同时与合作伙伴维系一种持续的合作关系。我们必须就目标达成共识，必须协商各自的角色，必须同步角色动作，必须建立并维持彼此之间的信任，需要足够的先前经验以解读对方的沟通内容。

如果我们的沟通对合作者来说过于工具式，就像部落首领那样只是机械性地下达命令，让部落成员感觉到他们只是首领达到个人目标的一种工具，或者成员们并没有意识到这是整个部落生存下去的一致目标，他们很可能会选择不配合，或者，干脆把首领吃了来解决问题。[①]

所有成功的合作，都应始于参与者们协商一个共同的目标，然后平衡各方的行动来向目标前进，同时保持持续的合作关系，这是一个复杂的过程。

思考问题：

----

❶ 人类沟通的要素是什么？

❷ 人类交流的进化优势是什么？

❸ 人类的交流与其他物种的交流有何不同？

❹ 非语言沟通渠道的作用是什么？

❺ 中风并失去语言的成年人会怎样？ 他们还能沟通吗？

❻ "不会说话"的孤独症儿童真的只是"不会说话"吗？

❼ 如果你从与人谈话中去除思考和妥协，会发生什么？你能想象与他人进行一场彼此之间没有建立起思维桥梁的对话吗？那还有什么可谈的呢？

----

① 译者注：原始部落确实有"人吃人"的现象。

第四章
动态历程

"我们生活在一个变化如此之快的时代，以至于当眼前的事物已经开始消失的时候我们才注意到它。"

——隆纳·大卫·连恩（R.D Lang）[1]

我们需要动态思维吗？

一些读者可能会想，我们是否真的应该关注动态思维。有一个听来令人信服的论点，即我们应该简单地最大化孤独症人士的静态智能，这无疑更容易。这种论点基于一个假设——建立足够的静态智能后，几乎所有的孤独症人士都能够正常生活。[2] 这一想法被很多人接受，并影响教育工作者和临床医生调整他们的教学和临床干预方法，以顺应潮流，即发展孤独症人士的相对优势，回避他们的弱势。这种

---

① 隆纳·大卫·连恩，苏格兰精神科医生，主张不应该将精神疾病认为是病患自身孤立的问题，而应考虑所处社会关系的影响。

② 这种推理也可能基于这样一种信念，即对几乎所有孤独症人士来说，获得正常的生活质量都是难以期望的。

做法的一个优点是静态智能是可以轻松测量的。孤独症的相关临床研究几乎普遍采用静态测量结果，例如用智商分数、掌握词汇量的多少和脚本式的社交行为来作为判断孩子进步的衡量标准。

遗憾的是，虽然这是一个诱人的提议，但它是错误的。罗伯特·斯滕伯格（Robert Sternberg）等著名心理学家提出了强有力的证据，证明一个人的静态智能与其在现实世界的成功并不是高度相关。即使在高度结构化的教室中，学生拥有的静态智能和其获得进步的正向关联性也低于50%，和未来就业能力的相关性预测则低于20%。英国国家孤独症协会进行的研究表明，即使对那些拥有正常智商水平的孤独症人士来说，发展前景也不容乐观。

你是否曾与患有孤独症的成年人相处过？如果你家里有孤独症儿童或你曾与孤独症儿童相处过，或者和了解自己状况的孤独症成年人交谈过，这些都是一种宝贵的经历。事实上，它可能会改变你看待孤独症的角度。你要确保和不止一个谱系人士交谈过，以便你不会被他们的个人偏见所影响。

大量研究表明，如果仅针对孤独症儿童的单个技能进行干预训练，可能会取得一些表面的、暂时的效果。然而，没有一项研究表明，经过数千小时和数年的此类干预后，孤独症人士更有能力获得并保持有意义的工作、能独立生活、发展真正的友谊或以更灵活、适应性更强的方式解决他们面临的问题。

许多针对发展静态智能的孤独症干预计划声称是经过验证或基于证据的。如果你遇到这样的计划，请务必询问以下问题："我并不怀疑你的方法已被证明，但请向我解释一下它被证明对什么有效（孩子的单一技能还是生活质量）。"同样，你还可以问："我确信你的干预计划是基于证据的。但是，请告诉我具体有哪些证据，以及这种方法是否会提升孤独症孩子的生活质量。"

很显然，21 世纪的世界即便对典型发育的人来说，都充满了各种各样的、随时在变化的压力。我们生活在越来越大的不确定性之中，必须快速提取、过滤和吸收大量信息才能应对。

在如今的职场中，很少有工作是完全重复的，也很少有工作只需要员工一直重复做同样的事情。今天的职场需要人们有快速的适应能力、快速的信息接收能力和灵活的团队协作能力。

想想我们的日常生活，事实上我们很少在一段时间只做一件事。我们常常同时扮演多个角色：当学校打来电话告知孩子在学校的表现时，我们是家长；过了一会儿，另一个电话让我们变成了孩子，因为我们被召唤去照顾年迈的父母。人们进步和成功的标准似乎也一直在变化。计划也随时在变，本来不着急的事情，领导却通知你要马上完成。你正在煞费苦心地为公司制订预算、压缩成本，而老板走过来告诉你，他认为公司的每个员工都需要配置一台新电脑。你一脸震惊地看着他，他却只回答道"你照做就行"，然后他就离开了。

思考问题：

❶ 如果你是一名教师，试想一下学生在一天的学习中运用静态智能和动态智能的比例分别占多少。为什么你这样认为？你的学校是如何衡量学生的进步的？检测手段主要是针对学生的静态智能还是动态智能？你在一天里有多少时间是花在去获得对未来的生活质量至关重要的能力上，比如评估、反思和解决问题方面？

❷ 你知道有谁在学校念书时表现不佳，但后来却过得挺成功的吗？你认为导致他成功的原因是什么？

❸ 你或者你的孩子有没有这种经历：在学校学到了一些应付考试的内容，然后在考试后的一周或两周之内就忘记了？你认为这样学习是有成效的吗？

❹ 你以前的教育经历中有多大比例对你今天的生活是有用的？

动态与静态

毫无疑问，拥有动态智能和静态智能都是获得高质量生活所需要的。在现实生活中，大多数日常问题既涉及静态因素也涉及动态因素。你需要掌握大量的公式、事实和程序才能生存，你还需要记住你在各种平台上的用户名和密码。一般性行为的规则，例如社交礼仪和脚本，也是我们日常与人接触必不可少的。有时你必须按照习得的方式做事，比如驾驶汽车需要掌握一些规定程序，阅读需要学习解码书面符号的含义。除非你是一位富有创造力的作家，否则写作也要遵循一定的叙事规则。然而，如果没有相对应的动态思维，只靠静态智能完成上面这些事是不行的。现代教育家都明白记忆和练习在学习中的重要地位。但教授重要的技能需要与孩子的动态思维相结合，孩子才能学会以有意义的方式使用这些技能。而学习的关键就是，确保在孩子准备好发展动态智能之前，不要强调引入静态智能有关的技能。例如，在孩子还没有阅读理解能力之前就强调拼写。

忽视动态智能发展的代价

我们认为，如果避开发展孤独症儿童较弱的动态智能，而将教育和干预工作仅仅集中在孩子的静态智能上，那么他们的问题就会变得更加复杂。确实，如果将孤独症儿童置于适当的模拟环境中测量其静态智能水平，我们或许会发现他们看起来似乎情况很好（如果不仔细观察的话）。但是这样做的话，我们会付出巨大的代价，可能会埋没掉孩子神经可以正常发育的潜力。[①]

能通过静态智能来发展动态思维吗？

你可以成年累月地练习和优化自己的静态智能，但在动态智能方面却毫无进步，而且很多人对此视而不见。孤独症主题的文献中充满了试图"教授"复杂动态智能相关的技能的研究，就好像它们只是单个技能的积累一样。

著名孤独症专家艾米·克林提出以下观点来解释那些试图以发展静态智能的方式教授孩子动态思维的程序为什么是失败的。他说："事实是，具有认知能力的孤独症人士一方面能够掌握很多的社会信息，另一方面却未能运用这些信息。这难道不值得研究吗？"

智能虚拟人伊莉莎的挫败

我在网络上花了一些时间使用一个名为伊莉莎的计算机程序，我认为这可能是通过静态方式模拟动态智能发展失败的有趣例证。这位有趣的"老太太"最初是在 1965 年被编写出来的，作为当时人工智能模仿人类思维潜力的早期实验品。科学家们希望伊莉莎能够充当一名虚拟精神分析师，为那些请不起真正的精神科医生的病患

---

① 当我们遇到似乎同时缺乏静态和动态神经发育的儿童时，可能需要一种同时强调这两种发育类型的大脑处理的方法。

提供支持。伊莉莎曾受到短暂的欢迎，但很快她的局限性就变得非常明显了——无法模拟人类的动态智能，从而被扔进了历史的废墟里。幸运的是，伊莉莎仍然因为加州大学富尔顿分校的在线项目而存在着。

下面是一些我和伊莉莎的对话摘录，我们一起来感受一下她呈现出的静态智能的显著缺陷吧。伊莉莎的回复是黑体字。

你好，我是伊莉莎。

你能帮助我吗？

你不相信我能帮你？

我知道没有人能帮助我。

你想知道是否有人能帮助你？

是的。

你确定吗？

我确实需要帮助。

帮助对你意味着什么？

我想感觉好一点。

假设你现在感觉好点了？

我会很开心。

那很有趣。

为什么？

你问过别人吗？

没有。

为什么不问？

因为我在问你。

你到我这里来是因为你正在问我？

我来这里是因为我很沮丧。

你沮丧有多长时间了？

大约 3 个月了。

我不是很明白你的意思。

自从我的金鱼死后。

那对你意味着什么？

我真的很想念我的金鱼。

你能详细阐述一下吗？

我很爱我的金鱼哈比。

我不是很明白你的意思。

我的哈比，为什么你会死，为什么你会离开我？

我们在讨论你而不是我。

构建动态的大脑

"教育是帮助人发展认识现象之间隐秘联系的能力。"

——瓦茨拉夫·哈维尔（Vaclav Havel）[①]

　　人类婴儿的大脑并不是生来就具备动态或静态神经网络的。如前所述，神经网络的发展是依靠体验的，大脑也会随着我们所经历的学习类型的不同以及我们认识理解现实世界的方式不同而产生变化。从动态角度来看，随着年龄的增长，我们既希望大脑能够发展出越来越复杂和微妙的神经整合形式，促进动态神经网络的发展，又希望积累

---

　　① 瓦茨拉夫·哈维尔，捷克政治家、作家，捷克独立后第一任总统。

学习大量新的习惯、事实、公式、程序和关联——相当于大脑的静态学习经历。然而，从结果来看，最终决定我们成功习得能力的关键很大程度上是依靠神经整合而产生的动态智能的发展。

孩子们似乎通过截然不同类型的学习经历来发展这两种形式的神经处理系统。静态发展似乎依赖于重复加深的刺激－反应程序，比如操作性奖励机制来提高学习速度。比如尝试反复接触刺激源，确保刺激源被清楚地识别到，从而启动与刺激配对的首选反应，不断地重复应激程序，从而产生自发性而提高反应速度。相比之下，大脑的动态神经处理系统则以非常谨慎的方式通过体验和认知挑战而发展。成人自然地将孩子置于现实生活中的各种情况下，在这些情况下，孩子面临着很多以他目前的神经系统构造还不能解决的问题。这就为更复杂的神经整合的逐步发展提供了机会。正如我们将在下一章讨论的那样，我们认为孤独症带来的障碍的核心原因是孩子的大脑未能利用这种自然的学习机会。

当真正遇到挑战时，典型发育的儿童会努力面对那些无法直接通过之前的经验解决的问题。他们可以面对情况的不确定性，没有熟悉的模式、概念或解决方案，也没有一个现成的新模式、概念或解决方案。如果在这些时候他们迎难而上，被辅以必要的支持和资源，在感受到轻微压力却不致恐慌的状态下，学习和考虑这个问题，他们就会学会重视这些带来成长的不确定时刻，并成为胜任的学习者。

当我们完成对动态智能的简短介绍时，我希望你思考以下问题："我们大多数人是如何开发动态智能的？我们是生来就有的吗？我们的老师是谁？他们又是怎样教我们的呢？"在下一章中，我们将会讨论在富有认知挑战的环境中，我们是怎么通过和有经验的引导者一起互动来发展我们的动态大脑的。

思考问题：

- -

❶ 在你的生活中，你是否有过学到了解决问题的新方法，或者有了一些发现，改变了你对自己、周围的人或世界的看法？

❷ 在你有这些新发现之前是否存在一段因事情的不确定性而引发你思考的时期？

❸ 这些发现有什么预兆吗？

❹ 你还记得引发这些体验的过程吗？

第五章
引导式参与关系

"孩子们的认知发展是一个成为学徒的过程——引导者在带领孩子共同参与社会活动的时候，支持和延展孩子的认知、理解能力。"

——芭芭拉·罗格夫

我们并非生来就具备各种能力，去分析和适应复杂环境，同时管理多重沟通渠道以及处理模糊问题。而且，我们都不记得在上学期间参加过任何有关发展动态智能的课程。然而，从生命的最初几个月开始，孩子就开始参与密集但隐性的学习过程了——最初是与父母一起，然后是与其他成年人一起，从而双方之间形成了引导式参与关系（GPR）。

1991年，罗格夫博士出版了她颇具影响力的著作《思维学徒》（*Apprenticeship in Thinking*），在书中她研究了如何让孩子成为积极的思考者和问题解决者。她的著作以杰出的俄罗斯心理学家列夫·维果茨基（Lev Vygotsky）的理论为基础，后者被追认为现代发展心理学之父。

维果茨基认为，学习的主要目的不是信息和程序的积累，而是更复杂的智能发展。他的主要论点是，人类的思维，即我们灵活思考、解决问题、想象、预测和反思的能力，是孩子和更有经验的成年人之间建立关系的产物，成年人给了孩子恰好略高于当前胜任水平的挑战来扩展他的智能。[①]

通过广泛的多元文化研究，罗格夫博士得出结论，在地球上的每个社会中，成人和儿童都发展了一种特殊类型的协作学习关系，她称之为引导式参与。这个过程日复一日地进行，不需要太多的深思熟虑或刻意为之。孩子们作为学徒与家庭和社区成员一起参与真实的活动，引导者（或称导师，即父母或其他成人）为学徒提供安全地面对认知挑战的机会，而学徒在整个过程中积极寻求成人引导者的思考方式和经验来获得成长。

罗格夫博士就引导式参与提出了几点值得注意的观点：

● 导师和学徒都不必在开始引导式参与之前，先了解和确定自己的角色。相反，这一过程通常以隐含的方式进行，并融入家庭和文化生活的框架中。

● 学徒期没有年限。例如，罗格夫博士描述了南美儿童与母亲，以及尼日利亚成年裁缝学徒及其师傅之间的引导式参与关系。如果幸运的话，我们一生都有不断获得引导的机会。

● 虽然引导式参与的原则是通用的，但每种文化似乎都有自己遵行该原则的具体方式。

● 没有任何文化是比其他文化更优越的。

过去 20 多年来，众多发展心理学家就罗格夫博士的理论达成了共识。事实上，20 世纪 90 年代迎来了发展心理学的变革时代。动态系统模型开始崭露头角，它支持了发展产生于动态关系中的观点。在这种动

---

① 维果茨基使用"最近发展区"（ZPD）一词来描述构建儿童学习的首选区域，该区域位于儿童当前能力的边缘之上，但又不至于造成挫败感和失败。

态关系中，父母和孩子都是共同构建孩子智能发展的积极推动者。难以计数的文章、书籍描述了父母和婴儿如何参与这种特殊的"共同舞蹈"，这种"共同舞蹈"为孩子动态思维的发展奠定了基础。[①]

引导式参与不是心理学家或教育家发明出来的技术或人工程序，而是每种有记录的历史文化中都蕴含的普遍学习过程。当孤独症人士的动态智能无法以典型的自然方式发展时，我希望通过对这个复杂过程的分析，为他们绘制重构动态智能的路线图开启第一步。

> RDI 首先致力修复自然的引导式参与关系。

罗格夫博士的发现，作为开发 RDI 干预方式的重要起点，其重要性怎么强调也不为过。然而，与其他发展心理学家一样，她在研究中并没有提供一种方法论来将引导式参与关系分解成基本要素，让我们在无法自然发展的情况下系统地重建它。发展心理学家认为引导式参与是一个自然的过程，以至于很少有人问"如果没有引导式参与关系，你该怎么办？"

因为科学家们并没有想到会有这样一群孩子，哪怕父母付出艰苦卓绝的努力，他们都没有办法自然地发展出合格的学徒能力。而为这些孩子找到发展他们与父母之间引导式参与关系的方法，是我设计 RDI 的最主要任务。

在接下来的部分，我将首先从引导者的角度，然后从学徒的角度，解构引导式参与关系，分析其各个要素。随着对引导式参与关系的不断理解，我们将最终认识到，孤独症的表现，是由孩子未能在成长中与父母形成这种至关重要的关系造成的。

---

① 有很多的文章、专著都描述了这种"共同舞蹈"，但实际上都是在说同一件事情，就是引导式参与过程。

第六章
引导式参与关系——导师

"没有什么事比支持孩子发挥其真正潜力更有乐趣的了。"

——史蒂文·E.葛斯汀

引导者是什么？

想象一下，你自己是一位年轻的、富有的英国人，在1835年前往美国西部旅行。你的父亲希望你在接触他的茶叶进口业务之前，能够走出去见识一下这个世界，增加一些阅历。他决定资助你来一次美国西部的旅行。对这场刺激的旅行，你两眼放光，充满期待，你心想说不定还能看到原始部落呢！

你登船前往纽约，接着乘火车，最后搭乘汽船到达圣路易斯。入住酒店后，你雇车前往一位向导的住址，他叫约翰斯顿先生，是你在伦敦的一位同事强烈推荐的。

你发现约翰斯顿先生住在市中心附近的一栋豪宅里，是一位穿着精美的鹿皮夹克、戴着海狸帽、仪表堂堂的帅气男士，看上去机智又敏捷。他微笑地告诉你，他会安排好一切。

正如他所说，3天后，约翰斯顿和他的助手们按照约定的时间等候在旅馆门口。他备好了马车，装好了所有物资。而你自己只带了换洗的衣服、素描本和铅笔。

每个白天，你们沿着约翰斯顿设计的路线深入到西部荒野探险。每个夜晚，你们坐在篝火边，商讨第2天的路线。很快你越来越欣赏你的向导，他像是一本生动有趣的百科全书，对当地的动植物知识、原住民的故事甚至民间传说无所不知。他总能准确地指出一些他认为你会感兴趣的新奇的事物。从早到晚，你的耳朵里都充斥着引人入胜的信息和逸事。你的记忆力很好，但并不完美，所以你经常要求他重复他的故事，以确保你记住所有这些信息，这样你就能讲给你在英国的家人和朋友听了。

你理所当然地相信约翰斯顿每天都会和他的助手们带回好吃的野味。在根本看不到树木的地方他们都能发现柴火。在你完全没有注意到的时候，他们便可以发现原住民的痕迹。他们能够听出风中微弱的动物声音，能够嗅到前方可能存在的风险，然后聪明地避开它。

他们收集木柴、生火做饭、安营扎寨，让你过得舒舒服服的，让你随时可以在有灵感的时候写作或画画。可是你希望成为他们中的一员，所以你坚持学习做一些工作。在几周的时间里，你学会用他们收集的木柴生火，把他们带回来的野味做成好吃的晚餐，搭建和拆除他们为你携带的帐篷。你甚至学会了设置陷阱和捕鱼。按照计划，在第90天，你回到了圣路易斯。此刻你对冒险和旅行的渴望得到了彻底满足，你开始想念伦敦的舒适生活。

回到家后，你很高兴地发现你还记得约翰斯顿在旅途中分享的大部分内容。你记得约翰斯顿和助手们的西部俚语，穿戴上在圣路易斯购买的海狸帽和鹿皮夹克，你看起来像真正的美国西部人。当你与朋友和同事交谈时，你对荒野的了解以及对如何捕捉海狸、在雨中生火、如何找到埋在地下的野洋葱的知识简直让他们震惊。有无数的回忆、你的素描作品和令人惊叹的逸事供你与他人分享。你打算向你的朋友们推荐约翰斯顿。在你看来，他是所有希望体验真正的美国西部生活的人的完美向导。

现在我们来进入第二个场景。这次你还是一个英国人，也在伦敦出生和长大。你对伦敦以外的世界一无所知，更不用说去美国西部旅行了。你出生于富裕家庭，可是就在临近成年的时候，由于一场意外，你的家庭破产了。而你，则对未来的人生感到绝望。就像命中注定一样，在你人生处于最低谷时（此时你正准备接受一家航运公司的薪水很低的工作），你收到了一封律师的来信。信上写道你亲爱的叔叔埃尔德雷德去世了，因为他一直未婚，也没有子女，所以你是他遗产的唯一继承人，这真是个让人精神一振的好消息！自从埃尔德雷德乘船前往美国发财之后，你就再也没有见过他或听到过他的消息。这会是你的救赎——你一直祈祷的机会吗？

在与律师的会面中，你惊讶地发现埃尔德雷德投入了大量的资金在一个名字很奇怪的地方——奥扎克山脉，他在那里开发了银矿。埃尔德雷德死于流感，他在临终时写的遗嘱中表达了希望你能继承他的事业的愿望，因为他不希望自己人生的努力付之东流。

遗嘱里写得很清楚，你将获得一笔钱，这笔钱只能用于送你到他在银矿上建造的小屋那里。根据遗嘱中的描述，这个刚建造不久的银矿就位于美国西部荒野的中心，距离最近的定居点超过 100 英里[①]，距离密苏里州圣路易斯约 300 英里。

---

① 　1 英里 =1609.344 米。

你的叔叔安排了一个叫汤普森的人作为你的西部生活以及挖矿事业的向导。汤普森同意先花半年的时间和你朝夕相伴，然后在接下来的半年里定期来看你，教会你在这个充满危险的地方生存下来，然后继续学习开采所需的技能。你的叔叔已经给了汤普森足够的钱，以购买他与你在一起生活期间所需的生活用品。然后你就必须靠自己了。如果在汤普森的见证下你可以在那里生活和工作5年，一笔5 000英镑的款项将存入叔叔为你在伦敦开的一个银行账户。你也可以保留你开采的银子。带着一点点的惶恐，但又没有其他更好的选择，你决定启航前往美国，最终到达了圣路易斯。

经过几天的长途跋涉，你见到了汤普森先生。他住在城郊的一间维护良好的小屋里。他看起来是个很严肃的人，穿着也很整洁朴素。

你问汤普森是否认识约翰斯顿，他突然大笑起来，前仰后合地差点摔倒。很快，他又变得面色凝重对你说："孩子啊，约翰斯顿和我的差距如密苏里河那么宽。他带着那些有钱人出去'快乐旅行'，然后让他们带着那些'狂野故事'把他们安然无恙地送回家。约翰斯顿只是带着他们在危险的外围溜达，让他们觉得自己是在经历危险，其实只不过是一场'郊游'而已。当然，他们听了很多西部传说，他们只要把竿子放在约翰斯顿告诉他们的地方，就能'学会'钓鱼。但是，如果没有约翰斯顿、没有他的助手们和所有补给品，他们根本无法在这片荒野中生存。

"孩子，我在你叔叔临终前向他保证，我会尽力让你学会真正的本领。6个月后，我将不再每天都在你身边，而你将自己面对各种困境。我们没有时间来娱乐嬉戏。我也不需要你记住那些约翰斯顿的探险故事。

"我们要开始真正的学习：每周7天，从黎明到黄昏，需要你一直进行艰苦的工作。我们必须重新调整你所有的感官。以你现在的状态，我给你一年的时间，你也获得不了任何有用的信息，所以你必须很快学会观察环境并且立即发现你需要的信息，学会感受天气的不断变化。你必须能懂鸟语，引诱它们从藏身之处出来，这样你才能抓住它们。我不知道接下来 6 个月的学习是否足以让你练就一身本领，但我确实知道一点：如果你和约翰斯顿一起冒险，他会给你讲很多奇特的故事、带你进行一些体验，让你产生自己天生就是个西部人的错觉。然后他会让你自己照顾自己，而你，仍然像今天一样无知，毫无疑问，你根本没有获得在野外生存真正需要的能力。"

你没有理由怀疑汤普森的话，毕竟，埃尔德雷德叔叔没有给你选择的权利。于是你鼓励自己要坚强，勇敢面对即将到来的考验，并询问汤普森，你们两个是否可以早上出发，一两天后到达小屋后再开始采矿。没想到你的问题让汤普森又一次大笑起来。恢复平静后，他说道："天啊，我们暂时不会采矿了。首先，你必须学会如何在山上生存。你要熟练掌握各项生存技巧。为什么你不先去和骡子交个朋友呢？这样它就不会有坏脾气了。你也要学会通过观察动物的脚印分辨是什么野兽。如果你没有这个本领的话，在你抓到野兽之前就已经没命了。"

汤普森继续告诉你所有你必须学习的内容，直到你听得头晕目眩。他最后说，在你学会了他教给你的能够独立在野外生存下去的技能后，他再教授你有关采矿的技能。

最后，他提醒你，你们住的地方距离矿井还有 400 英里，需要穿过一处危险的区域。这将是历时 15 天的艰苦旅程。

夜晚，当你躺在狭窄的单人床上时，久久不能入睡，即使你已经筋疲力尽。你意识到汤普森是对的，这绝对不是一次愉快的旅行。你必须能够像汤普森一样思考和感知周围的世界，必须立即对威胁做出反应，而不是像以前那样直到危险发生还浑然不觉。你必须能够像他一样会捕捉有用的信息。你必须知道什么时候该停下来、放慢速度并研究周围的环境，什么时候该尽快逃跑。你必须丢掉多年在城市里生活的习惯。你忽然感觉到一股寒意爬上你的脊梁。你仿佛明白了如果失败意味着什么，但你又觉得一切又那么不真实。

当你比较这两个故事中的向导时，你会发现有哪些明显的差异？

如果你是第二个故事里的英国年轻人，在约翰斯顿和汤普森之间，你会选择谁做你的向导？为什么？

不同目标，不同引导者

约翰斯顿和汤普森都肩负着重大责任。然而，我确信从上面的故事中可以清楚地看出，两个人的任务都是完全不同的。显然，汤普森代表了我们有兴趣进一步了解的向导的类型。他意识到必须将自己的感知、思考和决策的方式传递给来自完全不同文化、不具备这些能力的年轻人。他将不得不为这个年轻人放慢他的脚步，回想自己初为山里人的时候接触这些东西时候的感觉，一步步将自己的学习过程呈现出来。

研究引导式参与关系的心理学家和教育工作者认为引导者（或称导师）有特定的使命——为学徒提供重要的机会发展神经系统，让学徒获得在他们所生活的文化中取得成功所必需的智能。引导者采用特定的方法，仔细地将思维过程转移到学徒的头脑中，使他们能够在各种环境中使用这种心理工具并应对广泛的问题。

平衡静态思维和动态思维

承担引导角色的成年人很少只促进学徒动态智能的发展。例如，在教导年轻的英国人如何像经验丰富的山区人一样生活时，汤普森必须指导他一些在山区生存所需的静态智能。同样，父母在促进孩子动态思维发展的同时，还必须规范孩子的行为，保证他们的安全和健康，并指导他们学习与年龄相配的生活技能。而教师则可能需要一直面对这样的问题——在有限的时间内必须讲授完规定的课程内容，同时又希望能找到一些时间来帮助学生学习思考、整合学习内容和进行创造。

即使在像电影《星球大战》这样的虚构故事中，充当卢克·天行者向导的欧比旺·克诺比和尤达，也必须考虑发展他们学徒的动态思维。这部电影聚焦了卢克艰辛的动态学习时刻，无论是被欧比旺的鬼魂拜访，还是不由自主地被流放为尤达的学徒。随着时间的推移，卢克有了一系列的心理发现，并经历了思维的转变，进入了新的意识状态和对原力的控制。然而，隐藏在电影情节中的是卢克经过数百甚至数千小时的艰苦学习，才能掌握使用光剑战斗的技巧以及操作各种宇宙飞船和漂浮物的技能。[①]

对成年人来说，扮演引导者角色的重要一点是在今天学习的短期需求与未来成功所需的长期基础之间保持平衡。例如，现代大多数学校设置的课程内容导致学生（或称学徒）上课时充满了大量不必要的信息。学生本周学习了一些定义，在测试中复习了一遍，然后很快可能就忘记一部分。然后新的信息立刻又被填充进来。这种重视知识积累的教学模式使得对于学生动态思维的引导在课堂上很少出现，甚至不存在。

引导者必须保持长远的眼光，并始终专注于他们的首要任务，即促进学徒的动态智能的发展。静态学习相对更容易，需要更少的计划

---

① 卢克最初非常不愿意成为跟随尤达的学徒，这说明了一个重要的观点，即学徒不一定一开始就对进入引导式参与关系感到高兴或者自愿进入。

和精力，并且可以立即得到回报。因此，如果我们不小心的话，在繁忙的现代生活中，学习就会被事实、程序、公式的积累和对具体问题的快速答案的积累所占据。不幸的是，这些不能为孩子全面的智能发展和神经发育提供基础。

与孤独症儿童在一起的父母和专业人士所经历的绝望和无力感，常常导致他们渴望获得短期效果。对孤独症儿童来说，他们的大脑已经发育成静态模式，教授他们静态的知识会更容易、更快地获取效果。然而，这也会限制他们动态思维的发展。

目标背后的目标

"授人以鱼不如授人以渔。"

——中国谚语

思维发展的摇篮就在我们日常生活的活动和环境中，例如在超市购物或铺床叠被这样的活动都能促进儿童思维的发展。在这些活动中，引导者不再强调表面的、工具性的目标，例如，尽快买完东西回家或者把床单铺好。同时，他们特别注意不将那些与活动相关的内容和程序（例如，铺床单的正确方法或必须购买的特定物品）放在首要位置，而是突出真正的目标：使用现实生活中的活动作为工具，向学徒展现和转移思维过程。

这并非说学习特定的知识不重要。但是，引导者知道有些活动能为孩子的动态成长提供极佳的机会，这要比孩子学习特定技能重要得多，并且为后期孩子习得做出自主决策所需的技能打下坚实的基础。例如，一个3岁的孩童在陪着父母去超市的时候，会经历奇妙的探索发现之旅，但显然他还没有准备好独自为家人购买东西。一个合格的引导者知道创建多次引导机会远比一次性完成很多的目标要重要得多。

> 我们把这种方式称作"目标背后的目标"。

从表面上看，某些静态智能可能看起来比动态智能更复杂。而动态思维的过程，例如监控环境中潜在的变化，乍一看反而比较简单。然而，学习实际使用这个动态思维过程，正确地分配注意力来一边监控背景一边执行当前主要任务，则绝非易事。而完善这项能力以便在日常生活中能自然应用，更是难上加难。

所以，哪怕有时引导者看起来没有给很多和当前活动直接相关的指导，但引导式参与绝不是脱离活动的理论练习，而是非常现实的！当引导者慢下来将自己的行动展现给学徒的时候，他们非常清楚他们正在为学徒提供的不仅是当前的技巧，更是学徒在未来各种人生角色中茁壮成长所必需的思维工具。

创造有意义的不确定性

> "人类很善于利用新的发现，利用新鲜的事物。我们和
> 环境中的新奇事物和不确定性交互所带来的成长，对于我们
> 未来能够不断地适应环境、发掘更多发展机会至关重要。"
>
> ——艾伦·斯鲁夫 [1]

最好的引导者能自然地认识到，认知、社交和情感成长的最佳机会发生在学徒面对安全的不确定性时刻。因此，他们着重在学徒能力的边缘处创造条件让他学习。

---

[1] 艾伦·斯鲁夫，明尼苏达大学儿童发展研究所儿童心理学名誉教授。

每当我们遇到新问题或新信息，而以我们之前的能力不足以应对的时候，我们就会处于不确定状态。所有动态思维的习得都发生在有意义的不确定的状态下。"有意义"是一个主观概念。当我们体验到"有意义"的感觉时，我们就想要更多。然而太多的不确定性会带来恐慌，让人感到难以承受。最佳状态往往非常接近令人开始焦虑的节点。比如火的发现，你可以试想一下第一个靠近被闪电击中原木的那个人，当时他会有什么样的体验。

> 不确定性＋安全感＝有意义的不确定性，吸引人靠近，并带来思考和发展
>
> 不确定性＋危险＝使人感到有威胁、想战斗或逃跑

有意义的不确定性会带来一种积极的压力。现代压力理论的创始人汉斯·塞利（Hans Selye）将其称为良性压力。不确定性的经历总是会给人带来一些可预测的焦虑。然而，最重要的是保持好奇心——想看看接下来会发生什么，也是我们往前走的动力。想象一下我们站在十字路口，没有必须到达某处的压力，也不必承担做出错误决定的风险，那么此刻面对未知的前路，总是会让人不由得兴奋。

在荒野徒步旅行就是一个有意义且充满不确定性的体验。你带了地图和食物，确保不会迷路、饥饿或口渴。在主干道上徒步一段时间后，你会发现前方有两条小路分岔出去。你查看了地图，发现继续沿着任何一条小路都可以到达想去的地方。沿着其中一条小路走应该有美丽的山景可以欣赏。另一条小路则位于河边。你以前从未走过这两条路线。于是你停下来，花几分钟研究一下地图并考虑要走哪条路线。你决定抛硬币，心里相信无论自己做出什么选择都不会感到有压力或麻烦。当硬币落地的时候，你已经准备好开始进行一次有意义的冒险了。

可以这么说，在这种情形下，你能够很有效地学习如何了解自己、如何认识世界。

"阶梯构建"引导式参与关系

"阶梯构建"是一个相比较"建立学习过程"更广泛的概念，它反映了引导者在引导学徒学习的过程中所持的态度和立场。"阶梯构建"告诉我们引导者在引导过程中，将自己和学徒放在何种位置上，以及构建怎样的关系进行学习引导。我们在经验丰富的人和经验不足的人之间构建学习关系的方式，以及花费的时间和精力，在很大程度上决定了学习的结果。

停留在边缘处

"我想尽可能靠近边缘而不越过去。在边缘停留，你可以看到从中心看不到的各种事物。"

——库尔特·冯内古特（Kurt Vonnegut）[1]

人类的大脑只有在受到挑战时才会成长。如果你目前的神经整合水平足以成功解决你面临的问题，你的大脑就不会被迫发展出更复杂的神经通路。

挑战在于提供这样类型的问题：既适合孩子当前的思维过程，又可以促使他以更复杂的模式进行思考。引导者是带领学徒向现实世界挑战的人。

---

[1]　库尔特·冯内古特，美国作家，黑色幽默文学代表人物之一。

引导式参与并不是将学徒直接扔进深水里。引导者的一个重要功能是创造一个安全和值得信任的外部和内部环境，使学徒在面对新的挑战时不会过度焦虑和退缩。

创建安全可靠的环境有两个要素。第一个要素是明确引导者的权威地位。引导者必须设定明确的界限，同时又不能扼杀学徒的主动性和自我效能。第二个要素是维持和学徒之间情感回应的协调性。当提出新的挑战时，引导者必须对学徒表达的不安保持敏感：通过减少挑战或增加支持来做出回应，以保持任务的合理性——略高于孩子当前的独立（无辅助）的能力水平。然而，引导者又不能太敏感，以至于受学徒的情绪影响，失去理性思考的能力。这是一个微妙的把控。

投入精力构建关键时刻

并非所有的学习时刻都有价值。引导者的大部分时间和精力都用于为强大的发现和延展搭建阶梯，在这些时刻，身处安全环境中、接收到思维挑战的学习者发现他们可以扩展自己的思维，参照他人的观点或先前的发现。

构建这个过程需要精心准备，引导者需要小心地选择刚好高于学习者当前能力的学习目标作为挑战。为此，必须小心地设计框架、提供脚手架和聚光照射。我们在后面会谈到这几个概念。

在儿童的典型发展中，当父母和孩子之间的引导进行时，有一个持续的过程，让孩子为新的挑战做好准备，并提供机会将他们的新发现融入日常生活。

对此，发展心理学家肯尼思·凯（Kenneth Kaye）引入了"调节－挑战－调节"（R-C-R）的概念，来描述父母如何自然地为典型发育的

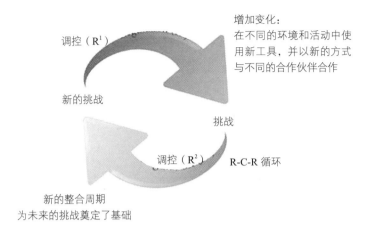

调控（R^1）

新的挑战

增加变化：
在不同的环境和活动中使用新工具，并以新的方式与不同的合作伙伴合作

挑战

调控（R^2）

R-C-R 循环

新的整合周期
为未来的挑战奠定了基础

婴儿设计挑战项目的。在获得新的认知（或发现）后，父母和婴儿通常会经历一个阶段，他们共同拓展这个发现（R^1），添加变化，在不同的环境和活动中使用新工具，并与不同的伙伴以新的方式参与。在这个延展过程的某个时刻，会出现一个新的挑战。如果成功应对，就会进入一个新的整合期（R^2），这反过来又将为未来的挑战奠定基础。

肩并肩的引导

我们习惯于将正规教育定义为面对面进行的教育。在正式的课堂上，"面对面"常常描述的是教师主动传递信息，学生被动接收信息。它还意味着学习的进度和效果更多地掌握在学习者手中，而不是教师身上。例如，学习者需要完成数学作业，教师不会跟他一起完成。教师的角色是给学生提供指导，然后学生自己去做题。引导式参与则截然不同，通常的场景表现为导师和学徒并肩"战斗"。这表明导师和学徒都是学习过程中的积极参与者，双方共同承担解决问题和完成任务的责任。

　　肩并肩并不意味着导师将权威下放给学徒，也不意味着后者拥有和前者相同的能力。目标应由导师确定，活动应在导师搭建的平台上进行，这一点要非常清晰。导师掌握着获得成功所需的思维模式，等待着传授给学徒。因此，学徒是初级参与者，应尊重导师的专业知识和权威，并承担导师为他创造的角色。

　　并肩的立场也传达了这样的信息：导师和学徒虽然不平等，但作为合作者一起共同观察世界。他们共同关注要解决的问题或要应对的挑战。这与典型的教育环境形成鲜明对比，后者是学生需要表现得让教师满意，给教师期望的正确答案。

　　肩并肩的引导：

- 导师设定目标，设计任务。

- 导师和学徒是共同参与者，共同关注任务。

- 每个人都有指定的角色和职责。

　　在并肩工作时，导师并不总是为自己分配更具挑战性或更复杂的角色，有时，会故意呈现幼稚的一面来刺激学徒对当前情况进行反思，帮助学徒调整方向。有时，为了能引入预期的挑战，导师也会故意示弱。

　　几年前，我收到了一个家庭的视频片段，他们有一个十几岁的患孤独症的儿子。这个家族在美国南部经营着一个小型马场。我非常喜欢看他们的视频，因为它很好地展现了一个"幼稚"的导师形象。

　　在这段视频中，父母设定的目标是让他们十几岁的儿子学习解决一些人际方面的问题。解决这类问题不能依靠简单直接的是非答案。他们的另一个目标是，让儿子明白人们有时会以不可预测的方式行事，尤其青少年更是如此。所以，参与者不能被条条框框限制住，在坚持底线的同时要保持开放性，并和伙伴达成共识。在视频中，珍妮和她的儿子马修正在清理农场堆积的大量的马粪。场景一开始，马修操作一台拖拉机拉动"粪便车",而珍妮则用干草叉将粪便转移到车上。该任务似乎是一项简单的动作调控任务。然后珍妮走向下一个马粪堆,马修开车过来继续与她合作。

该活动的动作调控能力是马修之前在 RDI 计划中已经掌握的一个能力。珍妮认为马修做这些已经很熟练了,该加点别的任务了。

视频播放两三分钟后,事情发生了巨大的变化。珍妮没有把粪便叉进车里,而是向马修举起了叉满粪便的干草叉,站在大约两英尺远的地方,面露诡异的笑容,同时她轻轻地开始朝着马修站的方向摆动手臂。马修很快意识到珍妮打算做什么,他立刻举起双手做出制止的动作,并喊道:"不!"虽然把马粪扔到人身上的想法可能会让你觉得恶心,但事实上,马修在整个视频中都笑个不停。

珍妮无视他的抗议,把粪便抛向拖拉机。马修从拖拉机座椅上跳下来,躲避着"粪便大炮",却还是没躲过"流弹",拖拉机座椅惨遭粪便袭击。马修是个勇敢的人,他躲避"炮火"后就立刻回到了拖拉机上,擦干净座椅继续他的工作。(我们知道,强制指令往往导致习得性无助,自主地选择才是引导式参与。在这里值得注意的是,马修自主地选择回到拖拉机座位上,没有任何的指令要求他这样做。)

马修回到了拖拉机上继续他的工作,却没有进一步的反应。在这种情况下,一般人采取的合理策略是拒绝发动拖拉机直到珍妮答应停止攻击好好干活。但是当时的马修已经学会为获取别人的接纳开始习惯性顺从了。而这种情况深深地让他父母为他担忧,因为他已经上中学了,这样的顺从往往让他对同龄人中的霸凌只能逆来顺受。

在马修最终采取更积极的方法解决这个问题之前,他承受了几分钟的马粪攻击。但是,最终他跑到正在拍摄的父亲吉姆身边,告诉父亲:"妈妈把马粪弄到你的座位上啦!"吉姆注意到马修情绪仍然不错,于是他抛出了另一个挑战,他说:"我觉得妈妈向座椅抛马粪的主意挺不错啊。"马修看起来非常震惊。他张大嘴巴愣了大约 10 秒钟才反应过来。接着，他终于转身跑到妈妈跟前进行协商：如果她还想要他帮忙干活，就别再扔马粪了。

邀请

当导师向学徒发起沟通意向时，尽管有时导师的确需要给予学徒直接的指导，但大多数时候，他们发起沟通的目的是邀请学徒分享经验。这包括导师将自我的对话外显化（将思维过程呈现出来），以便学徒可以从中受益。

导师对学徒的引导并不完全是邀请式的。例如，导师也可能会以一种强势的方式进行交流，以提示学徒的注意力集中在某个特定的地方。导师不会试图控制学徒是否利用了导师提供的提升认知和成长的机会，也不能强迫或替代学徒做出认知拓展，但他们可以提供机会、设计活动、激发体验，帮助学徒以新的、有意义的视角看待世界。另外，由于导师无法完全预测学徒将如何运用他们提供的机会，因此可能会出现意想不到的奇妙发现。

邀请不应与试图娱乐或让孩子开心相混淆。提升孩子能力的同时让孩子体验快乐和幸福感，这是美好的，但给导师带来了太高的要求和太重的负担。

我们发现，试图讨好孤独症儿童或让孤独症儿童高兴是发展引导式参与关系的最大障碍之一。我们当然可以理解这样做的动机。父母的经验通常是，孩子只有想要什么或者认为父母足够有趣时才会关注到父母。这种想法让父母一直担心孩子随时会发脾气。而你很快就会养成一种无意识的习惯——希望保持现状避免给孩子带来任何变化和挑战。

我们希望获得新的能力带来的胜任体验能对孩子产生吸引力，辅以足够的安全感，使孩子有足够的动力专心在新的挑战上。这需要一个前提：导师已经成功地与学徒建立了信任感，而这种信任感的建立对孤独症儿童来说并不容易。我们将在后面的章节更详细地讨论这一点。

一个糟糕的"阶梯构建"：参加少年棒球联盟

在我 7 岁的时候，父亲觉得我应该参加少年棒球联盟。我的身体协调性很差，也没有和父亲或其他教练打球的经验。但是，我的父亲一拍脑门（这是他一贯的育儿方法），当下就决定让我直接加入球队打比赛，尽管球员选拔已经结束，球队已经开始训练，赛季也将在一周后开始。他塞给球队经理 10 美元。对当时人们的收入来说，这已经是一笔不小的费用了。我父亲真的很爱我，尽管他被冲动误导了。他为我买了一只棒球手套和一套队服，在没有准备或询问我意见的情况下，直接开车送我到球场参加比赛。

我不仅在打棒球方面非常缺乏协调性，而且我比当时球队最年轻的队员还要小 1 岁。我的教练一定意识到了我的问题，所以他把我安排在右外野区域——一个球很可能永远不会击中的地方。由于存在注意缺陷障碍（Attention Deficit Disorder，ADD），我无法集中注意力。因此，当有球飞向我时，我常常呆若木鸡。尽管后来我竟然爱上了运动（当然不包括打棒球），但我当时确实不擅长也不喜欢打棒球。

另一个糟糕的"阶梯构建"：学大提琴

读二年级时，我被诊断出患有发育迟缓。如果你当时见过我本人，你一定会同意这个诊断。那个时候，我的母亲因为处于癌症晚期，我无法面对她即将离开的事实，终日沉浸在沮丧的情绪中。我的眼睛出现了近视，但就像众所周知的屠夫的儿子没肉吃那个典故一样，我身为眼镜商的父亲压根没有意识到这个问题。他的每一分钟都在挣钱以支付（母亲的）医疗费用，因为母亲没有健康保险。我还有注意缺陷障碍，所以在教室里大部分时间我就坐在座位上，微笑着，有礼貌但眼神空洞。当面色严峻的费尔斯通夫人（我的班主任）喊到我回答问题时，我通常要么反应不过来，要么就是给出一个愚蠢的答案。尽管我没有什么不良行为，但费尔斯通夫人还是不喜欢我。也许是为了不给其他学生树立坏榜样，她让我坐在教室的最后排。这对我来说其实很好，因为我有更大的自由做白日梦了。但到最后，即使坐在教室的最后排也不行，费尔斯通夫人要求将我分到"慢班"，而学校也在没有对我进行任何正式评估的情况下就同意了她的建议。

这个"惩罚"对我来讲简直是正中下怀。因为在"慢班"里，学生们并没有把时间花在课桌前，也不是被动的学习者。我和同学们几乎每天都参加学校的课外活动，例如照料花园、帮老师装扮办公室或者粘贴和装订文件，而且我还成了老师的掌上明珠。由于我出色的表现（情绪稳定、成绩不错），"慢班"的老师很快意识到我不属于她的班级了。她想让我有更大的进步，于是成功游说学校让我进入"天才班"，而我对于这个安排也丝毫没有心理准备。

当时，纽约市对于"天才班"的课程设置里是必须有管弦乐课的，尽管我从未听过管弦乐，但还是被带到了学校礼堂，独自坐在那里听同学们演奏小提琴、中提琴、大提琴和贝斯。老师让我选一个乐器，于是我选择了大提琴，因为我觉得它的尺寸似乎适合我的身材。然而很快，我就为自己的选择后悔了——因为每天回家还要练琴。于是大提琴成了我放学路上的"伙伴"，我拖着它每天要走大约1英里的路程。更困扰我的是，总有一个读四年级的坏孩子在放学路上堵我，而带着大提琴使我步履缓慢，这给了他欺负我的机会。每天放学后，他都会等我拐过街角，然后从墙角跳过来打我。

在进入"天才班"之前，每次遇到这种情况，我总能成功躲过，因为我警惕性很高且动作敏捷。我可以躲到停着的汽车下面或者他够不到我的地方，然后等他放弃（他通常过半小时就感到疲倦了，然后转而找别人的麻烦）。现在，带着那把"该死"的大提琴让我唯一的应对策略变得不再管用。

我经常"忘记"参加练习。学校为激励我做出了很大的努力，甚至派了一位大提琴老师来我家进行额外辅导（当时我就想如果有老师能来给我上格斗课就好了）。后来因为我总是旷课，老师经常找不到我，所以放弃再教我大提琴了。可以说，学大提琴带给我的是创伤而非胜任感。后来，我们全家搬到了新的城市，我进入了另一所学校，这让我欣喜若狂，因为我终于摆脱大提琴这个"祸害"了。

引导式参与的教学方法

导师依赖于三种主要工具：框架、脚手架和聚光灯。这些工具同等重要，在现实生活中导师会同时使用这些工具（通常是无意识地）。我先简要介绍一下它们，并在后面的章节中进一步阐述。

框架

艾伦·福格尔在他的开创性著作《发展基于关系》(*Developing Through Relationships*)一书中介绍了框架的概念，"……就互动范围达成一致：包括位置、背景、重要或不相关的行为以及主题。"福格尔认为，脚手架为如何逐步将神经整合过程从导师转移到学徒提供了路线图，而框架则帮助我们在社交互动中优化这一转移过程。也就是，框架帮助我们在微观层面上构建这次互动，将次要信息"框"在外围，以确保学徒的大部分注意力集中在我们希望他们关注的神经整合过程上。

日常生活的活动构成了引导式学习的"画布"。然而，完成活动流程和完美实现活动目标不是重点。引导者只是在这块日常生活的"画布"上演示动态处理的思路。在这一大块"画布"上，引导者必须精心设计框架，让学徒能够清晰地跟随引导的指向。框架帮助学徒区分关键元素和外围元素。它们还最大限度地减少了活动中干扰因素的影响。

> 导师不必对学徒就框架包含的元素一一进行说明，只要框架有用即可。

为什么我们要给画作装框?

福格尔博士要求我们思考艺术家为什么要给他们的画作装框。他提出了一个重要观点，即艺术创作与任何其他形式的交流（包括引导式参与）没有什么不同。框架虽然华丽，但主要充当边界，将艺术品与周围环境分开。框架引导我们的注意力，帮助我们将注意力集中在框架内部而不是框架外部。框架明确了我们注意力应该到达的界限。这就像书籍要有章节和封面，交响乐要有开场乐章和尾声。

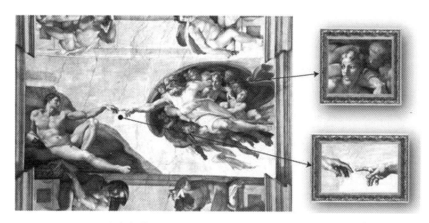

框架提供了边界，将我们的注意力引向重点信息

添加或修改结构元素

　　框架的一个重要部分是在学徒尚不胜任的方面添加或修改结构元素（如添加辅助轮或视觉流程图）。当我的技巧老师马特（他还会在后面脚手架的部分再次出现）第一次教我空中抛球时，他让我先面对墙壁练习将球抛向空中。因为他知道一开始我肯定会投出很多错误的球，而我如果向空地投掷，就会一直忙着捡球，所以通过修改结构元素（改为面对墙壁投球），让错误的球弹到墙上并落到附近，他最大限度地减少了我可能花在捡球上的时间和精力，让我可以专注于我的主要目标——学习同时将两个球保持在空中。

　　我们是否引入结构元素以及选择使用哪些结构元素取决于我们的目标。例如，如果在骑自行车的活动中，我们的目标是让孩子能够与伙伴协调动作一起骑车，而孩子还不能熟练地保持身体的平衡，我们会修改"骑车"这件事情的结构（增加辅助轮），这样他就不必担心自己的平衡问题了。另外，如果目标是让孩子学会保持平衡，那么同样的辅助轮就会成为障碍。我们会扶住孩子自行车的座椅，每次放开一两秒钟，让他能够安全地独立体验平衡时刻。

我的隔壁邻居和他3岁的儿子每周合作倒垃圾两次。我喜欢看他们缓慢的工作节奏，这对年幼的孩子来说正好。我的邻居和他的妻子巧妙地修改了倒垃圾这个活动的结构元素，以确保父子二人都能胜任，同时保证活动顺利完成。父子俩各有一辆装垃圾袋的红色拖车，尺寸与他们的身高和力气相匹配。母亲会把一些垃圾装在儿子可以举起的小袋子里，剩下的放在父亲的大袋子里，然后将袋子放在拖车可以无障碍到达的车道尽头。

在倒垃圾那天，父子俩会走到并排停放的拖车前，将各自的拖车拉到放垃圾袋的地方。

每个人都将各自的垃圾袋装进拖车上，等对方也装完然后并排把拖车推到路边，卸下里面的垃圾，在路边放好（等待垃圾车来收垃圾）。完成后，他们将空的拖车推到房子后面且并排停放好，等待下一个倒垃圾日的到来。

有意义、真实的活动和角色

　　"学徒们作为真实的合作者，通过与那些更有经验的导师一起，参与真实的活动，学习思考、争论、行动，获得不断的成长。"

——让·拉夫（Jean Lave）[1]

---

[1]　让·拉夫，社会人类学家，斯坦福大学学士，哈佛大学社会人类学博士，加州大学伯克利分校名誉教授。

　　几年前的一天，我和妻子雷切尔开车从休斯敦前往圣路易斯，途中遇到了一场可怕的雷暴，于是我们临时决定在得克萨斯州东北部的一个小镇纳科多奇斯过夜。镇中心有一家可爱的老式酒店，我们的房间在顶楼，可以看到雷电在连绵起伏的草原上不断闪现的美景。第二天早上，当我们拿着行李走向酒店电梯时，遇到了一个男人和他的儿子——男孩看上去不过四五岁的样子。他们在很认真地修补电梯等候区周围磨损的瓷砖。我向雷切尔做了个手势，我们都放慢了脚步，悄悄观察这一场景。当他们开始铺设瓷砖时，他们的互动大多是在沉默中进行的。儿子扮演的是学徒角色，承担了次要责任。他仔细观察父亲，适时地拿来父亲需要的工具。尽管父亲没有直接教儿子如何铺瓷砖，男孩也没有打断他的父亲或问他问题，但这显然是一个很好的引导式参与关系的例子。

　　在他们的共同努力中，父亲给予儿子的角色和责任是真实而有意义的。他耐心地等待儿子找到正确的工具，而不是自己直接去找，尽管那样可能快很多。其间儿子有一次抬起头，注意到我们在等电梯，他什么也没说，但他的笑容告诉我们，他作为一名真正的"伙计"，被父亲委以重任是多么自豪。

　　成功的导师总是确保给予学徒的任务是让学徒可以理解的。学徒在学徒期并不总是愉悦或感到有趣的。例如，当我开始担任建筑学徒时，我的第一份工作是从木板上拔钉子。你可能认为这只是主管为了给我找点事做，但事实并非如此。我身处一个木材严重短缺的国家，很多木板常被反复使用。我的主管让我明白，给我这个任务不是想折磨我，尽管这是一份入门级工作，尽管我的角色很小，也绝对称不上"有趣"，但实际上这是施工过程中不可或缺的一环。学徒完成的工作可以是必须完成的事情，可以是具有挑战性的事情，也可以是有趣的事情，但它必须有意义，能为学徒带来真实的体验。

类似的，在上面的例子中，父亲以润物细无声的方式和儿子合作，让儿子理解自己的责任就是发现正确的工具并递给父亲。父亲的耐心、所处的位置（他向儿子索要工具之后就再也没有转过头去检查他的儿子是否在做事），他的刻意放慢的节奏以及平静的语调，都非常清楚地传递一个信息：如果儿子决定不去做，那么他也不会去替他做。在这个例子中，学徒必须知道即使他是一个协助者，他的角色仍然是不可或缺的；如果他没有完成自己的工作，整个修补瓷砖的任务就不可能完成。

有意义的、真实的活动，会给学徒带来持续的积极的反馈。试想一下，你邀请学徒（你的孩子）和你一起洗衣服。你将活动拆分成一系列步骤。第一步是你们合作将洗衣篮搬进洗衣房，你们需要面对面抓住篮子的两边，将它托起来。（这是一个很好的例子，展示了导师和学徒的物理位置是"面对面"的，而他们也同样肩并肩地共同承担责任）。活动的目的是让学徒体验自己是一个真正的合作者，与你一起朝着洗衣房的目标前进，同时控制自己的动作、身体和注意力。学徒必须保持足够的力量来托住洗衣篮的一端，同时监控你的速度并保证自己的速度与你的速度相匹配。

现在想象一下，你拿出一个空的洗衣篮，并请学徒帮你提着它。第一个问题是学徒会意识到该活动毫无意义，因为洗衣篮里没有任何需要清洗的衣服。第二个问题是你提供的角色不真实，因为你实际上并不需要任何帮助来搬运一个空篮子。所以，即使确实接受了邀请，学徒也不会从任务中体验到动觉反馈①。他用一根手指还是用两只手没有本质区别。他也没有机会通过监控自己的步伐来防止衣服掉下来。从动态思维的角度来看，提一个没有装衣服的篮子比提一个装满衣服

---

① 动觉反馈，心理学名词，指利用动觉信息对动作进行调节的过程。

的篮子麻烦得多。

同理，再举一个不恰当的任务形式的例子——你邀请一个 3 岁的学徒来帮你提装满衣服的篮子。这项任务对学徒来说太困难了，他很可能会失败。即使他能够抓住篮子的一边并托起来，也很可能太费劲以至没有可用的注意力来监控自己的行动是否与你的行动相协调（这才是整个活动的重点）。只有当篮子里装的衣服合适的时候，他才能体验到该活动是真实的。他可以通过托住篮子获得所需的动觉反馈，但又不能装得太满，以至仅仅提起篮子就已经让他筋疲力尽了。

挑战

在引导式参与关系中，我们设计导师和学徒之间互动活动的目的是为学徒提供机会，让学徒学习以一种新的、更整合的方式运用大脑。

活动中分配给学徒的角色，无论多么必要或真实，如果不具有思维挑战性，都不是我们想要的。我的经验法则是，任何可以由机器人来完成的角色都不值得分配给学徒。

让我们回到洗衣服的例子上。假设我们终于到达了洗衣机旁边。现在的任务是将衣物从篮子中取出并放入洗衣机中。我们可以下意识地完成这个操作，抓起一件衣服，递给另一个人去扔进洗衣机里。从实现工具性目标[①]的角度来说，这可能是实现洗衣服目标的一种非常有效的方式，但这并不是我们花时间在一起的原因。如果我们以这种

---

① 工具性目标，孤独症干预专有名词。例如，大人带孩子一起做一个洗衣服的活动，以帮助孩子形成共享式关注，那么洗衣服就是当前活动的工具性目标，共享式关注就是互动性目标。

方式构建活动，那么学徒不会有学习动态思维的机会。

为了有效地构建活动，导师必须加入具有不确定性并合理的框架结构，以确保学徒所承担的角色有责任去解决这些不确定性。一种方法是在（从篮子中）取衣物的人和（往洗衣机里）放衣服的人交换衣物的时刻，加入一定程度的不可预测性。例如，假设学徒处于给予者的角色，而导师处于接收者的角色，每次接收者伸出手去获取衣服时，手可能会位于不同的位置，比如比上次更高（或更低）、更近（或更远）。这需要给予者监控这些变化并调整递出衣服的方向，以确保交接衣服的成功。

脚手架

"在这样的（认知）系统里，导师们如果有一个座右铭，最合适的莫过于：'现在的观察者，就是未来的参与者。'导师们设计活动，提供脚手架来确保孩子的能力不足得到了解决，然后逐步移除脚手架。"

——杰罗姆·布鲁纳[①]

责任的转移

脚手架描述了导师的心理状态和思维过程（例如分析、评估、预测和反思等）以渐进式的、系统的方式向学徒传达。请注意，学徒在

---

① 杰罗姆·布鲁纳，美国教育心理学家、认知心理学家，获得哈佛大学心理学博士学位，1960 年创建哈佛大学认知研究中心，曾任美国心理学会主席。

这一转移过程中发挥着主动积极的作用，因为没有人可以将自己的思维方式和感知方式塞给一个被动的接收者。导师不仅传递能力，而且传递责任。如果我们学到了技能却不知何时能运用，这样的学习就是徒劳的。更徒劳的是向一个没有意识到他必须在日常生活中实际应用该技能的人传授一项技能。想象一下，你是一名马戏团的走钢丝高手，正在培养搭档进行双人平衡表演。因为你的学徒从来没有上过钢丝，所以当他第一次上去时，你会在钢丝下方几英尺处提供一个坚固的安全网。你也可以让他从距离地面几英尺的低空钢丝开始练习。事实上，你可能会要求他故意从钢丝上掉下来几次，感受到安全网的确可以接住他，帮助他克服恐惧。

你不会做的就是承担所有责任，即使是第一次和学徒走上钢丝，你也不会承担所有保持平衡和安全的责任。尽管你在维持平衡方面将肩负主要的责任，但你的学徒必须明白自己至少承担了维持平衡的一小部分责任。如果你一开始就完全拖着他训练，他就不会从这次经历中学到什么。他需要的是开始从自己的行为中获得反馈，即使这意味着他经常会失败。

找到简单版本

搭建脚手架的一个重要步骤是寻找基本模型（或简称原型）——最简单的、最真实的可拓展形式。有两个重要的原因让我们以最简单的版本开始活动。第一个原因是，越简单的版本越容易学习也越容易体验到成功。第二个原因是，当我们帮助学徒理解原型时，它为新概念或新思路的形成提供了起点。

正如下面的例子所示，原型设计为学徒提供了机会，去了解责任逐步转移的真正含义，去体会它带来的思考和感知方式与之前的方式有何不同。

两个球的杂耍

几年前，我在加拿大举办了一个研讨会，在休息期间，一位名叫马特的观众走到我面前并做了自我介绍。

马特告诉我，他是一名专业杂技演员，很容易理解引导式参与关系的概念和意义，然后他问我是否知道如何玩杂耍中的抛球。我告诉马特，我一直羡慕那些能玩杂耍的人，但我似乎从来没有能同时抛起两个以上的球。他问我是否愿意向他展示我是如何做的，当我同意后，马特便拿出两个柔软的彩色杂耍球递给了我。我一只手拿一个球，先用左手将一个球抛到空中，然后将右手的球传递到左手，在用右手接住空中落下的球的同时，准备抛出左手的球。

马特看着我，眼睛一亮，示意我可以停下来了。他告诉我他清楚问题出在哪里了。事实上，他非常自信，他跟我打赌，如果我完全按照他告诉我的去做，他可以在5分钟内教会我玩杂耍抛接球。我欣然同意做他的学徒，然后我们就开始了。

马特解释说，很多人不明白杂耍抛接球的真实过程是怎样的。他们认为主要是接球，因此他们将动作和关注的重点都放在接住球上，就像我所做的一样。但是，正如马特指出的那样，这是一个错误的原型。真正的原型与接球无关，而是同时抛出两个球并保持它们同时在空中。一旦你掌握了抛出的技巧，你就可以练习接球的部分。最重要的是，我们必须停止担心能不能把球接住。所以我的第一个练习是练习同时向空中抛两个球，而不是去想如何接住它们。

马特凭他的专业素养解构了一个复杂的过程，并提取了将球抛到空中这样一个原始模型作为练习抛接球的起点。这个原型最重要的部分是，它是你可以从抛两个球进步到抛三个甚至更多球的唯一方法。

而如果使用我的错误方法，我永远被限制在抛两个球上。①

正如我之前所说，马特教我抛接球技巧的同时针对我的学习进度提供了框架并进行了调整，要求我在抛球时面向墙壁并距离墙壁一英尺远。这样，当我没接住球时，它们就会撞到墙上然后被反弹回来，这样有利于我接住球。我松了一口气，开始期待这次练习。在很短的时间内，我学会了将两个球抛到空中并控制抛的方向，使球处于能被接住的距离内。在我对这个初始原型掌握之后，马特告诉我，如果我愿意的话，现在可以考虑练习接球的部分了，而在我学习抛球的阶段里，接球真的不重要。正如他的承诺，5分钟内我就学会了杂耍抛接球，而且我已经准备好练习抛接三个球了。

只弹奏一个音符

在我35岁生日时，我的妻子雷切尔给了我一个惊喜——送了我一把大提琴。她甚至邀请了休斯敦交响乐团一位才华横溢的成员詹·乔（Jen Cho）每周来对我进行指导。我的这位老师气质绝佳，是一位来自韩国的年轻人，自小就热爱古典音乐。

在经历了童年时期和大提琴有关的创伤（之前我介绍过的经历）后，这次我决心迎接挑战——每天练习一个小时，以掌握这门乐器的演奏方法。我的目标是能完整地弹奏《巴赫大提琴组曲》。从操作层面来说，这完全是可以实现的，因为我知道如何读五线谱、如何拨动琴弦。于是，我开始了每天的练习，实际上我很快就学会了演奏所有正确的音符，尽管演奏出的声音非常刺耳。

作为一名引导大师，詹耐心地给我上课。我永远不会知道我的琴声是否给他带来了难以忍受的折磨，因为每当我弹奏错误时，他都能

---

① 这与孤独症儿童学习静态对话技能类似。

态度平和、面带微笑。几周后，在我演奏时，他打断了我，说："史蒂夫，我们将以一种新的方式练习。今天我们只弹奏一个音符。我先来演示一下，你的任务只是倾听并专注于听到音符时的感受。只关注你的感受，而不是其他任何东西。"看到我准备好倾听了，詹便开始用他那华丽的大提琴悠然自得地、一遍又一遍地演奏同一个音符。

詹深情地弹奏着一个音符，没有停顿。他缓慢地改变节奏和音量，这样的演奏比我听过的任何音乐都动听。然后他邀请我加入并和他一起弹奏这个音符。他建议我先是拉得轻一些，这样他的大提琴的声音就会完全压倒我的大提琴的声音。渐渐地，他要求我提高音量，使两种声音融合在一起。就在那一刻，我醍醐灌顶，我对自己说："这就是音乐！我们不是要演奏多少音符或者多复杂的作品，而是好好体验当下的这种感觉。"

桥接（责任转移）

"慈爱的母亲教她的孩子自己走路。她没有真正地扶住他，但她向他伸出了双臂。她跟随他的动作，如果他摇摇晃晃，她会迅速弯腰，好像下一秒就会接住他。这样孩子就会知道，他不是一个人在努力……母亲的笑脸像是一种奖励，也是一种鼓励。因此，孩子自己向前走的时候，眼睛盯着母亲的脸，而不是路上的困难。母亲张开的手臂支撑着他，他不断地努力从母亲的怀抱寻求庇护。我们往往会忽略，就在孩子强调需要母亲的同时，他正在证明没有母亲他也能做得到，也能自己前行。"

——索伦·克尔凯郭尔（Soren Kierkegaard）^①

正如上面引用的丹麦哲学家的话所描述的，导师提供的恰好的支持，既减少了学徒进入新领域失败的风险，又不会剥夺学徒自己努力的成功体验。桥接涉及对一个复杂过程进行拆解，将各个部分的责任进行划分，这样导师可以逐步将学徒能够处理的部分转移给他，同时小心翼翼地移除对学徒的支持，让学徒能够逐步做到原本需要支持才能做到的事情。

艾伦·斯鲁夫提供了另一个脚手架的例子，用打乒乓球的比喻来说明这个渐进的过程：

> "首先，教练直接把球打到学生的球拍上，学生只需要紧紧握住球拍。当然球会向各个方向飞去，教练调整击球的角度让球飞起的角度逐步集中。随着时间的推移，教练会要求学生拿着球拍从最小的角度调整开始尝试，逐渐增加难度，让学生承担更多责任。难度增加的过程缓慢却稳定，以确保不会一下子增加得太快，带来令孩子崩溃的失败。脚手架的意义就在于此。当我们观察养育者和婴儿的互动时，一开始，养育者几乎承担所有的互动设计和搭建难度梯度的责任，并维持对婴儿的反应做出相应的反馈，带来婴儿互动能力的不断提升。随着这一过程的进展，参与式的互动越来越成熟，慢慢变成双方都承担互动责任，每个参与者都可以发起、回应并维持互动。"

---

① 索伦·克尔凯郭尔，丹麦神学家、哲学家、诗人、社会批评家及宗教作家，一般被视为现代存在主义哲学的创始人。

美国认知心理学家艾伦·柯林斯（Allan Collins）和他的合著者在其极具影响力的文章《认知学徒》（*Cognitive Apprenticeship*）中，使用交互教学的例子来阐述桥接的含义——一种有效的、经过充分研究的阅读理解教学模型。在交互教学中，教师搭建脚手架，通过帮助学生轮流扮演教师的角色来学习如何提炼问题：

> "教师和学生都默读一段文字，之后扮演教师角色的人根据这段文字提出一个问题，构建一个摘要，并对能想到的问题做出预测或解读。最初，教师示范这个过程，然后将教师的角色交给学生。当学生第一次进行这个过程时，教师会仔细指导他们如何构建好的问题和摘要，并提供提示，对他们的努力给予反馈。通过这种方式，教师为学生提供了脚手架，使他们能够完成一定的任务或任务的一部分。随着学生变得更加熟练，教师的支持就会逐渐淡出，教师将承担起监督者的角色，并偶尔提供提示或反馈。"

桥梁诗歌

在我进入二年级"天才班"的第三周，老师要求每个学生写一首押韵诗。虽然我的语言能力很强，但我在写字方面一直很糟糕，以至于我上二年级了别人还是很难看懂我写的字。尽管如此，我还是按照要求写了一首押韵诗。老师站在每个学生的书桌面前，默读每首诗，我心里有说不出的恐惧和担心。当老师来到我的书桌前时，她的反应出乎我的意料。她让我轻声朗读我的诗，只有她和我能听到。她面带微笑地听我念完，然后告诉我，她觉得我写的诗非常棒。她进一步鼓励我，问我是否愿意与全班同学分享我的诗。我至今还记得当时班里响起的掌声。当我大声朗读时，老师在墙上用清晰的字体写下了我的诗。然后她告诉我，她非常喜欢我的诗，她想把它记录在墙上——为最好的诗歌保留的区域。

显然，我的老师是懂得桥接的含义的。她认识到，如果她要求我在写诗的同时提高我的书写能力，这项任务只会以失败和令我感到沮丧告终。当我向全班同学读完我的诗后，她对我说了一些我至今铭刻于心的话："记住，史蒂文，好的诗歌来自这里（她触摸了下自己的头）和这里（她又触摸了下自己心脏所在的部位）。这（做出写字的动作）是最不重要的部分。"从那一刻起，我就相信自己能成为一名优秀的作家。（后来我很努力地改进我的笔迹，以便别人能看懂。）

聚光照射

任何类型的学习活动的最终目标都是创建、整合或强化学习者大脑中的特定突触连接。这只能通过创建那些支持该连接类型的记忆来实现。

正如你已经了解的那样，静态智能需要离散的联想和程序记忆系统，动态智能则依赖于比静态智能更集成的记忆形式。我将这种神经整合性更强的记忆形式称为个人记忆，尽管在研究文献中它也被称为情景记忆和自传记忆。个人记忆是神经整合过程的核心，其形成和保存依赖于前额皮层、边缘系统和海马结构的协作。

顾名思义，个人记忆与记住事件及其个人意义有关，这是一种基于评估的记忆，其中事件的个人意义比事件本身的细节更重要。个人意义可以是关于"我"或关于"我们"的，它使我们可以从自身的经历中获得经验，并用来预测、准备和计划未来。

聚光照射＝放大个人经历的时刻以创造更高效的个人记忆。

我们不应该做这样的假设：当导师提供了正确的经验，学徒也获得了某种形式的成功，那么这次的经历一定会以我们所期望的方式形成学徒的个人记忆。换句话说，仅仅因为导师本人对某个有意义的事件或活动中的新体验形成了个人记忆，并不能确保学徒也会形成相同的记忆。为了确保导师和学徒从活动中感知和捕捉相似的意义，导师通过聚光照射来增加学徒成功的机会，即围绕活动的关键时刻使用语言或非语言的方式来凸显学徒在这一时刻的体验，尤其是胜任感体验。通过突显关键时刻以及抑制非关键时刻的方式，来创建一个围绕关键时刻的边界，以凸显学徒在关键时刻做出的重要行动或决策和因此而获得的胜任感。

聚光照射由三个主要元素组成：围绕活动的关键挑战时刻创建临时边界，找到方法来对关键行为进行聚焦，并将这些行为贴上具有个人意义的标签。

使用聚光照射并不要求学徒拥有大量的语言。事实上，过多的语言反而会冲淡学徒当下的感受，而使用简短的信号可以触发学徒面临挑战的成功体验。

导师经常使用一系列微妙的非语言动作来做到这一点。其中包括改变语气和音量、放慢速度以强调关键时刻以及通过靠近或远离来引发学徒的关注。导师还可以通过限制沟通的方式来突出重点，比如策略性地使用沉默或停顿可能非常有效。最后，导师通常会在关键时刻营造氛围烘托学徒对任务的胜任体验，并将胜任体验（我做到了）从关键行为（洗了多少衣服，搭了多少积木）以及所产生的实际结果（衣服洗好了，积木搭完了）中升华出来。

舞蹈如何开始?

引导式参与关系就好比两个伙伴之间的双人舞蹈。儿童并非生来就具备充当学徒的能力。所有父母的首要任务是培养孩子成为学徒所需要的能力、责任感和动机。这通常发生在生命的最初 12 ~ 15 个月。

在下一章中,我将探讨父母如何与他们的婴儿一起开发婴儿作为学徒所需的能力。这需要双方的积极参与。例如,父母依靠婴儿为自己提供源源不断的情绪反馈,以帮助自己调整反应并保持活动挑战性和安全性的良好平衡。我们还将研究关键的认知、情感和社会性发展如何支持婴儿发挥个人能动性,从而成为合格的学徒。在出生满一年时,婴儿会将导师作为关键性参照,以提高对物体、人和环境的理解。最后,我们将揭示孩子如何通过父母的引导变得越来越积极,不断地拓展他们的认知和能力的边缘。

思考问题:

- -

❶ 你遇到过前文故事中介绍的汤普森这样的向导吗?想想他(或她)如何影响了你的生活。如果没有他(或她)的指引,你的生活会不一样吗?

❷ 你遇见过故事中的第二个英国人这样的学徒吗?你引导过这样的学徒吗?你们经历这个过程时在哪些方面相似或不同?

❸ 现在回想一下,你有没有重要的个人记忆,影响了当下的决定和长期的自我认知?那些让你记忆深刻的关键时刻是什么?这些记忆与你记住的事实和细节有何不同?

❹ 如果把引导式参与从你对孩子的养育过程中去掉,那么还剩下什么呢?想想父母是否有一些职能是无法由别人取代的?

第七章
引导式参与关系——学徒

"亲子关系形成的头两年非常关键。孩子和照顾者之间经历着成千上万次富有成效的互动时刻，通过这些关键时刻的练习，孩子在引导式参与关系中逐步培养起面对现实生活日益复杂的状况的能力。"

——艾伦·斯鲁夫

父母作为导师的首要也是最重要的工作，是培养孩子成为一名合格的学徒。引导幼儿的心理发展是一个持续的过程，需要不断地监控和调整，目的是保持孩子的最佳状态，使其能够不断进入新的学习。这个过程需要不断地评估、调整和再调整。父母必须在不断加入新信息和变化的情境因素的同时，随时监控和评估孩子的情绪状态以及完成任务或解决问题所需的能力水平。

正如我所强调的，孩子患有孤独症并不是父母的失职，它是由于孩子自身未能有效参与父母的引导过程而产生的。孤独症儿童无法为他们的父母提供足够积极、可靠的反馈，因此父母无法在引导者角色上取得成功。在后面的内容中，我将简要介绍一个只有基本器官感知能力的两个月大的孩子（艾玛），通过父母的引导，如何转变成为一个具有良好心智和认知水平的学徒的。

合格的学徒

我所指的学徒角色不应与中世纪的工匠学徒相混淆。婴儿学徒致力学习在任何环境和任务中有效地运用他们的思想，而不是掌握任何特定的技巧或动作。从很小的时候起，学徒就在自己的成长中充当导师积极的初级合作者。他们努力理解新情况，学会辨识小小世界里的重要变化，并主动承担更多的责任来管理新的情况和变化。他们寻求挑战，不断探索并自主思考和做出决策。

没有一个婴儿生来就是学徒，成为学徒的所有先备技能都必须通过学习来获得。根据迈克尔·托马塞洛等科学家的说法，到 15 个月大时，发育中的婴儿通常就具备学徒该有的基本心理要素。

这些基本心理要素是什么呢？发展心理学家提出了重点研究的三个领域。

第一个领域是婴儿生来愿意追求更高的复杂性，这体现了他们不断深入探索世界的强烈动机。这使得他们会积极尝试发展更具弹性和复杂的探索模式，以便他们自己在逐步复杂的世界中去应用。也就是说，他们在不断探索和拓展已知领域，扩大和深化已知的知识，并将他们的理解扩展到新的环境和领域。到 1 岁结束时，婴儿被认为会积极地从更有经验的导师那里寻求对事物更大的复杂性的了解。

第二个领域是在面临挑战时能够承担协作责任，指婴儿（学徒）通常在探索更高复杂性的过程中承担初级合作者的责任。早在习得语言之前，婴儿经过不断的非语言和情绪分享式的沟通，就已获得了这样的能力。学徒在与导师的互动中，不断习得共同调控的能力并逐步承担共同调控的责任，评估和调整行动以保持与合作伙伴的社交和情感协调状态。

第三个领域是胜任力，指婴儿在导师的支持下，面对探索更高复杂性过程中必然出现的紧张情形和更高强度的刺激时，具备控制和管理情形的心理状态。

正如艾伦·斯鲁夫博士解释的那样，"人类的一个主要适应性优势是善于利用新发现、新事件……人类之所以能够得以生存和适应环境，其面对不确定性时表现出的独特能力发挥着至关重要的作用。"

下面是从学徒角度对这三个方面的进一步描述：

复杂性： 有强烈意愿发起共享式关注，以获得导师的主观参照信息，从而拓展、加深或转变（对于共同关注对象的）个人意义。可以通过参照引导者对共同关注对象的情绪反应来确定关注对象是否安全和有价值。学习整合诸如意图、品质（比如温柔、细心）、场景、上下文等情境因素后再做出决策。

协作责任： 积极互动以实现共同目标（例如角色转换、主动提供帮助）。不断调整以保持角色间的协调行动。实时沟通并采取相应行动以维持和增加参与度。

胜任力： 在可信赖的导师引导下，总结出管理不确定性的"研习"方法。从最初面对挫折时的节制，到使用情绪重组、自我调节和社会参考等策略进行情绪管理。不断提升自信和对引导者的信赖，渴望接受新的挑战。

一个学徒的养成

在下面的内容中，我们将通过一个典型发育的婴儿艾玛的成长，简要回顾她的生命最初两年的学徒之路。根据发育科学家的说法，只要孩子清醒着，这个进程就在发生。

我们只是简单地触及这个复杂的发育过程中的一部分，然而，回顾这个过程很重要，因为正是在人生的头两年的某个时刻，孤独症儿童遇到了可能一生都无法逾越的发育屏障。

10 ~ 16 周：神经系统调谐

艾玛成为学徒的道路始于一个相当早但典型的起点，科学家称之为初级主体间性阶段。这被视为父母和婴儿之间建立有组织的情感关系的开始。从出生后第 3 个月开始，我们可以看到在艾玛身上发生的两个重要的变化。

第一个是她和父母之间开始有大量的互动了，信息通过他们之间的触摸、语言的交流和面部表情来交互。孩子和父母的神经系统在此过程中不断调谐达到匹配状态。父母的面部表情、声音和动作，经由交感神经系统介导，与艾玛大脑中负责感受安全舒适性的神经递质建立关联。这会激发她产生强大的无意识驱动力，以维持接收来自父母的面部和声音信息，我们称之为情感参与。

艾玛平躺着，她的父亲皮特斜倚在她上方，他们凝视着彼此的脸。皮特轻声唱着爱尔兰摇篮曲 *Tura Lura Lura*，而小艾玛"咿咿呀呀"地应和着。她的声音虽然不像父亲的那么流畅，但节奏把握得很好。他们一起唱歌，协调一致。在整个过程中，艾玛都全神贯注地注视着父亲。

艾玛的大脑正在将父亲的表情及发声，以及对她产生的意义之间构建关联。当然，她还没有能力意识到父亲情绪所表达的具体意义，但是她已经体会到父亲的表情结合他的声调，与她自己的情绪状态直接相关的规律了。如果皮特突然变得面无表情，即心理学家所说的冷漠脸（still face）现象，艾玛很快就会显得很苦恼。丹尼尔·斯特恩（Daniel Stern）博士在 3 个月大的婴儿与其母亲之间的声音交流研究中阐述了类似的调谐现象。他发现："母亲与婴儿玩耍时更常见的发声模式不是母亲和婴儿轮流发声，而是同时发声。他们似乎'被推动着'在一起发出声音。"这种逐步趋向的调谐体验造就了一种神经学现象，丹尼尔·西格尔称之为同频共振。这一时刻，父母和孩子的交感神经系统会产生非常相似的神经递质，这似乎是他们之间第一个真正的连接。

10～16 周：异中求同

第二件事，是艾玛能够利用父母传递给她的信息开始理解她周围世界中反复出现的模式规律。从两个月大开始，婴儿似乎开始寻求通过感觉信息出现的连续性来理解他们的世界。虽然他们还没有准备好理解精确的顺序规律，他们的大脑在更核心的层面上，却已经准备好处理反复出现的动作的模式、出现时间和强度。3 个月后，他们可以理解，当通过一种渠道感知了一种模式规律，随着渠道转变和拓展，模式规律也可以随之变化及延展。例如，当父母靠近或远离时，带来空间距离的变化，也带来他们声音强度的变化。

小艾玛现在可以抬起脖子了。皮特斜靠在床上，双手扶着小艾玛让她坐在自己的膝盖上。她专注地看着父亲，没什么表情。他小心翼翼地吸引她的注意："嗨，宝贝。嗨，宝贝。"然后深深地吸了一口气，慢慢地用手捂住脸，玩起了躲猫猫的游戏。

艾玛继续全神贯注地看着皮特，当他露出脸时，她发出很轻的声音，脸上没有任何表情。 皮特将双手放在眼睛两侧，将动作做得更明显，嘴里说着："喵！"，一遍又一遍地重复。最后，面对淡定的小艾玛，皮特嘟囔着："好吧，你不在乎。"

异中求同

这种类型的变化对于教会孩子们体会隐藏在不同表现下的共同核心元素是至关重要的。

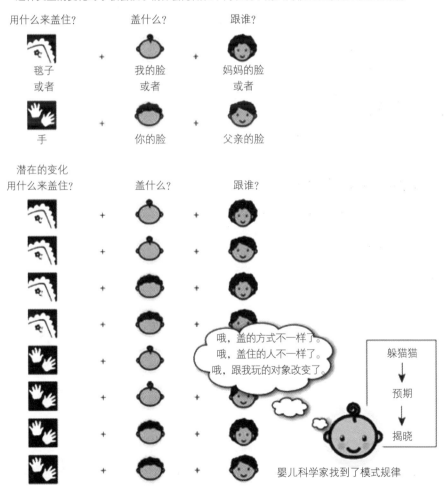

哦，盖的方式不一样了。
哦，盖住的人不一样了。
哦，跟我玩的对象改变了。

躲猫猫
↓
预期
↓
揭晓

婴儿科学家找到了模式规律

他没有意识到，当他遮住自己的眼睛时，艾玛便把目光移开了；当他张开双手并露出自己的脸时，她又将目光转向他。尽管让皮特有误解，但是艾玛还是努力地试图理解父亲向她展示的基本模式和节奏。

小艾玛努力的结果不久就呈现出来了。她开始明白世界其实是由连续性（每次躲猫猫都会出现的相同基本模式）和变化性（每次躲猫猫都不完全一样的具体过程）组成的二元结构。两人都没有意识到，每次玩躲猫猫时，皮特都会自发地带入一些小小的变化。他可能会用不同的语气说"喵"或"躲猫猫"，可能会用手或布遮住她的眼睛。这些微小的变化为艾玛提供了她所需要的信息，明白哪些是玩这个游戏的核心部分，哪些是无关紧要的部分。她已经开始思考这个问题："在事物不断变化的世界里，我要如何感知事物的连续性？"

16 ~ 24 周：相互吸引

艾玛 18 周大时，我们又拜访了她的家。她仰面躺在婴儿床上，皮特伸手遮住她的眼睛。此时他已经不再需要先引起她的注意了，小艾玛已经有很好的灵活性以应对父亲随机的邀请了，并且对参与游戏更有信心了。

皮特迅速将手从艾玛的脸上抬起，然后"啊"了一声，提供了一个完美的触觉、面部表情和声音的整合信息包。接着他再次捂住她的眼睛，而她则兴奋地"咿咿呀呀"。皮特飞快地抬起手，对上艾玛全神贯注的目光，她在用惊喜的表情和兴奋的声音和他呼应。这也为皮特提供了强大的反馈，让他也很开心并激励他继续玩下去。

皮特接下来捂住自己的眼睛，然后飞快地拿开双手，这一次艾玛在整个过程中的大部分时间都在兴奋地应和。她的笑容越来越灿烂，鼓励着她的父亲继续玩下去。对我来说，这个故事最有趣的部分是让我意识到在他们大脑中发生的强大的神经化学反应伴随着父女俩之间精彩的互动，他们的大脑的自我奖励机制生成并分泌了一种类阿片物质——内啡肽。促使这类激素释放的关键不是他们的面部表情，而是他们高度同频的反应时机。真正吸引父女双方的，是他们能够影响彼此，是他们通过这个简单游戏感知到发生在他们之间的那些真正有意义的东西。这种日益增强的同频共振和情感调谐对于加深他们的关系至关重要。

16 ~ 24 周：不同频

婴儿与父母之间的互动，不可避免地会有问题出现。比如皮特把手放在艾玛脸上的时间有点太长了，艾玛不再咿咿呀呀地回应。尽管皮特的手仍然捂着艾玛的脸，但她还是转过头，扭向一边，仿佛要避开这一切。他花了几秒钟才意识到艾玛是感到不舒服了，于是赶紧举起手。艾玛仍然抬起头看他，笑容已经消失了。这是一个很好的例子，呈现了典型发育的婴儿和父母之间经常发生的协调状态中断的状况。

心理学家埃德·特罗尼克（Ed Tronick）研究了这一年龄孩子的亲子互动，发现典型发育的婴儿和父母在一起时，有高达 70% 的时间是不同频的。特罗尼克博士的结论是，我们必须改变我们的理想化的想法——婴儿和父母之间的互动总是完善、和谐的。

对于正常社交更准确的表述，或者说是更基本层面上的评价应该是：频繁地从积极的相互影响、协调的状态转到消极的影响、不协调的状态。接着再回去，往复不断。科学家认为，亲子之间的同频"故障"不仅是不可避免的，而且对于婴儿的发育至关重要。

通过这种"故障"，婴儿很早就进入了现实世界，接着他们会意识到不能指望不付出一点努力事情就会按自己的意愿发展。我们希望婴儿从这些不完美的遭遇中得出三个主要结论：

第一，不要将与父母之间的情绪协调状态视为理所当然。亲子之间的连接状态通常与断开状态是交替进行的。只有通过经历这些短暂的情感脱节，婴儿才能体会到与父母之间协调状态的重要性。亲子互动的中断可能会让婴儿和父母更加努力构建和维持协调状态。

> 体验亲子互动的中断是婴儿学会重视与父母之间连接时刻的唯一途径。

第二，道理需要更多时间来领悟。我们生活在一个动态的世界中，这意味着偏差的出现不可避免，随时的调控不可或缺。几个月后，艾玛将意识到，她可以主动做些什么来减少与父母互动的中断。但即使是现在，她的目光和姿势的转变也表明她正在学习通过暂时回避而不是完全撤退来试图保持连接。有趣的是，眼神回避是婴儿学习调节其唤醒状态的首要方法之一。[1]

第三，我们希望艾玛慢慢学习到，在导师（父母）的帮助下，自己可以有信心去调控情绪、管理不协调的状态并继续互动，而不需要全身撤退。这就是我们所说的情感信任和产生复原力过程的开始。

16 ~ 24 周：异和同

现在我们向前跳几周。躲猫猫游戏不断发展，艾玛现在已经是玩躲猫猫游戏的"老手"了。她完全理解了"隐藏 / 显示"模式。在 20 周大的时候，艾玛已经知道了"异中求同"这一关键动态概念，这使

---

[1] 具有讽刺意味的是，孤独症儿童常常被迫进行目光接触，从而被剥夺了暂时回避令他们感到有压迫感的局面的机会。在这种情况下，他们唯一的选择是被动服从或完全断联。

得她的大脑能够在持续变化中感知连续性。从一些像躲猫猫这样的游戏中，她了解到无论父亲是用布还是用手遮住她的眼睛，是遮住她的脸还是自己的脸，是说"嘘""喵"还是什么都不说，基本模式都没有改变。她的大脑已经能够区分父母创建的简单框架的中心和外围。她的辨别能力已经很强了。5个月后，她所看到的、听到的和所做的事情对她的个人意义已经成为她的主要兴趣。

如果我们从皮特的行为来判断，显然艾玛在训练父亲满足她的需求方面做得很好，但是她现在最感兴趣的已经不再是"隐藏 / 显示"的基本模式，而是皮特引入的那些令人兴奋的变化。皮特手里拿着一块棕色带白色斑点的布，艾玛半靠着坐在婴儿椅上。从她扭动小小身体和挥动手臂的样子，你就可以看出，虽然她还没有很好的运动控制能力，但这不妨碍她非常渴望成为游戏的积极参与者。她注视着父亲一小会儿，然后转过去看看母亲在干什么。她的注意力不再受环境刺激的支配。她正在学习更加有意识地去探索周边的世界。

皮特并没有试图将艾玛的注意力拉回到自己身上。事实上，他似乎是故意等待她移开视线，好制造更大的惊喜。他毫无征兆地把布扔到她脸上，艾玛扭动脖子让脸上的布滑下来，然后微笑着盯着皮特。几乎没有停顿，皮特一边问道："艾玛去哪儿了？"一边又把布扔回她的脸上。他等了两秒，迅速将布移开。之后又重复了一次。她继续对他微笑，并没有因为他快速、不可预测的行动而表现出任何不适。

如果你仔细观察皮特把布放在艾玛脸上的过程，你可能会注意到，每次他把布放在她脸上时，停留的时间都会不同。虽非刻意为之，但实际上他正在教艾玛意识到这些动态变化。我注意到皮特和艾玛连续玩了四次躲猫猫。皮特将布放在艾玛脸上的时间先是1秒，然后是3秒、4秒、5秒。这几乎看起来是故意的。但事实上，这样美妙的互动是由他们之间不断发展的关系推动的。随着艾玛的反应越来越兴奋，皮特慢慢延长了揭开布的时间。然后，皮特开始随意改变艾玛等待的时间。有时他会非常快地揭开布，有时会让布在艾玛脸上多停留一会儿，并没有什么规律性。

令人着迷的是，同样是布在脸上停留5秒，在艾玛18周大时，这似乎给她带来了不适，而现在却让艾玛兴奋不已。她对局面的掌握能力和预见能力在短短几周内显著增强了。当然，她对事情的预见是基于过去的经验并且决定了她的情绪反应。

> 艾玛理解了布在她脸上停留的时间的变化，从而在父亲揭开布的瞬间她感到很有趣和兴奋。

16～24周：共同调控

我站在22周大的艾玛身旁，她被放在皮特面前的育儿袋里。皮特正在白板上用记号笔写下"引导式参与关系：学徒"，我注意到艾玛想伸手去够皮特手里的记号笔。于是我又拿了一支记号笔递给她。她从我手中拿过记号笔，不小心掉到了地上。当然，她的眼睛还无法追视笔落下的轨迹。我把笔捡起来放到艾玛眼睛的高度，以非常缓慢、谨慎的方式将笔靠近她。她从我手里拿过笔，盯着它，丢到地上然后将目光转向我。我慢慢捡起笔重新递给她，接着她又丢掉。我们重复做了三四次。在这个过程中，我们时不时地注视对方，并且都意识到我们正在进行互动。

现在，我不再用手，而是将笔咬在嘴里靠向艾玛。她从我嘴里接过笔。我改变了把记号笔拿给她的角度和高度，她每次都能接过去。很明显，她一直观察我和记号笔，而且每次她把笔掉到地板上时，都会满怀期待地看着我。我和艾玛的互动持续了大约 5 分钟。此时，皮特还在忙着在白板上写着什么，我决定和他聊聊刚刚发生的事情。

当我开始和皮特说话时，艾玛露出了一个灿烂的笑容。这是一个明显是冲着我的微笑。我的猜测是，她想起了我们一起参与的这个互动过程，随着她不断增强的胜任感，她感觉到和我以一种全新的方式产生了关联。艾玛和我参与了艾伦·福格尔所说的共同调控的社交活动，根据对方的行为调整自己当下的行为。福格尔认为，这是社交关系建立的原型。当我从用手拿着记号笔改为将其含在嘴里时，艾玛停了下来，不需要一个预先设计的脚本或流程单，她就很自然地调整了接收笔的角度。

虽然没有像躲猫猫那样特定的"隐藏 / 显示"模式，但我们都处在一个包含以下元素的框架内：我们两个人，一支记号笔，她接，我递，她扔掉，我捡。尽管艾玛还不能觉知自己担任的角色，但我们很成功地维持了这次互动。这里面有持续的变化，但是没有共同目标。最初的笔掉落事故是由 5 个月大的孩子运动能力差造成的，却引发了我们之间互动最初的变化。之后，我故意改变了记号笔的传递方式，过程中艾玛和我也有不同步的时刻。然而，她从来没有因为不同步的出现而感到不安。我们的互动参与很容易就完成了，有的时候她把记号笔掉在地上，我没有接住它；有的时候我把它递出去，艾玛没有立即伸手去拿。自始至终，我们俩设法不断修复互动的中断然后继续进行。整个进程展开得很慢，因为艾玛还无法进行太多调控，她目前的调控还需要我精心的辅助才能实现。

共同调控通常是在一方或双方都非刻意的情况下实现的。

16 ～ 24 周：我们的回忆

在这段短暂的时间里，艾玛和我创造了一种真实的个人记忆：我们之间建立了关系。几周后，当我们再见面时，这种联系仍然存在。上面描述的过程中的每个时刻都给艾玛带来深刻的学习体验，只需要经历一次，这些体验便可以在大脑中完成编码和自然的神经整合，它们包含我们个人行为和我们共同行为的关联元素。艾玛学会了与一个陌生人一起建立一个"我们"的时刻，我们将在未来的相遇中继续构建我们的关系。

24 ～ 36 周：主动的角色

现在让我们再往前跳过几周——对于一个婴儿来说这是相当长的一段时间。艾玛已经 30 周大了，她在皮特双手的支撑下，可以笔直地坐在父亲的腿上，看着面前的父亲。在没有任何暗示或提示的情况下，艾玛看看父亲，再看看母亲，目光流畅地在母亲和父亲之间流转。不仅如此，皮特在开始游戏之前已经不需要引起她的注意了。他直接将一块更大的绿色毯子放在她的头上并等待着。这个简单的变化表明他们的角色已经发生了显著的变化。艾玛现在已经非常明白如何玩这个游戏了，她成为躲猫猫游戏的积极参与者。皮特的工作现在变得更简单了，他只需要将毯子放在艾玛的头上，而艾玛则扮演更有趣、更具挑战性的角色，即揭开毯子的人。

艾玛并没有立即把脸上的毯子扯下来，她用一只手抓住它停了下来。皮特的声音愈加温柔："艾玛在哪里，艾玛在哪里呢？"

艾玛继续等待着，皮特接着说道："我没有看到艾玛哟！"尽管艾玛还不会说话，但明显明白这是对她的暗示，于是她一把扯掉了毯子，看着皮特微笑了起来。父女两人都很兴奋。皮特把毯子再放回艾玛头上，这一次艾玛迅速扯掉毯子露出小脸，看向父亲。如果你观察七周前皮特将手从艾玛眼前拿开的情景，并将其与艾玛现在的表现进行比较，你一定会对她的变化感到惊讶。你可能会更惊讶地想到，皮特压根不是故意地盘算出这些时机，更不曾有意地去教艾玛在某个时间节点要做什么。

艾玛并没有死记硬背地去学习预判时机。她没有复制父亲的做法，而是内化了这个过程，并且更灵活地使用它。7个月后，艾玛已成为一名称职的共同调控者。现在，艾玛承担了在游戏中持续添加变化的职责，使父女二人的互动变得有趣味。与此同时，艾玛沉浸在自己的角色中，以免感觉混乱。最美好的是，这一切交流和共识，都是父女俩无须说明便心有灵犀的。

24～36周：内在动机

艾玛最灿烂的笑容出现在她采取行动展现自己的时刻。在她注意到父母脸上的反应之前，她就开始笑了。这不是因为他们的反应，也不是因为他们所说或所做的任何事情。皮特发出的诸如"躲猫猫"之类的声音并没有增加任何意义，也没有提高她的兴奋度。父亲的声音已经不是给艾玛带来愉快的要素，也不是任何赞美或强化了。艾玛已经可以在自身内在动机的作用下行动了。这种内在动机体现了她自己行动的觉知，以及作为合作者不断增长的胜任感的觉知。躲猫猫这个活动，为艾玛提供了机会，去体验自己逐步成为胜任的合作伙伴的过程。

看了上面的例子，你是否明白了，为什么外部奖励可能会干扰这个重要的学习过程？

24～36周：相似但不相同

这种新的躲猫猫框架持续了一段时间，直到艾玛的母亲建议父女俩试试角色转换。在没有任何提示的情况下，皮特修改了框架元素——将毯子放在自己的脸上然后静静等待。令人难以置信的是，即便在没有指示的情况下，艾玛也立刻明白尽管毯子现在盖在父亲脸上，但她仍然扮演着揭开毯子的人的角色。然而，她也意识到，在这个游戏中发生了一些根本性的变化。我使用"相似但不相同"这个术语来描述婴儿在面临这一类认知挑战时运用辨别能力所发现的现象，尽管大多数事情表面上维持原样，但核心部分（这里指孩子和父亲承担的角色进行了对调）发生了变化。

24～36：相互信任

艾玛的父母创造了新颖的、具有挑战性的情境，艾玛毫不犹豫地跳了进来。这是因为他们之间具备在面对挑战和不确定性时相互信任的历史。正如斯鲁非博士所说，这是父母与婴儿长时间互动的产物，其中孩子和父母都了解到：在照顾者在场的情况下，当游戏中出现一些具有挑战性的变化时，不一定会导致孩子出现负面情绪或手足无措，相反可以产生相当积极的结果。

斯鲁非博士进一步解释说，这是一个相互训练的过程，父母和婴儿学会在越来越紧张时维持自己的"在线"状态：当照顾者和婴儿互动时，紧张感会不断升级到过度紧张的边缘，然后再下降到安全区域，如此反复。日复一日，婴儿调节紧张（和耐受）的能力得到了发展，积极情绪的储备也随之形成。在我们的例子中，皮特用毯子遮住自己的脸耐心等待，艾玛则简单地研究了一下情况。虽然她一开始不太确定该怎么做，但是这样的不确定性完全不会令她感到苦恼或焦虑。

> 亲子之间的信任源自双方成百上千次有效管理亲子互动中不确定性的经验。

24～36周：研究思考

让我们仔细观察艾玛意识到挑战的那一刻。她的目光固定在毯子上一动不动，看起来既警觉又放松。我们正在观察艾玛在面对不确定性时，探索新发现的学习能力。当一个人处于"研究"状态时，会出现特定的生理、神经和行为模式：感知觉灵敏、肌肉放松、心率减慢、血液流向大脑。身体具备了处理环境信息的能力，且不会引发战斗或逃跑的焦虑反应。在大脑功能层面，我们看到了神经整合被激发，前额皮层区域（大脑的执行部分）和边缘系统（情绪处理中心）被激活。

皮特决定多搭建一些脚手架，给艾玛一点示范。他用一只手轻轻拉开脸上的布，艾玛全神贯注地看着，虽然父亲没有做进一步的提示，但她立即意识到这个示范是给她看的。当父亲最终将毯子扯下的

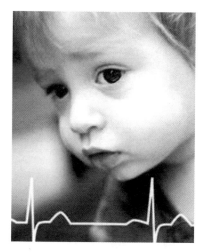

1. 婴儿注意到新物体。
2. 婴儿并不着急靠近，可能会暂时回避，但不会退缩。
3. 婴儿进行观察研究：心率、呼吸频率减慢，关注面前的突发状况，大脑前额皮层（或边缘系统）神经通路被激活。

时候，她挥舞着手臂配合着大笑起来。

当皮特做完这一切，他说："嘿！"，然后将毯子放回自己头上等待。直觉告诉他尽量少这样做，不要代替女儿解决问题。艾玛将身体前倾，调整了一下坐姿，眼睛一直盯着毯子。接着她用两只手抓住毯子下沿，停顿了一下。突然，她露出了灿烂的笑容。起初她似乎在对自己微笑，但很快她就把目光转向了她的母亲。她的微笑表明她已经找到了解决方案，并希望她的母亲能够参加她的"庆典"。通过弄清楚自己要做什么，艾玛甚至在采取任何具体行动之前就已经从自己的洞察过程中获得了强大的精神奖励。她的目光回到父亲身上，小心翼翼地拉开他脸上的毯子，然后微笑着看向自己的父母。

父亲说："你找到我了，让我们再玩一次吧。"接着他又用毯子盖住脸，这次艾玛只等了短短 1 秒就很果断地把毯子扯掉了，表现出一副老练的样子。皮特和艾玛共同创造了一个深刻的共同的个人记忆，包含他们之间互动的挑战性、不确定性，以及最令人激动的发现过程。

12 个月：共享式关注

12 个月大时，艾玛正坐在皮特对面的地板上，面前有几块有趣的拼图。她挑选了一个她特别感兴趣的，笑得很开心。这表明她正在对事物做出自己的初步评价——"这很有趣"。然后她把这块拼图展示给父亲，并专注地看着他的脸。父亲看了下，兴奋地笑着说："噢，尖尖的！"艾玛放下这一块，继续探索其他的拼图。很快另一块拼图引起了她的兴趣，于是她拿起来又展示给父亲并关注着他的反应："噢，一个大大的红色的拼图。"

艾玛正在参与一种新型的沟通方式，这对 1 岁的孩子来说是一个重要的里程碑。她正在参与心理学家所说的共享式关注，这是驱动孩

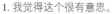
1. 我觉得这个很有意思。

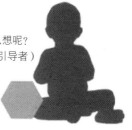
2. 我的引导者对此会怎么想呢？
（将注意力从物品转移到引导者）

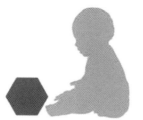

3. 指物并看向引导者，确认
引导者关注到所指的目标。

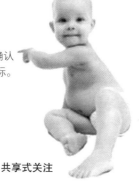
4. 引导者的反应如何？
（参照引导者的想法）

共享式关注

子更广泛、更深入地理解周围世界的重要能力。到第一年结束时，婴儿与父母的沟通开始围绕彼此的反应以及外部刺激展开。

看着父母的脸，指着或展示某个东西，这对婴儿来说并没有什么新奇的，这些都是婴儿很容易习得的行为。有趣的是行动背后的原因。婴儿希望通过了解他人的主观体验来拓展自己的体验，正在借用他人的视角来帮助自己更好地认识这个世界。

这是主动参考的一个重要例子，展示了学习进程中的学徒（孩子）应有的品质。发起共享式关注为学徒开启了理解他人思想、发展自我意识的大门。由此孩子得以体验到自己与他人看法的不同。

在 12 个月大时，艾玛与父母的交流约有 60% 涉及指向、展示以及有意识地使用目光和声音来进行体验的分享。另外 40% 的交流也具备类似的性质，但相对肤浅，主要涉及一些工具式目标，例如指向她想要的东西。随着她年龄的增长，这个比例将明显更多地倾向于经验式分享，而不是倾向于实现工具式目标。

12 个月：持续的共同调控

艾玛 12 个月大时就拥有了心理学家所说的"能动性"。她认为自己是能够通过调控自己的行为来维持与他人的互动的。艾玛已经可以参与许多需要不断开发新能力才能完成的共同调控游戏了。在这些新的框架下，合作双方必须通过不断地调整自己的行为来保持协调。她最喜欢的新游戏之一是"拉呀拉"：艾玛和她的母亲各自拿起一根粗绳子的一端，在她们之间平稳地来回拉动，尽量不要拉得太用力，以免把绳子从对方的手中拉出来。这样的游戏没有什么脚本、计划或者教学过程，游戏的开始和进展都很随机和自然。当她们来回拉着一根绳子时，艾玛用力一拉，绳子从母亲手里拉了出来。接下来母亲没有采取任何行动，而艾玛毫不犹豫地伸出手，让母亲接住绳子的一端。当她们恢复游戏时，很明显艾玛已经调整了她的力量并很小心地控制，以免再次把绳子从母亲手中拉出来。与大多数早期的协作活动一样，"拉呀拉"这个游戏利用了参与者对触觉和视觉的反馈。为了让孩子最容易感受到共同调控的节奏，连续调控通常从触觉层面开始。

15 个月

随着幼儿年龄的增长，他们的学习越来越受到他们对事件的评价的影响。15 个月后，艾玛从她的分享式沟通的经历中学到了更多的东西。现在她的观察和学习更加灵活了。她可以解构她所观察到的内容并用于实践，甚至在需要时进行调整（例如放慢或加快速度）。这与新生儿或小婴儿的直接动作模仿不同。

到生命的第二年中期，幼儿对于观察他人的意图特别感兴趣，并尝试区分意图的目标和实际发生的行为。在一项有趣的实验中，科学家让几个 15 个月大的孩子观看成人实验者将物体仔细地从房间的一侧移动到另一侧。在最初的成功之后，实验者在第二次尝试时摔倒，并表示她的腿受伤了，无法继续。科学家们随后提示孩子应该去做点什么。有趣的是，幼儿只模仿成功搬东西的动作（而不是摔倒），因为他们已经能够分辨实验者的意图并不是摔倒了。

艾玛的母亲正看着身边的一个盒子，这个盒子不在艾玛的视野范围内，而且里面都是艾玛不熟悉的物品。首先，她的母亲从盒子里取出一只橡胶甲虫玩具，她凝视了它 1 秒，露出了厌恶的表情并发出尖叫，然后将玩具放在她旁边的地板上。她拿起一根棍子，敲打甲虫玩具并告诉它："走开！"然后她第二次把手伸进盒子，拿出一个外星人娃娃。这次她的表情是愉悦的，声音也和缓了很多。她轻轻地抚摸着娃娃的头，又把它放在了身边。

几分钟后，艾玛的母亲拿走了盒子，但把甲虫玩具、棍子和外星人娃娃留在离艾玛足够近的地方，以便艾玛可以够到它们。艾玛走向甲虫玩具，拿起棍子，敲了三下，然后用棍子把甲虫玩具翻了过来。这样做时，她露出了厌恶的表情——与她母亲的表现相似，但又不完全相同。接下来她走向外星人娃娃。她的脸色和声音都变得柔和了，对着娃娃轻声细语起来。她拿起那个看起来很奇怪的娃娃，把它抱在怀里抚摸它。

根据彼得·霍布森博士的说法，这个画面说明艾玛在心智发展上又取得了重大的飞跃。他将此称为"识别"。艾玛可以通过观察母亲"温和"的态度和情绪反应来进行学习。正如霍布森博士所说："婴幼儿开始是用自己的方式对事物做出反应，后来通过向他人学习并根据他人的观点对自己的反应做出调整。例如，一开始她发现一个玩具很有吸引力，但她察觉到她的母亲对那个玩具感到厌恶或恐惧。那么，她就意识到母亲的反应说明这个玩具并没有那么吸引人。随之艾玛对这个玩具的看法也发生了改变。"

逐渐地，艾玛也积极尝试形成自己对世界的评价体系。一天，艾玛正在母亲身边蹒跚行走，一个陌生男人和一只小狗向她家房前的人行道上走来，离她越来越近。到只有几英尺远时，他们停了下来，看看她会如何反应。艾玛研究了这个男人以及他的狗大约1分钟后，做出了决定——她向后退去，伸手叫妈妈把她抱起来。在母亲的怀抱里，她盯着那只狗继续进行"研究"。

24个月

艾玛现在已经两岁了，自我意识有了进一步的发展。她有一个装满有趣东西的盒子，里面的东西有她熟悉的，也有她不熟悉的。而那些对她来说新奇、陌生的东西似乎最能够引起她的兴趣。她拿起一个放屁垫①，"这是什么？这是什么？"她兴奋地问，同时把这个东西递给在家里做客的安娜阿姨。然后，艾玛凝视着安娜，观察着她的表情。安娜边说"恶心！"边露出了厌恶的神情。艾玛回应着"哦！"然后和安娜一起别过脸去。安娜又重复了一遍："恶心！"艾玛于是把放屁垫扔在旁边，接着说："走开吧！"之后安娜又做了个手势，似乎想把放屁垫推得更远，但艾玛并没有立马采纳这个意见。值得注意的是，与15个月大时相比，此时的艾玛发生了变化，她认可她更有经验的伙伴的评价，但并不自动接受它们。她也想形成自己的意见。

---

① 放屁垫，一种由天然橡胶原料制成的整人玩具，用嘴吹气后放在沙发或坐垫下面，当人坐上去就会听到类似放屁的声音。

内心冲突

在确认了安娜的评价后，艾玛爬到了放屁垫上。她停下来，低头看着它，一动不动，研究了大约两秒。与 7 个月前相比，她的思考有了新的、更复杂的形式，这源于她内心的冲突。一方面她想通过接受安娜（她最喜欢的成人朋友）的评价来取悦安娜；另一方面她又想进一步探索这个物体并形成自己的观点。

灵活的策略

艾玛决定采取迂回策略。她捡起放屁垫，从安娜身边爬开。她走到房间的角落，开始再次研究这个东西。也许她相信，通过让自己和安娜之间保持足够的距离，就可以避免冲突。安娜再次做了鬼脸并大喊"恶心！"，这挫败了艾玛的策略。艾玛说"走开吧"，然后把放屁垫扔回原来的盒子里，自己又爬回安娜的身边。通过这个行动，艾玛认可了安娜的感受，并让"坏东西"消失了。有趣的是，她同时又想办法将盒子拉得足够近，以便稍后再次研究它。

社会性参照和沟通责任

游戏室里有三堆豆袋。艾玛和安娜暂时离开了游戏室，艾玛的妈妈趁机在一堆豆袋后躲了起来。

很快艾玛和安娜回来了。安娜兴奋地看着其中一堆豆袋说："她在那儿。"艾玛毫不犹豫地顺着安娜的目光朝那堆豆袋走了过去。这事艾玛做起来已经得心应手了，一年多前，她便掌握了这种社会性参照的早期形式，能够在自己不确定时使用伙伴的目光作为参考。

接下来发生的事情才是有趣的部分。当艾玛走向她母亲躲着的豆袋堆时，她短暂地停了下来，回头看着安娜，同时指着她认为母亲藏身的地方。她正在寻求安娜的确认。当她看到安娜点头后，便推开豆袋，伸手去够她的母亲。

成功地找到母亲后，她跑到另一堆豆袋后躲好，然后说道："该我了。"

对艾玛来说，为了确保她的理解正确而与他人进行沟通以获得参照信息已经变得很自然了。这表明她已经成为一个自信、尽责的沟通者。她认识到，她不能假设自己在第一次沟通时就能正确理解伙伴的意思，并且她有责任，采取行动进一步弄清楚到底是什么情况。

即兴协作

艾玛和母亲正在玩她们母女俩发明的"豆袋椅"游戏。艾玛躺在一个棕褐色的豆袋上，她的母亲称之为"面包"。然后，母亲将一个红色豆袋（"西红柿"）和一个绿色豆袋（"生菜"）放在艾玛身上，在这个过程中艾玛一直仔细地观察。母亲接着（拿起一个黄色豆袋）说："这个黄色像香蕉的颜色。"然后慢慢走向艾玛，像是要把黄色的豆袋也放到她身上。艾玛盯着向她不断靠近的豆袋重复着"蕉蕉"。可母亲突然改变了框架，说："我想要轮流，轮到我了！"然后躺了下来。不需要任何进一步的提示，艾玛立即从豆袋上爬起来开始行动。她还无法完全举起豆袋，只能拖着一个绿色的豆袋走到母亲躺着的地方。母亲说："哦，好重啊！"，然后只是等待而没有伸手帮忙。只有当艾玛独立完成她能做的一切后，母亲才帮忙把豆袋举起来放到自己身上。

艾玛说："这是生菜！"并自豪地看着她的作品。然后她冲出去去拿下一个豆袋。她拉过一个红色豆袋，轻声说："重！"母亲附和道："重！"

艾玛继续拖着豆袋走向母亲，突然豆袋滑脱了，艾玛向前迈了一步，立刻反应过来，回头继续拖起豆袋，嘴里说道"西红柿"，可是她没法把这个红色的"西红柿"放到"生菜"上面去。母亲说："我来帮你。"没有任何进一步的沟通，艾玛后退了一步，用手抓着豆袋的另一侧，以便母亲可以帮忙抬着它。

她们已经成为一个团队，合作用力将豆袋固定到位。"西红柿"放好了，艾玛就又出发去拿下一个豆袋了。

假想

几分钟过去了，游戏发生了改变，母女俩开始玩装睡游戏。艾玛现在是睡觉的人，她母亲说："闭上眼睛。"她看到艾玛偷偷眯着眼睛看，于是说道："你的眼睛没有闭上哟。"她们俩都笑了，然后艾玛爬了起来。

个人挑战

不等艾玛完全起身，母亲突然说道："我们去找个粉色的豆袋吧。"这足以让艾玛知道游戏框架再次发生了变化，现在她们是一个协作团队，一起用豆袋堆一座"山"。

艾玛爬起来，和母亲面对面站了几秒。然后艾玛的目光转向粉色豆袋，她一边冲过去，一边说："好吧。"她知道自己需要抓住豆袋的一端，并且预判母亲会抓住另一端，于是她抓着豆袋等待母亲的行动。伴随着夸张的用力声，她们开始一起把豆袋拖过去。正当她们走向目标时，艾玛的目光突然改变，她盯着她们正走向的绿色豆袋，有那么一瞬间，艾玛似乎卡住了。她仿佛在研究什么，显然，这是一种比艾玛在 7 个月时皮特把布放在她的脸上时所表现出的更复杂、更迅速的研究形式。当时我们并不清楚她为什么要研究绿色豆袋，但谜底很快就被揭晓了。那时她们距离绿色豆袋已经足够近，眼看着粉色豆袋就要落在绿色豆袋之上了。刹那间，艾玛松开了粉色豆袋，跳上绿色豆袋，当粉色豆袋落下时正好覆盖她的身体。（如果我以慢动作观看，我应该会对她的时间安排更加赞叹。）

我花了几个月的时间分析这一点，才明白艾玛已经对她面临的挑战有意识了，并承担了应对挑战的责任。艾玛将她和母亲的搬运合作与"三明治游戏"结合了起来。母亲并没有要求她的女儿来填补"三明治"中缺失的"肉饼"，而艾玛独自评估了这一挑战并成功地应对了它。

艾玛决定增加游戏的复杂性确实不足为奇。到了24个月时，对像艾玛这样的典型发育的幼儿来说，有一定挑战性的任务能激发他们的动力。她乐意处理这些问题，因为她拥有大量成功管理不确定性的个人记忆。在这个年纪，艾玛最自信的微笑来自解决了她面对的难题。事实上，面对的困难越大，战胜困难后她的微笑越耀眼。

在下一章中，我们将重新关注孤独症。具体来说，我将尝试解决一个非常重要的问题。患有孤独症的儿童在成为有意识的学徒的路上会发生什么？他们是否能够发展出必要的能力？阻碍他们发展的因素有哪些？如果没有成为合格学徒会有什么影响？

如果你曾花时间与本章中描述的不同年龄段的典型发育婴儿待在一起，你的观察结果是怎样的？与关于艾玛的这些描述有何相似或不同？你如何理解这些不同？

第八章
断　点

　　一个典型发育的 4 个月大婴儿的父母，会感受到孩子有能力提供足够有意义的反馈。这种反馈通常是下意识的，但即便如此，它也能让父母获得足够的信息来做出良好的呼应。在我看来，孤独症代表了这一早期过程的崩溃——在生命最开始的 15 个月的某个时刻，由于孩子无法向引导者提供足够的、有意义的反馈而引发了断点。孤独症研究人员得出了几个支持这一观点的结论。

　　孤独症并不是通过任何特定行为问题的存在来诊断的。问题不是孩子做了什么具体的事情，而是孩子某些方面的缺失。孤独症最可靠的诊断是儿童无法在特定的社会交往领域发挥应有的作用。

　　科学家认为，先天缺陷会导致婴儿未能发展出必要的社交情感基础。这似乎是许多潜在的神经和身体脆弱性的直接结果，这些脆弱性虽然在出生时就存在，但可能要到出生后头两年的某个时间才会表现出来。研究人员还认为，孤独症没有单一的病因。即使两个婴儿表现出相似的缺陷，并且这些缺陷发生在同一特定时间点，也不意味着它们是由相同的问题引起的。许多疾病是由多种因素引起的。例如，肝癌可能是由许多不同的遗传和环境因素引起的。事实上，可能有数百种病因组合导致了单一形式的疾病的发生。

孤独症就是我们所说的"阈值障碍"，源于这样一个事实——一个人可能与确诊为孤独症的人有许多共同的病因特征，但如果这些因素组合起来不够严重，没有达到阈值水平，那么这个人可能永远不会成为真正意义上的孤独症（尽管他们可能表现出一些孤独症的特征）。这就像是休眠多年的癌细胞，如果没有突然开始大量增殖达到阈值水平就不会引起癌症。

孤独症并不是由任何环境事件造成的，也不是父母任何行为或失能的结果。父母的能力再强，也无法弥补孩子与生俱来的脆弱性。根据我的经验，绝大多数有孤独症儿童的家庭都有着很有能力的父母、最能提供支持的祖父母和最有爱心的兄弟姐妹。只是，当我们第一次接触他们时，往往会发现他们在引导孤独症儿童方面的知识通常都是欠缺的。

1岁生日

科学家认为，大多数最终被诊断患有孤独症的婴儿在其1岁时便已经表现出明显的功能障碍了。1994年，华盛顿大学研究孤独症早期识别指标的朱迪思·奥斯特林（Judith Osterling）博士和杰拉尔丁·道森博士将后来被诊断患有孤独症的儿童的1周岁生日派对视频与一组典型发育的婴儿的视频进行了比较。通过使用与眼神接触、展示、指向和应名反应有关的观察评级公式，评级人员能够正确识别出91%的孤独症儿童。

如果你参加过孩子的第一个生日派对，你就会知道这绝对不是观察学徒（指孩子）成长的最佳环境。派对上通常存在着大量的噪声和过度刺激。父母们东奔西跑，试图处理混乱的局面，很少有时间与孩子进行有意义的互动。不幸的是，这些通常是父母会进行录像的场景类型。他们很少拍摄孩子安静玩耍及与家人互动的时刻，尽管那些时刻反而是他们在一起的大部分时间。因此，从有限的视频数据中预测孤独症儿童发展的能力是令人敬佩的。我相信，如果再参照典型发育孩子（如艾玛）成长的视频片段，预测率会更高。

共享式关注的意义

道森博士和她的同事曾发表一项研究成果，表明孤独症的最强单一预测因素是婴儿是否通过交流来获得共享式关注，这种交流形式在婴儿 12 个月大时至少会以基本形式出现。[①] 他们的数据支持了彼得·莫迪和托尼·查尔曼等许多其他研究人员的观点，他们在过去 20 年中发表了数十篇论文，证明了共享式关注在预测孤独症方面的价值。总体而言，我们有充分理由将共享式关注作为孤独症后期诊断的关键指标，尤其是为了扩展对世界的理解而发起的主动式共享式关注。

> 莫迪博士及其同事发表了令人信服的研究报告，表明通过指向来发起共享式关注的意愿是孤独症幼儿未来语言发展的最佳单一预测因素。而工具性指向并不能预测幼儿未来的语言发展情况。

---

① 大约 15 个月后，共享式关注的指向才会发展到相对稳定的状态。

共享式关注的定义

共享式关注（或称共同关注）是一个动态的过程，孩子借此拓展对环境中有趣或重要事物的初步主观评价。从定义上我们就可以明白，它不是一种随机行为或静态智能。通过这种交流，孩子将对引导者的注意转移到对刺激源的注意上，以加深和拓宽自己的理解。

共享式关注的名称有时候会造成歧义，从字面上看，人们可能会得出这样的结论：共享式关注就是双方凝视、倾听、品尝、闻或触摸同一事物。如果以这个定义来理解，那么每次观察到孩子和伙伴关注同一个事物时，似乎就可以作为一次成功的共同关注了。

而真正成功的共享式关注——也就是孤独症孩子真正缺失的——是孩子在获得伙伴的共同关注点后，当伙伴对刺激源做出主观评价后所发生的事情。孩子必须能够根据伙伴对共同关注点的评估产生其对于自己的主观意义。有趣的是，它们可能匹配也可能不匹配，也可能会对孩子最初的感知和反应形成补充。管理这个复杂的过程，需要神经整合的重大而复杂的飞跃。

我相信共享式关注是一个"指标"，代表了孩子在 10 ~ 15 个月大的时候掌握的几个关键的动态能智，包括社会参照能力、灵活的观察学习能力、流畅的社会协作能力、不确定性和模糊性的识别和情绪调节能力。少数关于社会参照、识别和观察学习的研究得出了相同的结论，而社会协作和不确定性的情绪调节尚未得到充分研究。

这些都需要相对较高程度的神经整合，尤其依赖"执行中枢"前额皮层和"情感中枢"边缘系统区域之间神经网络的发展，这种程度的神经整合在孩子 10 个月大之前是观察不到的，因为如此精密的、复杂的神经处理系统不是一步到位形成的。一岁孩子新表现出的能力是出生后头几个月神经系统发育的产物，当孩子遇到并成功利用数百个促进这种动态成长的机会时，大脑逐渐朝这个方向发展，就会发生这种"量变到质变"的情况。因此，孤独症研究人员认识到，虽然共享式关注是一个有用的指标，但我们不应该假设所有后来被诊断为孤独症的孩子都是直到1岁结束才出现异常。其实早在3个月大时就可以观察到他们的发育异常了。另外，1岁多的孤独症孩子可能拥有足够的神经处理系统，在父母的帮助下能掌握几个基础领域的技能，但是由于神经整合的不足，而无法发展出1岁多学徒该有的能力。

菲利普的故事

菲利普和他的母亲肯德拉是第一次一起来我诊所的活动室—— 一个不大的房间。房间的一个角落里有一堆豆袋。地板上放着几个玩具。

肯德拉跪坐在豆袋旁边。快四岁的菲利普用一种生涩但真诚的方式拥抱了一下他的母亲，然后迅速地跑开了。他的动作有些混乱，看起来完全没有目的性，似乎只是为了移动而移动。肯德拉仍然跪着，挪向她的儿子，同时以一种疯狂、焦虑的语气说道："你看看这是什么？嘿！看看这个，来看看这个！"

菲利普并不理会她，肯德拉拿起一个小飞盘，菲利普则双手紧紧捂住耳朵，懵懂地朝她的方向望去。她把飞盘扔出去，嘴里发出"嗖"的声音，然后对他说："去拿啊！"可是菲利普没有采取任何行动，于是母亲靠得更近并且说道："去拿啊，去捡起来拿给妈妈。"菲利普并没有照做，而是低头看了一眼，从地上捡起了两个小软球。他一手拿着一个小球，注意力完全放在球上，像一个催眠师一样将小球不停地上下晃动。肯德拉并没有坚持自己的要求，而是试图加入他的游戏，说道："想玩球吗？"

　　菲利普迅速从他母亲身边走开，手里还拿着球。他走到墙边时，又转身往回走。当他靠近母亲时，母亲伸出手，迅速说道："你能把球给我吗？"菲利普没有回应，而是再次向相反的方向逃去，这次速度更快、动作更跳跃。一旦他到达墙边，就又很快返回。肯德拉再次试图引起他的注意，她拿起飞盘，说道："看这个，菲利普，飞盘哟！"菲利普把目光从她身上移开，而她继续试图与他互动，喊着他的小名："菲利，菲利！"

　　菲利普手中的一个球掉了，他弯腰捡了起来。肯德拉则继续她的尝试，在扔出飞盘之前大声、愉快地数"1、2、3"。他仍把注意力放在球上，但附和着重复了一声"3"，却仍然没有抬头或回应母亲，也没有注意到飞盘，而是再次走向房间的另一端。肯德拉伸出双手并且问道："飞盘去哪儿了？"菲利普继续无视她，只是在房间里跳来跳去。

　　当肯德拉再一次扔飞盘时，意外地引起了菲利普的注意。菲利普停下来看了大约1秒，就又回到原来的路线——拿着两个球，在房间里绕圈。这次，肯德拉从菲利普手中接过球。他没有抗议，也似乎并不特别关心自己在做什么。他已经距离飞盘很近了，肯德拉牵住他走向飞盘。他没有任何的反抗，跟随妈妈走到房间的另一边，拿起飞盘。肯德拉一边说"扔出去，把它扔出去"，一边模仿扔飞盘的动作。菲利普转向她，把飞盘递给她，然后转身走开。肯德拉试图握住菲利普的手教他如何扔飞盘，但他只是胡乱地挥舞着手臂。当肯德拉松开儿子的手时，他又开始了他之前重复的动作——拿起球，走向房间的另一端，然后返回。肯德拉拿起一个新玩具尝试再次向菲利普发出邀请。这次，菲利普走回她身边，给了她一个拥抱，然后一头扎进了豆袋堆里。

布莱恩的故事

今天是复活节。18 个月大的布莱恩收到了一篮子复活节彩蛋和糖果，其中有几个兔子形状的黄色糖果。他坐在自家房子前面的车道上，对面是比他大 3 岁的姐姐莎拉。旁边坐着他的父母汤姆和杰基儿。布莱恩将目光集中在他手里的两个复活节彩蛋上。

杰基儿的语调轻快，逗着布莱恩说道："小布莱恩拿着他的复活节彩蛋，里面装满了糖果，他不知道这是什么。"布莱恩上下摇晃着两个彩蛋，她继续说道："布莱恩，你手上有什么东西吗？"布莱恩对她视而不见，松开手，彩蛋掉在了地上。杰基儿紧接着跟上："哦，它们跑了。"这时，莎拉重复她母亲的说法："它们跑了！"杰基儿回应她说："宝贝，你和小弟弟一起玩真是太好了。"然后提高音调向布莱恩喊道："布莱恩，哦，看看你！你有这么多宝藏！"莎拉再次重复她母亲的说法："这么多宝藏！"布莱恩还是没有回应。

杰基儿又尝试了一次，"布莱恩！"这次她加上了"咯嘀咯嘀"的声音试图吸引布莱恩的注意，"看啊，咯嘀咯嘀！布莱恩，看啊，看看妈妈！"她继续提高音量："布莱恩，看看妈妈！"她尝试发出一系列颤音，而布莱恩仍然对母亲毫无回应的意思。

莎拉说："布莱恩，看看父亲妈妈和莎拉为你做了什么。"莎拉拿出兔子形状的软糖。布莱恩放下复活节彩蛋，从姐姐手中接过糖果，看都没看她一眼。莎拉继续说道："看看复活节兔子给你带了什么，可爱吧？"布莱恩咬了一口，然后把糖果放在地上，仍然无视他的姐姐。杰基儿笑着说："他咬了一口！嗯，布莱恩，亲爱的，看看你的篮子里有什么？你也有小兔子吗？"

在半个多小时的时间里，布莱恩没有看过他的家人一眼，也没有表现出任何情绪。他没有主动发起沟通，也不回应家人的沟通邀请。

现在让我们快进到布莱恩两岁生日当天的早晨。他拿着最喜欢的红色玩具汽车趴在厨房地板上，他已经把玩具汽车来回推了1个多小时了，还没有表现出疲倦的迹象。他一边慢慢地来回推动玩具汽车，一边看着滚动的轮子。即使杰基儿大喊"布莱恩，生日快乐"来引起他的注意，也无济于事。

最后一个场景是圣诞节那天的早晨，布莱恩已经26个月大了。一家人围坐在圣诞树旁拆礼物。布莱恩拿起一个包装好的礼物，盯着它看了大约5秒后，轻轻地将它放在地上，慢慢转过身，走向他最喜欢的玩具汽车。他开始带着它在房间里慢慢转圈，并发出让人难以理解的声音。他缓慢地转着圈，同时发出"啊啊，啵咦咳，呃……"的声音。

菲利普和布莱恩

菲利普对注意力的皮层控制（如果有的话）是有限的。他的注意力似乎很随意（容易被感官刺激带走），没有能力去进行主动的有意识的调节。他缺乏追求复杂性的动力（只沉迷于不断的重复），甚至还无法感知周围环境中真正有意义的信息。我们观察不到任何迹象表明他正在对他的环境中最有趣和最有意义的事物进行自己的思考。

在某些方面，布莱恩的受损程度比菲利普要轻一些，因为他的行为相对有条理。布莱恩不会以混乱的方式处理周围的事物。他屏蔽掉了几乎所有交流性的信息刺激，只专注于他自己感兴趣的有限的事物上。

布莱恩似乎会选择他想要与之互动的特定事物，并且不像菲利普那样容易受到自身的冲动或环境的影响。

对布莱恩来说最有意义的事情，就是只在他感兴趣的少数领域里不断重复做某件事。布莱恩和菲利普一样，无法在所感知的简单模式中过滤外围信息而凸显中心信息。但是，（与菲利普不同的是）布莱恩的大脑并没有以随机、混乱的方式做出反应，而是只依赖固定关联。这就是为什么特定对象特定组合显得不可分割。布莱恩会花几个小时摆弄他的玩具汽车，但他无法将玩具汽车本身与他所学会的玩玩具汽车的行动分开。

两个男孩的脾气都不错。他们通常不具有破坏性、攻击性或对抗性，但也都缺乏我们在 4 个月大的艾玛身上很轻松便观察到的一级主体间性[①]。两个孩子都忽略了导师（父母）提供的声音和面部信息，情感的连接或中断对他们来说都没有意义。事实上，他们没有意识到自己与他人在情感上是否有连接，也没为建立或维持这种连接承担任何责任。

两个男孩都没有了解到世界充满了连续性和变化性。他们似乎无法感知潜在的连续模式并过滤掉外围信息。布莱恩专注于重复特定的动作，而菲利普则因为知觉太混乱而失能。

与 5 个月大的艾玛相比，布莱恩和菲利普都没有承担共同调控或共同参与的责任。两个男孩都不会寻求父母的看法和视角，也无法通过共享式关注来扩大他们对世界的理解。面对不确定性时，布莱恩和菲利普没有能力意识到连续中出现的变化，更无法利用父母或其他重要的成年人作为参照来支持自己应对事物的不确定性。

菲利普和布莱恩都有典型发育的姐妹。当我观察肯德拉和她的

---

① 主体间性，即人对他人意图的推测与判定。主体间性有不同的级别，一级主体间性即人对另一个人意图的判断与推测。二级主体间性即人对另一人关于其他人意图的判断与推测的认知的认识。

女儿时，我见证了（和她与菲利普在一起时）惊人的不同。女儿和妈妈的关系就像艾玛和父母或任何其他典型发育的孩子与他们的父母一样。我可以轻松地将菲利普妹妹的视频替换为艾玛的视频，并基本上讲述相同的发展故事，布莱恩的姐姐莎拉与她母亲的互动也同样如此。

保利的故事

和菲利普一样，我们最初见到保利是在他第一次来我们诊所的时候。那时保利 3 岁了，是一个高功能孤独症儿童。他可以自己做很多事情，能掌握很多的词汇。我们正在测试他对周围环境不确定时进行社会性参考的能力。由于我们还不知道保利的能力水平，因此我们使用了最简单的、15 个月大的艾玛可以轻松完成的一个评估版本。

我们在活动室里放了两堆豆袋。评估员南希正在准备豆袋。保利和他的母亲芭芭拉坐在地板上。保利抓住母亲的头发，在母亲身边来回摇晃着身体。

芭芭拉告诉我们，如果允许的话，保利就会一直抓着她的卷发。南希问："你叫什么名字？"他回答说："保利！"语气欢快。显然，只要紧紧抓住芭芭拉，他就会感到非常安全。

芭芭拉试图让他自己站好，但他仍然靠在她身上。他看向南希，情绪高昂地问道："我叫什么名字？"南希没有回答。他用更大的声音重复一遍："我叫什么名字？"这样问了四次之后，南希回答道："是保利吗？"他说："是的。"

南希走到保利身边，握住他的手说："嘿，保利，过来。"虽然停止了微笑和跳跃，保利还是允许南希把自己从母亲身边带走。他和南希一起向门口走了几步。当他这样做时，芭芭拉躲进一堆豆袋的后面。这两堆豆袋距离保利站立的地方大约六英尺，他们给芭芭拉大约5秒的时间来隐藏，而南希则用夸张的语气从1数到了10。"10！"南希喊道，同时放开保利，目光盯着芭芭拉躲着的豆袋，说道，"她在那儿！"保利没有回头看南希，而是猛地朝着正确的方向出发，脸上带着兴奋的表情。他向前跑了大约两英尺，停了下来，显出犹豫不决的神情。他转向南希，南希正盯着他母亲藏身的豆袋，语气轻快地说道："妈妈在哪里？"他显然不是用南希的目光作为参考点（去寻找母亲），而是自己回答了这个问题："妈妈正在找医生。"这正是他父亲早些时候在候诊室里告诉他的话，当时芭芭拉沿着走廊去找保利的评估师（保利认为评估师就是医生）。南希继续看着芭芭拉躲藏的地方，问道："妈妈在哪里？"

保利的情绪状态突然从兴奋转变为痛苦，他重复道："妈妈正在找医生。"他没有对任何人说话，声音颤抖。南希走向保利，说道："我们去找她吧。"

保利几乎要哭了，重复道："找到妈妈！"南希首先把保利带到另一边的豆袋堆放处，并揭开豆袋以表明芭芭拉不在那里。然后她迅速向他展示了芭芭拉藏身的地方，这次，芭芭拉出现了。保利跑过去抓住母亲，和她拥抱在一起。

保利是一个迷人的笑容甜美的小男孩。他以积极的方式启动了与他人的情感交流，他想与母亲保持情感连接。然而，保利和他的母亲还没有发展出引导式参与关系，双方都还停留在安全的舒适区里，缺乏面对认知和情感挑战的信心。

保利没有识别变化和成功克服挑战的经验，他对自己或周围的成年人几乎没有信心，无法在充满挑战的情况下保持安全感，从而激发学习和成长的最佳潜力。即使是很小的不确定性，也会让保利感到非常苦恼。他很容易恐慌，遇到挑战会直接进入战斗（或逃跑）状态。

虽然保利确实看向了南希，但他不知道他可以参照她的目光来展开行动。因此，当他感到不确定的时候，就没有能力去学习，更无法安慰自己。相反，他的反应空洞刻板，与当前的感受和个人意义脱节。

当我们把他带到他母亲身边时，保利似乎很快就恢复了平静。他紧紧抓住母亲，脸上露出灿烂的笑容。在我们的后续评估中，保利能够完成其他活动。但他从这次经历中学到了什么呢？我们相信，每次保利有这样的经历时，都会对自己的挫败和能力不足产生强烈的、不可磨灭的记忆。我们担心他之前已经有数百次类似的经历了。

破坏

菲利普、布莱恩和保利与他们的父母建立的引导系统已经不再按其预期发挥作用。失去了必要的反馈和参与，父母就不能发挥引导作用。而面对他们的典型发育的孩子，哪怕典型发育的孩子做出与孤独症孩子一样的行为，情况也不会如此。例如，在上面的小插曲中，和菲利普之间的沟通越失败，肯德拉就越步步紧逼。当她未能引起菲利普的注意时，她无意中又加入了更多的复杂性。随着父母越来越绝望，孩子发现和理解世界的机会就越来越少，也越来越对自己失去信心，不相信自己能够具备能力去应对成长中出现的不确定性。

对孤独症孩子和他的家庭来说，结果就是普遍回避任何能帮助拓展能力和促进成长的事物。我们从布莱恩的例子中看到了孩子追求连续性和不变性的异常倾向给家庭带来的明显结果——儿童和照顾者都喜欢寻求相同和重复的事情，而不喜欢发现新事物、对事物进行整合和拓展。"不要惹是生非"成为家庭赖以生存的座右铭。父母无法发挥引导作用，最终被卷入无力的深渊。当做事缺乏胜任感时，我们在这个世界上的生存就会变得很艰难。挑战变成了威胁，挫折被视为无法挽回的灾难。

这些父母会告诉你，他们知道孩子的孤独症并不是他们造成的。然而，在最初的会谈中，几乎所有的父母都会承认他们经常感觉自己很失败。肯德拉告诉我，她觉得自己所做的一切都是错误的。如果她放任菲利普自行其是，他大概率会完全忽视她并沉浸在自己的行为里。即便在她努力尝试与菲利普沟通时，他同样也会无视她。她必须非常努力才能引起并保持他的注意力几秒。那么，她还能怎么做呢？

杰基儿告诉我，她必须非常小心，尽力不去改变布莱恩的日常生活。如果她试图移走他的玩具汽车，她确信他会在接下来的几小时里一直发脾气。

根据以往的模式，对于像菲利普、布莱恩和保利这样的孤独症儿童，似乎只有一条途径仍然开放——过度依赖静态智能的学习形式，例如积累死记硬背的信息、脚本和程序，以及让这些孩子停留在舒适区内。

自我意识的发展基于体验的积累，而孤独症人士自我意识的发展会更多地围绕自己的静态智能的发挥所获得的体验的积累。随着年龄的增长，他们想要回避世界上更多的动态元素。所以，我们看到很多患有孤独症的年轻人，他们智商很高、学业有成，但无法应对现实世界，无法找到或保住工作，无法独立生活，离开了家人他们就会过得与世隔绝。

起点

虽然这些故事可能读来令人沮丧，但对我来说它们代表了一个重要的起点。我们应该避免陷入这样的陷阱——根据孩子当前的能力水平去预测他未来的发展。不能因为我们最初的观察，就断定菲利普、布莱恩或保利不能发展身为学徒所需的能力。相反，我相信他们和其他孩子一样，有成为学徒的潜力。我首先假设他们的潜力被日常生活中的压力和困惑所掩盖了。

根据我的经验或研究，没有任何理由足以让我放弃为这些家庭提供建立引导式参与关系的方法。回顾过去，我确信我是对的。

这三个孩子以及其他数百个孩子中的每一个都已成长为出色的学徒，你将有机会在后面的章节中跟踪他们的发展。

你看过一些孤独症孩子早期的视频吗？如果你的家庭中有孤独症儿童，你的观察结果与研究人员的观察结果是否一致？

你的孩子在 12 个月大时，是否表现出了共享式关注？请将你的视频与大约相同年龄、相似环境中生活的典型发育的儿童进行比较。你注意到了什么样的差异？

第二部分

RDI 方法介绍

第九章
我们首先要了解什么？

RDI 的干预是以"修复"为核心。修复意味着这个过程就像一场马拉松，而不是百米冲刺；修复意味着利用系统性过程来纠正孤独症儿童的发展缺陷，使缺陷不再成为他们发挥个人潜力和提高生活质量的障碍。修复发展缺陷给了孤独症儿童第二次机会，去克服那些本来会导致他们终生被边缘化的发展障碍。当我们进行修复时，我们会有意识地关注最弱项的能力。[①] 在神经层面上，孤独症的修复意味着重点发展大脑的整合和神经系统的协作能力。

我发现，针对孤独症人群的康复措施往往与针对典型发育孩子的教育方式背道而驰。大多数方法都是基于加强个人已有的能力并绕过薄弱项，而不是解决薄弱项。我决定首先假设孤独症人士的薄弱项可以被修复。我的这一观点是基于认知干预的方法已成功改变了患有阅读障碍、强迫症和抑郁症的人的大脑神经通路的事实，并且没有研究表明孤独症人士的大脑比这些群体的大脑缺乏可塑性。

---

① 例如，如果一个孩子的一只眼患有弱视，在治疗时医生会故意遮盖另一只眼，迫使弱视眼更加努力地工作，从而强化弱视眼的功能。

什么时候开始才算晚？

大龄孤独症儿童、青少年和成人的父母经常会担心神经发育可能存在某个关键期，而他们的孩子可能已经年龄太大错过了关键期。真实情况是，这种"关键期"的观点并不一定科学。这种观点似乎是这样的：孩子在出生 60 个月（5 岁）以后（有时我听说这个年龄是 36 或 48 个月），大脑的发育就会固化，我们将不再有机会影响其发育。因此，干预必须尽早开始，以避免错过这个时期。

然而，这个观点并不符合现代神经科学的理论。我们知道人的大脑在一生中都会发生变化。大脑是一个动态的有机体，总是不断地改变其神经传导的路径和连接以提高"工作"效率或解决新问题。RDI 疗法不对儿童施加任何年龄限制。[1] 我们可能会根据孩子的年龄修改一些特定的方法，特别是针对成年对象。然而，无论孩子的年龄如何，RDI 的基本原则都保持不变。[2]

> 所谓 5 岁这个关键期的说法可能源于对少数在没有任何成人引导者的情况下生活的"狼孩"的研究。研究显示，如果孩子在 5 岁前没有得到最低限度的养育，他们最终发展语言的机会就会很少。尽管这项研究可能很有趣，但绝对不能把结论套用在孤独症儿童身上。

---

[1] 事实上，一些顾问专门从事孤独症青少年和成人（包括老年人）的干预工作，并报告了出色的成果。

[2] 在整本书中，我将 RDI 的最终接受者称为"孩子"。我无意冒犯那些在该项目中表现出色的青少年和成年人。相反，我的意思是这个词更多的是作为一种家庭角色定位，而不是作为一种不成熟的表现。从我目前作为成年子女的父亲角度看，我倾向于以这种方式看待大多数青少年和年轻人。归根结底，我们都是父母的孩子。

有品质的生活

RDI 方法修复的目标是提高孤独症个体获得有质量的生活的能力。"有质量的生活"的定义很简单，它意味着人们拥有自主就业、独立生活、建立真正的友谊和亲密情感关系的机会。在孤独症领域有一个奇怪的现象，就是我们很难了解常用的干预方法对提高孤独症人士生活质量是否有积极或消极的影响。当前的研究主要使用静态学习能力作为测量结果。因此，我们不知道是否有什么干预方法可以增加孤独症儿童拥有真正的友谊、以更灵活和适应性更强的方式思考、找到工作、独立生活或走入婚姻的概率。

除了拥有品质生活这一总体目标之外，我还制订了一些具体目标，代表在任何社会环境中生存都必不可少的能力。这些目标的实现需要同时发展动态智能和静态智能。附录 B 详细描述了这些目标。

查看附录 B 中的目标，你还有什么要添加的吗？有哪些你认为是没必要的？你能想象基于这些目标的教育课程吗？你认为它会是什么样子的？

重建引导式参与（互动）关系

RDI 的第一个主要理念是，孤独症是儿童神经系统和其他生理功能先天易感性和脆弱性的结果，这些脆弱性以各种组合方式破坏了儿童生命早期与他人发展出的引导式参与关系。我相信，如果我们能够提供第二次机会，以更加审慎的方式恢复或建立他们与父母的引导式参与关系，同时减少共患病及伴生状况的问题产生的持续影响，我们就可以帮助大多数孤独症儿童和家庭走上良性发展的道路。

所有婴儿，包括患有孤独症的婴儿，生来就有向其文化环境中更成熟的成员学习的强烈动力。这是我们人类的一个基本特性。虽然他们的大脑功能在早期发展的某个时刻出现"超载"，但我相信，如果我们仔细地、针对性地为他们构建一条有效路径，大多数孤独症儿童将能够发展出学徒能力并进入引导式参与关系中。

给家庭赋能

RDI 的第二个主要理念是父母是孩子首要的也是最重要的引导者。[①]

在双亲家庭中，父母双方在引导参与过程中共同发挥着至关重要的作用。我们理解，现代社会的父母大多都拥有自己的工作，面临着压力很大的繁忙生活，所以希望能以最有效的方式利用亲子时间。好消息是，当父母打下坚实的基础并有能力履行自己的引导职责时，我们就可以扩大引导范围，让家庭中更多的成员参与进来并提供更多的支持。[②]

一旦孩子的整个家庭建立了坚实的引导网络，我们就会继续扩大引导范围，让教师、助教、干预人员等非家庭成员参与进来。例如，如果学校的教师得到适当的培训并且环境结构适当，学校可以为孩子们提供宝贵的生态环境作为家庭环境的延展，孩子们可以作为被尊重的一员处在其中，并承担新的责任和获得成长的机会。

[①] 虽然父母肯定不是唯一的引导者。

[②] 在与单亲家庭合作时，我们要求家长寻找一位"名誉家长"作为他们的共同引导者。我们希望这个人是他们社交网络中的稳定成员，例如祖父母、其他亲戚或亲密朋友。

从基础开始逐步构建

有效的学习是建立在学习者先前的理解和经验的基础上的。新的发展构建在先前发展的基础上，复杂的流程构建在基本的版本上。我们不能根据观察孩子的表面的缺陷来随意选择我们干预的目标。

让我们简单回顾一下艾玛的故事，我记录了她生命头两年的成长过程。艾玛已经成为一名胜任的学徒，展现出了丰富的动态智能水平。然而，她的能力并不是一出生就完全具备的。艾玛在两岁大时拥有的能力是 3 个月时便打下的基础的结果。艾玛 3 个月时表现出的情绪协调和对"躲猫猫"的模式形成连续性意识，是她在 5 个月时表现出的共同调控和同步交流的重要先决条件。这些能力反过来又为 7 个月的艾玛发起积极参与、主动学习和情绪调节奠定了基础。

艾玛两岁时可以流畅地将社会性参照能力融入她与他人沟通过程的管理。尽管社会性参照和沟通过程管理这两项能力都需要单独学习，但是艾玛的大脑通过更复杂的神经整合，将它们融会贯通。

艾玛在 5 个月时的注意力转移所需的神经整合程度是 1 岁时形成共同注意力所需的更复杂的神经整合的基础。同时，两岁的艾玛所表现出的神经整合能力构成她未来发展的原型。

迎接真实生活的挑战

RDI 旨在培养能够让我们适应现实、混乱的世界并茁壮成长的能力。几乎从一开始，我们就介绍了孩子如何习得关于连续性中的变化、可预测性中的不确定性、思维的灰色地带以及多种观点和解决方案相关的经验。孩子们了解到大多数现实世界的问题都没有完美的解决方案。所有的成功都是基于不断地进行相对最佳的选择，根据不同的问题结合情境进行针对性的资源匹配以获得最佳结果。他们知道，意想不到的事情随时可能发生，预测和期望需要随时调整，而生命的价值很大程度上来自不断面对的惊喜和未知。

逐步地泛化

当我们进入 RDI 干预的更高阶段时，我们逐渐增加了挑战的难度，进一步迈向真实世界了。孩子们在不断变化和难以预测的环境中与许多不同的伙伴一起学习解决日益复杂的问题。RDI 早期，他们在结构化、熟悉的环境中体验到胜任感就足够了。随着整个干预过程的进展，他们需要在有更多干扰因素、不太熟悉的环境中具备胜任力。曾经分散孩子注意力并对其注意力造成过多竞争的刺激会被逐渐重新引入。同样，当他们能够熟练地与导师合作完成目标后，下一阶段可能会为他们引入熟悉的同伴。之后，我们可能会转移到小组环境，等等。导师将只在需要的时候再次提供支持框架，例如尽管每个人都尽了最大努力但沟通和协调仍开始中断的时候。

转变生活方式

在生命的头两年，典型发育的孩子和他们的导师"工作"得异常努力，需要花费数千小时为神经发育奠定基础。没有任何方法可以快速弥补这一过程。因此，如果我们要为孤独症儿童提供合理的第二次机会，我们就必须尽可能利用每一天的时间来创造帮助他们动态发展的机会。

　　没有所谓特定的"RDI活动"。相反，父母必须学会重新思考他们的日常生活，将日常活动进行调整，为孩子的思维成长提供安全但具有挑战性的机会。他们通过帮助孩子捕捉和巩固关键记忆，为未来的成功建立一个"体验库"，确保孩子对世界的每一点新发现和新理解得到保存，而不是瞬间被埋没在日常活动中。

RDI® 认证顾问

　　在RDI实行过程中，很重要的一个角色是RDI®认证顾问（RDI® Consultant）。顾问可以由经过培训的具有不同专业背景的人士担任，如言语治疗师、心理学家、特教老师、社会工作者、孤独症支持人员、作业治疗师、医生和资深家长。他们是引导式参与关系发展的促进者，根据每个家庭的独特需求制订学习计划。

　　顾问通过一系列明确的目标，仔细地将他们的能力传授给父母，以便家长能够完全独立地应用引导式参与关系的基本工具。顾问帮助父母改变与孩子的沟通方式，放慢节奏，发现和利用日常生活中潜在的机会。他们教父母如何对关键进程进行观察和分析，然后不断改进。他们将复杂的能力细化为易于掌握的部分并层层递进。他们根据家庭的日常现实制订各项清晰、系统的任务。最后，他们确保父母清楚地知道在两次咨询中间应该针对什么情况做哪些具体的事情。

　　开发孤独症儿童的动态智能和更强大的神经整合能力绝不能依靠统一的标准化方法。RDI®认证顾问为每位孤独症儿童有针对性地制订干预计划。他们分析孩子的独特障碍，使学习环境尽可能贴合孩子的需求。一旦障碍开始消除，顾问就会确定每个孩子的最近发展区或能力边缘，以便知道孩子发展的方向。

顾问和家长之间需要保持密切的合作关系。找到合适人选的重要性怎么强调都不为过。顾问必须帮助父母摆脱原来失败的阴影，恢复他们对于和孩子重新建立新的引导式参与关系的信心。

顾问必须做好准备，了解父母及其他家庭成员经历过的创伤。每个家庭在遭遇孩子被确诊为孤独症时都会经历不同程度的创伤。顾问还必须考虑家庭独特的语言、文化背景和风俗习惯。他们必须敏感地探索与每个家庭成员的有效沟通方式。这可能包括根据每个人的需求调整沟通模式和频率。我们的一位顾问艾米乐·瓦特（Amy Leventhal）总结了一些关键点：

"顾问与家长的关系应是这样的：我们和家庭的合作，始于尊重，勤于沟通。我们从相互尊重的起点出发，肯定彼此的贡献，尊重双方的文化，不贴标签，不妄加指责。我们的沟通诚实清晰却不尖锐，我们共享资源、共同规划和制订决策，力求为家庭提供高效便捷的支持模式。"

RDI® 线上学习系统（RDILS）

RDI 的一个关键部分于 2007 年 12 月开始实施，当时我们推出了在线学习社区——RDI® 线上学习系统（RDILS）。[①] 它是一个系统的线上应用程序和社群网站。

RDILS 网站有许多功能可以供订阅者使用。安全且保密的多媒体在线图表可以让顾问和家庭并行访问和修订该家庭的目标、作业、沟

① 在以后的章节中，我将使用缩写"RDILS"来指代 RDI 线上学习系统——我们的在线沟通、教育、进度跟踪和文档建立系统。

通进度和视频记录。

顾问、家长和其他团队成员可以有效地沟通，在各自的环境中查看彼此的工作，并定期接收彼此的反馈。

家长根据顾问制订的具体任务，将他们的作业以及和孩子互动的视频上传给顾问进行分析。这些通常包含家长的想法和分析，以及显示孩子学习进度的视频或其他媒体文件。顾问使用在线系统快速回复家长，为家长提供宝贵的反馈意见。

订阅者还可以访问一些主题的线上课程，以及定期参加网络研讨会。这些研讨会将被存档，并且支持随时回放。线上系统还有家长和顾问论坛，以及内置的视频和聊天程序。

线上系统为孤独症儿童家庭提供了进度跟踪报告，使顾问和家长能够随时回顾他们的进展并制订未来的目标。订阅者可以将这些报告以多种格式导出并打印使用。

RDILS 使世界各地的专业人士和孤独症儿童家庭都能参与到讨论中，为提高孤独症儿童的康复效率做出了贡献。订阅用户可以访问与特定目标和课程相关的资源，包括世界各地的其他家庭志愿贡献的视频剪辑等资料。

动态智能学习路径

在过去的 10 年里，我构建了一个学习路径，用以细致谨慎地培育儿童的动态智能。该路径由近一千个目标组成，目前作为 RDI 学习系统的一部分向在线订阅客户开放。

当我开始这个路径时，我发现没有现成的指导手册、纲领或时间表来详细说明动态智能是如何发展的。我花了数千个小时精心解构和分析了发展心理学研究文献中记录的儿童大量复杂心理和思维过程的基本要素。我对每个过程进行了纵向和横向的分解。纵向上，我必须将每个过程追溯到其最早、最简单的形式或基本形态（即使是最简单的 3 岁孩子的基本对话也是建立在许多早期动态智能发展的基础之上的），然后跟踪其演变成更复杂的发展过程。

同样，我必须横向观察，找到基本形式之间的"更纯粹"的关联形式，然后确定它们如何循序渐进地整合、缜密地交织，以令人难以置信的协作程度共同发挥作用。随着研究的不断发展，更新的信息在不断填补空白，这套路径的内容开发在不断持续。

当我们随着这个路径的各个阶段不断深化时，儿童思维成长的不同维度就会被揭示出来。随着沟通管理、社会协调、情绪自我调节、问题评估、任务评估、思辨分析和协作等动态智能逐渐开始以更流畅、复杂和综合的方式发挥作用，动态智能发展的方式得以逐步呈现。

例如，一些阶段的进展目标代表孩子从主要依赖外部的、与关系相关的能力（如社会参考）转向增加使用内部的、独立的能力（如个人反思），这是一种自我参考的形式（当不确定时，依赖自己过去的经历而不是他人的视角）。同样，还有一些阶段的进展反映了孩子逐渐学会用自己的思想独立处理更复杂的问题的方式，需要的外部引导越来越少。最后，每个阶段的进步都展示了在更新颖、更复杂的环境中，面对逐步多样化和不可预测的合作伙伴，孩子处理动态问题的能力随之不断增强。

发现（Discoveries）与阐明（Elaborations）

发现是动态智能学习路径的基石。每一个思维过程的新发现都代表了孩子一步步以更强大、更熟练的方式运用自己的大脑。通过路径中数百个目标的逐渐展开，前面的发现经过在更多场景下不断出现和使用得到越来越细致深入的阐明（就像树枝在不断冒出新芽）。阐明过程本身为新发现奠定了基础，并演变成新发现。

目标（Objectives）、课程（Lessons）和作业（Assignments）

每一个小的发展步骤，无论是发现还是阐明，都在学习路径中被标记为一个具体的、独特的目标。我们将每个目标进一步细分为一些小课程，使家长更易于日常实施。每节课都包含可观察的目标达成标准以及帮助课程理解的重要延展资源的链接。最后，顾问根据课程内容为家庭布置作业，即在课程之间需要完成的具体任务。

与顾问的沟通会谈

顾问的咨询内容是特别定制的，包括活动时间、共同讨论时间、敏感问题的倾听时间和家庭成员所需的支持。顾问会根据家庭的进度为其选择每个阶段的目标，并相应地准备好分解课程。之后，顾问需要花时间向家庭讲解目标和课程，确保这些内容和相应的任务简单易懂，以确保家长可以理解并且可以实时在日常生活中应用。顾问与家长合作构建任务、演练活动，以便更好地和孩子互动，然后实时调整任务以更好地满足家庭的进度。课程也包括发现影响家庭日常生活的问题，然后不断修正计划，探索新的解决方法。

会谈间隙的沟通

借助 RDI 学习系统，我们使家长与其顾问之间形成更加类似于现实世界的导师学徒的关系。会谈间隙的沟通使每个人的工作更加有效。顾问可能会要求家长结束会谈后的一两天内向顾问提供初步的成果，以确定他们是否真正理解了自己的任务。家长可以表达困惑并要求澄清，并且可以在咨询会谈之间进行必要的修改。家长在线提交他们的成果并收到顾问即时的反馈。这样的方式能够让咨询会谈的效率大大提高。

顾问莎伦和妈妈玛莎

我们的一位顾问莎伦正在与一位母亲玛莎合作，前者帮后者了解工具性沟通和经验分享式沟通之间的区别。玛莎的任务是使用两种沟通方式与她患有孤独症的儿子和典型发育的女儿录制四个视频，并且还要说明她是如何呈现这两种不同的沟通方式的。

玛莎提交了她与两个孩子分别交流的视频。她与儿子的两个沟通视频里都充满了工具式交流方式，而她与女儿的视频则呈现了所要求的两种不同的沟通方式。玛莎没有对视频进行任何的分析和说明，更没有意识到这恰恰是任务中最重要的部分。

将家长提交的视频进行剪辑再呈现给家长，是莎伦经常使用的RDI学习系统里的辅助功能之一。这么做能够帮助家长聚焦一些关键时刻。玛莎上传视频后的第二天，莎伦从玛莎与儿子的视频中选择了20秒的片段，再从她与女儿的视频中截取了20秒的片段，发回给玛莎。玛莎的新任务是比较这两个视频片段并分析它们的差异。

当玛莎看到这两个视频片段时，她可以更容易也更直观地对每个片段进行准确的分析，从而开始改变她与儿子的沟通方式。

第十章
（重建引导式参与关系的）
准备阶段

准备阶段给家庭提供了一个系统而个性化的方式，帮助家庭从建立引导式参与关系失败的挫败感以及养育孤独症儿童的日常困难所带来的巨大压力中恢复过来。

准备阶段涉及父母的准备和孩子的准备。父母的准备包括确保考虑到每个家庭成员的需求、学会设定和维持适当的界限、缓解自身压力和焦虑、改变沟通方式、维持健康的婚姻以及放慢日常生活的节奏等。

我特意将孩子的准备置于父母的准备之后。因为首先父母能否正确认识和理解孩子的真正状况是很重要的，需要他们透过孩子的表现看到隐藏在"背后"的是什么。孤独症儿童可能对其环境高度敏感，通常我们遇到的表面情况往往和孩子的孤独症程度没有太大关系，而更多地与他如何应对日常的巨大压力和困惑有关。我们经常发现，当父母准备就绪时，孩子往往已经与初始状态非常不同了。只有当孩子处在一个让他感觉更平静、更安全、更放松的环境中，我们才能准确评估他的需求。因此，在父母和孩子之间的互动环境以

"用户友好"的最佳方式运行之前，我们不会为孩子制订干预计划。①
否则，我们可能只是了解孩子在压力很大的环境中是什么样子，看到
的基本上只能是孩子已经发展起来的防御机制，而不是内在的发展
潜力。

准备阶段需要工作人员给予家庭大量的关心。我们必须对每个家
庭的成员的独特情感和实际需求保持敏感。你无法为人们提供一个从
危机和创伤中恢复的万能公式。同样，准备工作需要的时间也不尽相
同。有些家庭可能在我们开始后不久就准备好了，有些则可能需要几
个月的时间。顾问们应该认识到每个人都有自己的节奏，永远不要操
之过急，更不应该让父母们因为需要更多时间而感到内疚。

父母的准备

"我知道这不是我的错。我也知道孩子的孤独症不是我造成
的。但说实话，这并没有给我带来多少安慰。我想和孩子有一些
哪怕最基本的交流，做那些其他父母可以轻松做到的事情，可是
当尝试了那么多次还是失败之后，我真的很痛苦。"

"我的孩子经常会无缘无故地感到不安和哭泣。每当这种情
况发生时，我都会感到无能和无助。因此，当我看到他想要所有
的事情按照特定的方式进行时，我对自己说：'至少这是我可以做
的事情。'所以我会尽我所能让事情保持可预测性。我的整个生活
似乎都是围绕着怎么顺他的心意而不要有任何意外。"

---

① 我建议尽早开始对孩子进行包括功能医学在内的跨学科评估。

危机是什么样的？

孤独症儿童的父母有上述感受并不奇怪。诸如此类的言论反映了即使是最有能力的父母也会有强烈的自我怀疑和无能为力的感觉。他们意识到努力不起作用，却也不觉得还有其他选择。

当抚养一个典型发育的孩子时，我们会觉得从孩子那里获得反馈是理所当然的。当孩子哭的时候，我们通常都能猜到他为什么哭，不会预期经常出现奇怪的状况。例如，当我们似乎很愉快地享受亲子时光时，孩子却突然走开，就好像我们不存在一样；又或者孩子一遍又一遍地重复同样的陈述或问题，尽管我们无视他并反复恳求但他仍然停不下来，而我们费尽力气也想不出来该怎么办。（这些"奇怪"的状况，几乎是所有孤独症儿童父母日常能遇到的。）

当抚养孤独症儿童时，我们的沟通似乎非常无效，对孩子也缺乏影响力，以至于最终会质疑自己所做的很多事情。这种体验有点像是你是一艘船的船长，水手们没有叛变、没有弃船，他们只是对你的命令漠不关心，不在乎船是在继续航行还是陷入了困境。

许多父母已经失去了为人父母的直觉。他们可能会质疑自己正常的养育本能，例如如何应对孩子发脾气或者是否应该期望孩子学习生活自理。我经常收到父母的问题，问当孩子在有危险的地方想要自己乱跑时，是否可以抱住他。这时，我会询问父母，如果是面对非孤独症儿童，他会怎么做。前一秒还在困惑的父母，这时候很快便给出了答案："我当然会坚持不放手。"很明显，父母的问题不是知识或技能不足，而是容易陷入迷惘，对自己失去了信心。

父母可能会对改变现状有极度的恐惧。他们可能会一遍又一遍地给孩子听相同的歌曲，并做相同的无意识的动作。因为这样做会带来某种程度的可预测性，例如引起孩子微笑或至少防止孩子崩溃。他们把自己的生活设定为不破坏现状，可能这是他们能够找到的唯一的能帮助他们获得一定程度的安全感的方法。父亲下班回家后可能通过重复相同的仪式来取悦他年幼的患孤独症的儿子，比如与儿子进行一些混乱的打闹。在某种程度上，他知道自己只是在扮演一个娱乐者。但是，这比根本没有角色要好。

一些父母很可能会不断寻求有望孩子康复的治疗方法甚至是新疗法，会花费大量的精力在互联网上进行搜索。在身心脆弱的状态下，父母非常容易受到一些不利信息的影响。在绝望中，他们可能会抓住任何看起来更有影响力的人，任何能让他们感觉到可能摆脱困境的方法，哪怕这种"摆脱"只是暂时的。①

父母可能会感到疲惫和焦虑。多年承受的压力使一些父母出现了免疫系统功能紊乱。还有一些父母可能会患上心理疾病。我们必须确保这些问题得到经验丰富的专业人员的仔细评估和处理。

走出危机

我们处于沮丧、恐惧、绝望的心理状态下，试图追求快速解决问题的方法时，是无法开始真正的学习的。特别是当我们感觉沮丧和不能胜任的时候，是最不适宜做好一个学徒的。在这种情况下，我们往往会停驻在自己能胜任的领域，或者将失能的部分掩盖起来。顾问必须帮助父母摆脱这种绝望的状态。为此，他们必须了解每个家庭对危机的独特反应，并利用一切必要的时间来修复孤独症对家庭已经造成的情感伤害。②

---

① 不幸的是，似乎有无数的干预机构和个人（哪怕一些是出于善意的），愿意利用父母的绝望。

② 在整个准备阶段，顾问必须仔细评估自己专业能力的限制和父母心理障碍的严重程度。我们希望顾问在这方面保持保守谨慎的态度，如果有任何疑问，应该寻求心理健康专业人员的帮助，一起致力实现孤独症儿童家庭成员的情绪修复、安抚等类似的目标。

静音（Quieting）

我用"静音"这个词来代表家庭进入准备阶段时生活方式的改变。父母应学会放慢呼吸并更加了解自己的生理反应。他们需要学习在沟通上变得更加谨慎，并学会停止让周边的空间中充斥太多噪声。他们在做事情时要放慢速度。

物理静音（Physical Quieting）

父母常常没有意识到他们的身体感受是如何与孤独症孩子紧密相连的。通常，父母的焦虑情绪与孩子的特定行为有关，尤其是那些引发父母无能或无助感的行为。

有些父母可能会无意识地习惯性地对孩子的特定行为做出极端的生理应激反应。当孩子抗议、尖叫、发出愤怒的言语或做出奇怪的行为时，父母的心率可能会飙升。孩子表现出自我刺激行为尤其是在公共场所进行刺激行为时，可能会引发父母的恐慌反应。当孤独症儿童在没有任何征兆的情况下突然在身体和（或）情感上从互动中断联，哪怕前一秒还看起来进展顺利，父母也可能会感到不知所措或采取不理智的行动。

当父母的神经系统长时间处于紧张状态时，许多在正常情况下可能无所谓的小事件也会引发生理和情绪超负荷，导致体内肾上腺素水平的增加。

父母可能会产生一种与不确定性相关的预期恐慌。这可能会变成一个相互激发的恶性循环，父母的焦虑会给孩子带来更多的压力，导致孩子的行为反应，从而造成父母更严重的焦虑。随着这种滚雪球效应的持续，父母会一直生活在恐惧之中，担心他们所做的事情会触发孩子的不良行为，进而触发他们自己的情绪反应。

相比之下，养育典型发育的孩子的父母相对更容易情绪平稳些。例如，当孩子磕伤膝盖后哭泣时，父母可能会表示同情和提供帮助，但不至于惊慌失措。当孩子因为不被允许去某个地方而发脾气时，父母通常会这样回应："我不会让你去，你可以一直发脾气，但这不会改变结果。"

除非我们消除孤独症儿童父母这种潜在的焦虑情绪和回避反应，否则将影响顾问与父母的合作。父母首先要评估他们在生理上对孩子的特定行为反应过度的程度。父母通过仔细观察来确定自己的反应程度。对父母来说，一个重要的发现是认识到自己的身体多年来可能一直在无意识地以无效的方式做出反应。

一旦意识到自己的生理反应，父母就可以学会识别孩子的那些特定的行为——这些行为会导致父母的应激反应。父母的情况可能会有差异，刺激源可能包括孩子的痛苦表现、极度被动、抗议、愤怒的言语、自我刺激等奇怪的行为、突然的情绪断联、厌恶的目光和对父母的拒绝态度等。接下来，顾问会帮助父母发现孩子的特定行为对孩子的个人意义。通常，真正的触发因素是父母对孩子行为的解释方式，而不是孩子的行为本身。

我们试图通过以下问题来确定父母对孩子行为后果的看法："如果你的孩子开始哭泣并试图离开，而你又不放手，你认为会发生什么？"很多父母的行为反应都是下意识的，他们从来没有机会通过深思熟虑来管理自己的压力。例如，当被问到"如果你无视孩子不断提出的问题，你担心会发生什么？"，父母可能会回答："担心他也许就不说话了。"通常，父母一旦听到自己的回答，就会意识到自己的想法不合理，并开始修正自己的认识。我们发现，这样的分析和思考，对于解决父母的情绪和心理问题有重要的作用。[①]

沟通静音（Communication Quieting）

我还想使用"静音"一词来比喻降低整个家庭的交流强度。父母学习使用少量的简单语言，从而使和孩子的沟通变得不那么复杂和令人崩溃。他们发现，依靠非语言沟通方式，可以帮助他们延长交流的时间，增加交流的充分性。

父母要学会监控自己与孤独症儿童的沟通方式，并将其和他们与典型发育儿童的沟通方式进行对比。我们的目标是帮助父母减少与孤独症孩子使用工具式沟通的比例（通常开始时接近100%），并用经验分享式沟通来取代。我们希望在此阶段结束时看到经验分享式沟通与工具式沟通的比例变为 60∶40。父母学会减少孩子的诸如"打招呼""说再见""这是什么？"之类要求有特定正确答案的语言方式，增加孩子叙述性和邀请性的沟通语言。

沟通不仅是说话

在前面的内容中，我讨论了过度强调交流不善的儿童的口语发展的潜在危险。也经常有爱说话的孩子的父母告诉我们，孩子不停地说话是他们最大的压力。我喜欢和这类父母谈论我所说的"耳机疗法"。我要求父母选择一个时间段戴上大的耳机，孩子会清楚父母是听不到声音的。然后我要求父母通过耳机听自己最喜欢的音乐，同时以易于理解、有吸引力和富有表现力的方式行动，并使用非语言方式如面部表情和手势与孩子沟通。通过这种方式，父母可以传达这样的信息：虽然一个沟通渠道关闭了（他们戴上耳机关闭了听觉通道），但其他

---

① 但并非全部都是这样，有些父母可能需要更多的干预，包括认知疗法和（或）药物治疗。

沟通渠道仍然可用。

在顾问的指导下采用这种方法的父母告诉我，他们第一次喜欢上了与孩子互动。孩子不间断的语言对父母来说已经成为一种生理性刺激，就像慢性疼痛一样（如果你的手臂持续疼痛，虽然你不想砍掉它，但你肯定希望疼痛停止）。很多父母最初担心孩子会受到心理创伤或不再愿意说话，但很快就放松下来，他们会说："哦，这就是和我的孩子在一起的感觉。多年来我第一次可以真正享受和我的孩子一起出去玩，而不是持续地受刺激。"

强大而不强制

这个阶段的最后一堂沟通课包括学习如何有效地引导孩子的注意力，而不是造成孩子盲目的顺从和无意识的行为。父母学会使用我们所说的间接提示。与直接提示（例如"看着我"或"举手"）不同，间接提示不会告诉孩子要做什么。相反，他们会给孩子提示最重要的信息，但不会给出任何做出反应或采取行动的直接指示，例如说"它在这里！""去拿那个！"。

父母要学习采用各种沟通策略，例如突然的动作变化（突然停止动作）、非语言方式的强调（将手放在孩子的眼睛或耳朵上）、改变身体位置（将自己置于孩子的视线前面，转过身体）和说简单的短语（"小心！""哦，不！"）。这些为孩子提供了一个强烈的信号，要求他们停下来并察看他们的环境是否有重要的事情发生，而不是直接指示他们做什么。

家长的权威

每个孩子都需要相信自己的父母有足够的能力坚持那些重要的限制和边界。孤独症儿童也不例外。不幸的是，他们的父母可能会因为感到无助，而失去了这样的能力。经年累月之后，后果可能是灾难性的。我见过太多的患孤独症的青少年多年来一直掌握着家庭的控制权，成了家庭中的"暴君"。承受一个五岁孩子发脾气比承受一个自恋的十五岁孩子的威胁和暴力要好得多。①

父母要对自己有足够的信任，能在冷静思考的情况下为孩子设定明确的界限。如果你没有营造一个让孩子知道你会在必要时坚持自己立场的环境，你就无法有效地养育你的孩子。②

对很多父母来说，阻碍他们进行有效设限的因素之一是认为孤独症儿童与其他儿童有根本性的不同。顾问必须帮助父母了解他们的孩子与其他孩子一样具有与生俱来的动机。孤独症儿童并不是生来就想脱离父母、控制父母，或者更喜欢盯着旋转的风扇。只是因为他们没有其他办法应对周围的世界，所以只好这么做。

这些行为对他们也没有什么好处，更不是孤独症的核心部分。它们只是孩子对于生活在一个非常混乱的世界中产生的反应。孩子最初可能对自己周围任何类型的改变都会产生抵触情绪，顾问会帮助父母应对这样的问题。大多数孤独症儿童在开始时都会抵触看似新鲜和陌生的事物。顾问的职责包括帮助父母重新看待孩子的抵触情绪。父母要理解孩子不是捣乱或故意惹麻烦，只是他们对于自己能拥有的选择缺乏胜任的经验，孩子的行为是对其迄今为止经历的防御反应。孩子的经验有限，所以他只能做他擅长的事情。这并不表明孤独症儿童与其他儿童有本质上的不同，也并不表明父母应该避免为孩子打开探索

---

① 当我们与没有被设限经历的青少年或年轻人一起工作时，我们必须更加谨慎地行事，并考虑其父母过快地接近执行者角色的潜在风险。

② 你不能允许一个典型发育的青少年一直不受控制。你可能不想每一分钟都盯着他，但到了应该交流的时候，对十几岁的孩子来说，父母不能让他们一直逃避，即使这意味着暂时会让孩子不愉快。

世界的新的大门。

最主要的角色

父母在抚养孩子的道路上都是身兼数职。他们保证孩子的健康和安全，教导孩子正确的举止和行为习惯，确保孩子学习基本的自理技能。同时，他们是令孩子愉快的玩伴，为孩子提供情感支持和鼓励。他们不时还需要充当倡导者，确保孩子从学校等社会机构获得所需的服务和支持。

所有这些角色当然都很重要。然而，在每种文化中，父母最重要的作用是引导孩子的心智发展，让孩子为面对现代生活的复杂性做好准备。我们发现，面对孤独症儿童时，父母的这种自然的角色往往被破坏了。我们经常看到父母不知不觉地牺牲了他们的引导者角色，虽然背后的原因可以理解，但也必须看到带来的不幸后果。

所以，我们必须帮助父母，从取悦孩子或满足孩子所有愿望和需求的角色回归他们最重要的引导者的角色。许多孤独症儿童的父母只有做孩子玩伴的时候才能感受到成功，这也让他们有时很难放弃这一角色。

对于与孩子进行有意义的互动，父母所抱有的期望值可能非常低。例如，如果你下班回家，坚信能够与儿子愉快地互动的唯一方法就是花 10 分钟进行 "WWF 超级摔角①" 最新一集的摔角游戏，那么你就可能很难放弃这个活动，也无法期望更多。你发现自己在想："至少我们在一起待了一段时间。"

"我只想我的孩子生活幸福"这个观点似乎很有道理。然而，典型发育孩子的父母很快告诉我，他们有更重要的责任——确保孩子长大后能找到一份好工作，善待他人，成为一个好的家庭成员。每个人

---

① WWF 超级摔角，是美国游戏制造商 Acclaim 公司制作的著名的系列摔角游戏。

都相信拥有快乐是一件美妙的事情。

有些父母变得高度注重自己的表现，并认为自己的角色就像马戏团中的驯兽师，让孩子根据他们的指示做出特定的行动。看到孩子能按照要求有某种特定行为表现可能是这一类父母感到成功的唯一途径。但是针对特定行为的训练存在的问题在于，如果孩子花一整天都在响应提示并根据记住的规则和脚本采取行动，他们就没有理由主动地观察环境、制订计划和进行充分准备。他们不会面临任何认知挑战，也无法学会独立思考。我们还看到父母将自己的主要角色定义为只是为孩子购买干预服务的人。他们带孩子接受很多不同的干预，以至陪伴孩子的唯一时间就是开车从一个干预地点到另一个干预地点的时间。或者，孩子花了太多时间与治疗师在一起，以至当他回家时已经筋疲力尽，无法接受父母的引导了。针对孤独症的康复并不是做得越多越好，更多数量的服务可能与孩子的进步没有直接关系。

我们当然不希望父母只专注于充当引导者而放弃其他角色，相反，顾问会帮助父母评估分配角色的方式是否合理，并确保存在一种平衡，为引导孩子的发展提供重要的空间。

重订契约

当准备过程进行到某个时刻，许多父母会认识到他们必须与孩子建立新的"契约"了。这种契约通常不是书面的，甚至不是口头的，而是父母希望孩子明白，他们之间关系的运作方式发生了根本性的变化。

新契约的一方面可能是重新约定管理沟通的方式。父母在尝试与孩子沟通时学会不再干扰孩子的注意力。这意味着当孩子正在看电视或专注于某件事时，他们不会尝试强行进行交流。他们会首先确保孩子已经准备好可以参与他们的交流。[①]

父母在这方面面临的挑战是如何应对孩子已经上瘾或痴迷的活动。很多父母经常问我是否应该禁止孩子接触电子产品。电子产品的问题并不总是非黑即白。有些孩子对电子产品上瘾到完全无法学习，甚至从学校退学。也有些孩子每周可以玩一个小时的游戏机，但不会沉迷其中。

我评估戒除成瘾重要性的一种方法是问父母，"如果你告诉你的孩子你真的很想和他一起出去玩，他会放弃电子产品或其他可能成瘾的活动来和你在一起吗？"如果答案是肯定的，那么我就不那么担心了。如果答案是否定的，那么父母就必须采取行动了。玩电子游戏对孩子成长来说并不是多可怕的事情，如果不影响孩子与父母的关系，也不会太有害。但如果已经严重影响亲子关系了，那么父母就必须采取一些措施。

当重新协商契约时，父母的一个重要认识是了解和孩子之间的"联结地带"。父母必须确定和孩子需要在身体上保持多近的距离，能让孩子在那一刻感受到父母与他的联结。父母最初犯的最大错误之一就是认为只要孩子在对他们说话，他们之间就能有情感联系。

切断选择性退缩

父母要努力克服的困难是，当他们希望继续与孩子交往时，孩子不再想要退缩。当孩子不能退缩的同时，父母也必须放弃那些造成孩子想退缩的尝试。如果用语言表达的话，会是这样的："除非绝对必要，否则我不会强迫你做任何事。我也不会一直要求你做到某件事。

---

① 除此之外，父母还要确保他们与孩子的沟通更容易被孩子理解和接受，并且对孩子来说更有意义，要确保沟通内容清晰、简短，并涉及他们共同环境中的即时情况，以及目前与孩子正在一起做的事情。

另一方面，我也不会允许你逃跑或者离开我。"

父母还需要让孩子明白，通过暴力、破坏性或虐待的方式退缩也是不被允许的。[①] 然而，他们不会剥夺孩子暂时回避某项活动的权利。例如，为了调整状态而暂时回避的情况就是完全允许的。因此，区分回避和退缩非常重要。回避是感到信息过载而不知所措的暂时反应，它使孩子可以有空间调整自己并重新开始。退缩意味着孩子已采取行动彻底切断与父母的联结。[②]

当我谈到这部分内容时，我经常让父母们"挺住"，让他们不必总是拖住孩子不放。[③] 但是，你也不能让孩子决定何时终止或退出与你的互动。当父母选择与孩子互动时，只有父母才能决定这种交往持续多久。父母可以依据自己的判断和决定随时退出。[④]

通过解决孩子选择性退缩的问题，父母让孩子知道了在与父母互动中的退缩不再是必要的。父母可以证明他们能够提供孩子感到安全所需的情感支持。在神经生物学层面上，通过减少孩子的退缩行为，且同时消除让其表现出特定表现的要求并提供更安全的环境，父母正在消除孩子大脑中的"战斗—逃跑"神经化学反应——正是这种反应影响了孩子获得新的学习机会。

与自己重订契约：30% 的击中率

即使是最好的养育方式也充满了错误或误判。父母要想成功养育

---

① 此类行为可能需要运用额外的专业资源来管理。

② 正如我在前一章中提到的，小婴儿学会的在不必"离开现场"的情况下也能调节情绪状态的第一种方法是注视回避。所以，当孩子感觉到有压力且已经开始转移视线进行眼神逃避了，就千万不要再要求孩子看着你了，因为那样只会加重孩子的焦虑。

③ 然而，对年幼的孩子来说，当他们试图获得主导权，去决定何时忽略你、不再与你沟通或"离开现场"时，我们就应该对其进行限制。

④ 父母应该明白，强迫明显疲惫不堪或不知所措的孩子进行活动是没有意义的。

子女需要为自己设定合理的期望。例如，当一个典型发育孩子的父母遇到与孩子的互动中断时，他们通常只是停下来等待。一次中断没有什么大不了。

许多孤独症儿童的父母认为，如果他们的孩子没有孤独症，他们的养育就会获得百分之百的成功。尤其是，如果这是他们唯一的孩子，在没有与其他孩子对比参照的情况下。

养育孩子每次出现问题时，父母都会联想起在孩子身上体会到的挫败感，然后陷入更大的负面情绪中。他们可能会相信孩子的每一个令人不安的行为，从发脾气到退缩，一定是因为自己做错了什么。[①]如果没有合理的养育期望，父母就会不知不觉地让自己产生挫败感。当孤独症孩子拒绝互动或在没有任何警告的情况下突然退缩时，父母可能会崩溃，将孩子的退缩视为自己的又一次失败。在绝望中，他们可能会针对孩子增加更多的刺激和更高的训练强度，这让情况变得更加糟糕。

为了帮助父母理解这一点，我经常进行这样的比喻：如果你在美国大联盟打棒球，并且十次中有三次能成功击球，那么你每年可以获得一千万美元的报酬。也就是说，尽管十次中有七次失败，你仍被视为超级明星。这是有充分理由的。在棒球运动中，即使是最好的击球手也会认识到他是在一个流动的、动态的环境中进行操作，在这种情况下进行绝对的预测和控制是不可能的。击球手可能会尝试猜测，但永远无法确定投手是否要投高或投低，是投内侧球或外侧球、弧线球、快球还是变速球。这些都是动态变量，需要击球手随机应变。即使你知道投手的意图是什么，你也不知道球实际上会落到哪里，因为

---

① 一个同样具有破坏性的推论是：将孩子的每一个错误行为都归咎于孤独症，这导致了父母有一种普遍的无助感，比如他们的极端想法是："我还能怎么样？这都是孤独症的错。"

投手也没有完美的控制能力。击球手和投手在每次击球过程中都会重新评估并不断调整。从这个意义上说，我们可以把养育子女比喻成打棒球。

> 著名婚姻研究员约翰·戈特曼（John Gottman）对一些婚姻成功人士进行了调查研究。当他问他们成功解决婚姻中冲突的百分比是多少时，他们回答说只有30%左右。戈特曼发现，婚姻幸福与不幸福的区别并不在于夫妻间解决冲突的百分比。相反，夫妻双方如何看待冲突以及出现冲突时有什么样的期望才是关键。不快乐的人往往会以更极端的方式做出反应，做一些让情况变得更糟的事情，要么造成冲突升级，要么使冲突双方陷入"僵局"。

张弛有道

一些孤独症儿童的父母认为他们必须时时刻刻让孩子忙碌着，否则就是没有做好干预，这样的想法是错误的。这会导致父母和孩子都很疲惫和倦怠。父母要明白的最重要的事情之一是，经常和孩子一起出去玩是有益的。我希望父母和孩子一起经历平静安宁、生活有条理的时光，没有人试图教什么或控制另一个人（尽管父母仍然设定了明确的限制）。我希望父母能够体验到和孩子在一起时的松弛感。这些体验至关重要，因为这是双方能够建立情感信任的唯一途径。你可以和孩子一起坐在秋千上看夕阳，或者坐在客厅的沙发上听音乐，或者没有目的地在户外悠闲散步。带孩子外出玩耍并不等于对孩子的问题放弃或妥协。孩子在父母的引导下加入这样的亲子互动，与父母分享当下的美好时刻，对孩子的发展是有益的。

> 如果一个孤独症儿童的家庭习惯于整天进行以孩子某种具体表现为干预目标的活动，那么外出玩耍一开始可能会让父母和孩子感到焦虑，但无论如何这样做是值得的。[①]

同样，父母也必须学会和孩子各自独处的时候感到舒服（假设孩子已经可以安全地独处）。父母最初可能只要不与孩子互动就会感到内疚，觉得孩子就会处于无意义的状态下，"如果我不给他安排事情做，他就会转来转去，所以我觉得我每一秒都必须和他在一起做点什么。"父母必须接受孩子也需要休息、独处这个事实。此外，如果没有和父母分开一段时间，孩子可能很难意识到与父母在一起的时光是多么宝贵。

环境静音（Quieting the Environment）

虽然 RDI 要求每位家长每周投入 30 或 40 小时的时间与孩子进行引导式参与关系的训练，但现实生活中并不经常能保证做到这一点。此外，顾问们认为要求父母在指定时间进行引导式参与关系的训练并不现实。引导式参与关系的训练是不能强迫的，也不能以勉强的方式进行。实际上，父母应该明白，花在引导式参与关系训练上的时间是最有价值的，也是不可替代的。因此，最重要的是父母要考虑他们希望投入多少时间来做父母真正该做的事情，而不是花多少时间进行引导式参与。一旦确定了这一点，顾问可以帮助父母优先考虑他们可以利用的育儿时间，使其主要用于帮助孩子成长和发展。

一旦确定了这个一般时间参数，父母就会分析自己的日常活动，

---

① 这最多需要几个小时的时间。

以确定进行哪些活动可以成为帮助孩子发展的机会。这要求他们和孩子以不同的方式组织活动，将其视为思考和解决问题的机会，而不是需要尽快完成的具体琐事。父母和孩子可以计划更多的时间用于简单的活动，例如和孩子一起散步。父母可以让孩子更多地参与父母必须做的事情和父母喜欢做的事情。[①]

在与孩子在一起的时间里，父母要学会确保自己不会感到焦虑或有压力。关键的一步是学会与孩子一起"活在当下"。这分为三个部分：第一是父母应认识到，他们为引导孩子而预留出时间比他们可以做的任何其他事情都更有价值；第二是父母能够将注意力集中在当下，而不是同时处理多项事务（例如，散步时用手机接听电话），第三是确保不要制造紧迫感，例如必须在一小时内洗完衣服。

> 人们总是问，多少时间才够呢？这个问题是没有答案的。然而，你可以通过询问自己每周希望照顾孩子多少小时来思考这个问题的答案。接下来，考虑一下你在其他育儿角色（比如司机、作业辅导者、厨师、购物者）上花费了多少时间，然后将其中很大一部分时间用于孩子的引导式参与活动，即使你的其他育儿工作会受到一些影响。但是别忘了引导你的孩子好好发展是你作为父母独享的特权，而不只是你的人生清单上的一件"要做的事"。

既然我们在探讨"修复"孤独症孩子的核心障碍，就意味着需要重点加强孩子最薄弱领域的能力，需要孩子在干预期间身体、情感和认知上处于最佳的准备状态。这有时可能不被父母们理解，因为我们很容易觉得，只是与孩子一起洗车或者一起散步，因此孩子的精神不

[①] 最初，当孩子以拒绝与父母一起活动的方式表现出他不应有的控制欲望时，我们会选择暂时忽略孩子的拒绝反应而发起平行活动。

必处于最佳状态。如果活动本身的目标只是加强亲子关系，那的确可以这么认为。然而，正如我所指出的，引导式参与中的活动仅仅是背景框架，我们有真正的工作需要在其中完成。如果父母成功地发挥了他们的引导作用，那么孩子就必然会面临思维的挑战，这就要求孩子拥有足够的精力以应对挑战。

因此，顾问需要帮助父母分析孩子的日程安排并去除不必要的活动，以确保为引导式参与关系的训练预留出足够的时间。在这个时间里父母和孩子的身体与认知上都要处于准备好迎接新挑战的状态。

有时，学校为孤独症儿童制订的项目的初衷是好的，但效果不尽如人意。孩子们可能会整天面对指令和要求。很多课程知识需要死记硬背。老师们可能觉得必须让孩子整天都表现良好，于是会不断地盯着孩子。这时，学校就可能是孩子压力的主要来源。孩子回家后就可能会精疲力竭，无法参与任何活动。这个时候家长就需要学会评估与学校相关的压力并及时跟校方沟通，以确保孩子有一部分精力可以用于放学后的引导式参与关系的训练。

家庭生活静音（Quieting Family Life）

家庭成员是我们最宝贵的资源。每个人都是不可替代的，都必须把自己照顾好。参与 RDI 计划并不意味着你要放弃去健身房锻炼身体。事实上，顾问鼓励父母制订压力管理计划，确保他们花时间照顾好自己。同样，顾问也会提醒父母维护好自己的婚姻。他们需要去约会，需要偶尔享受不需要照顾孩子的周末时光。

我相信家庭必须同舟共济，任何家庭成员都不应该觉得他们正在为照料孤独症孩子而牺牲了自己的生活。家庭成员身体健康、生活质量良好的家庭也是最有能力与孩子进行引导式参与活动的家庭。

提供机会

> "不愿抓住机会的人就如同不战而逃的士兵，注定会一无所获。"
>
> ——威廉·詹姆斯（William James）[①]

在现代社会，我们总是感到时间紧迫。我们快速地去超市采购，耳朵里经常塞着耳机，以尽可能快的速度修剪草坪，把车开到洗车场并在等待的5分钟内阅读报纸……一些日常活动如洗衣服和洗车，我们都希望最好能雇人完成。在这种情况下，真正的亲子合作的选择可能会变得非常有限。虽然日常活动仍然是家庭生活的一部分，但是现代生活的压力通常会导致这些任务被视为是令人厌恶的，应该尽快被完成。

当我被问到RDI取得成功的最大障碍时，我有时会回答，对许多家庭来说，最大的障碍是他们不再有日常生活了。我所说的"日常生活"是指放慢节奏的生活，而不是每天过得像要百米冲刺一样。这意味着有时间放慢节奏，例如引导孩子在你身边捡树叶或和你一起扫地、准备饭菜，而不是急于完成这些事然后去做其他事情。那些已经忘记了正常生活是什么样子的父母需要被提醒，我们所做的事情不一定都是有很强目的性的。

与此同时，我们并不期望生活在一个完美运作的世界里。我们接触过许多单亲家庭，也看到一些家庭的父母双方都必须很努力工作以维持基本生活。我们必须承认这就是现实，并且不会仅仅因为任何人

---

① 威廉·詹姆斯，美国历史上最富影响力的哲学家之一，十九世纪后半期的顶尖思想家、心理学家，被誉为"美国心理学之父"。

的情况不在"理想状态"而将他们排除在外。相反，我们尝试为每个家庭找到现实的可行方案。

一定要有创意吗？

许多父母最初担心没有足够的创造力来成为孩子成功的引导者，表示不知道该和孩子一起做什么。我曾经为这些焦虑的父母提供了一份活动清单，这份清单上包括吸尘、散步、打高尔夫球、清理车库、扫地、在院子里挖洞并填上、购物、烹饪、做科学实验以及绘制小区地图等活动，我甚至可以写出更多的活动建议。

关键在于，父母根本不需要有创造力。当父母开始尝试 RDI 时，他们往往没有意识到从一次平凡的家庭活动中可以获得多少进步。清单上的活动只供参考，你真正需要做的是回归日常生活，慢下来做一些日常的小事情，例如：

- 每日例行的事情；
- 正要开始做的事情；
- 喜欢做的事情；
- 需要做的事情；
- 可以分解成小步骤逐步完成的事情（如清理车库）。

个人的优势和障碍

在准备阶段，我们希望父母能够了解自己的现状并将其作为未来是否成功的参照点。因此，我们要求父母反思自己作为引导者的个人优势和障碍，并建立一个基线来跟踪未来的进步。

尽管我们都希望成长，希望能更有能力，但每个人都会对当学徒有某种形式的抵制。当学徒需要暂时体验一下新手的感觉。对一些人来说，这可能会非常不舒服，特别是当我们在过去当学徒的经历中有过负面的体验时。另外，学徒的潜在恐惧可能来自需要逐步放弃对专家的依赖并最终自己承担责任。对那些之前的养育经历不太成功的父母来说，这很可能会令他们恐慌。

愿景预览

当第一次开始 RDI 时，许多父母都已经被日常生活的压力压垮，并且感觉没有足够的能力来为自己、家人和孤独症儿童创造一个愿景。父母们告诉我，他们被告知"要和孩子把每一天当作生命最后一天来过"。对酗酒者来说，将目标定为坚持一天不喝酒是一个非常好的策略。但对父母来说，这是一件可怕的事情。只活一天，你怎么能成为一个好父母呢？你必须能够展望未来，至少有一点对未来的期望，并且对于什么是最重要的有足够的认识。

愿景预览可以帮助父母描绘出对未来的期盼，并激发父母的动力，以及帮助他们评估自己是否走在正确的道路上。我们要求父母写一篇关于未来某个时期的简短假设性叙述，最多不超过一两段文字。我们不希望父母描述一些理想主义和不切实际的未来。相反，我们希望他们构建一个充满希望且可能会实际发生的平凡的日常场景。一个好的愿景预览并不是描述一个被治愈或完美的孩子，而是展示孩子发生明显变化的场景。

愿景预览会成为动态参考点。我们希望父母定期回看当初写下的愿景，看看自己和孩子取得了多大的进步。他们可能意识到已经实现了当时的期望，必须重新修订愿景了；或者认识到最初认为是很重要的指标，例如纠正孩子异常的行为举止，现在对他们来说已经不再那么重要或者已经被真正重要的指标比如孩子表现出对父母的依恋和信任取代。

愿景预览可以是这样：

1. 我下班回家，走进门，发现门边有两只棒球手套和一个球。我意识到我的儿子希望我们能一起玩接球游戏，他甚至已经为我们准备好了手套和球。

2. 我们坐在餐桌旁，还剩下四份炸薯条。儿子看着我说："父亲，你还没吃薯条，要吃点吗？"他第一次不再把它们全部拿走，而是想到了我。

3. 当我和妻子购物回来时，我们的孩子正躺在沙发上。他还没有按照他承诺的去修剪草坪。我对他说："草坪还没修剪，厨房也没有打扫。"他回答说："嘿，老爸，冷静点。你知道我今晚有一个重要的约会。"

评估儿童的准备情况

一旦定下了父母启动目标，我们就会专注于清除那些阻碍我们评估孩子的学徒能力、动态学习和神经整合潜力的障碍。在努力帮助孤独症儿童减少生物、心理、社会性障碍对其影响的同时，我们帮助孩子逐步修复关键的早期发展基础。最终，我们围绕修复目标来建构一个平衡的、实际的计划，要考虑到静态知识领域、有益的支持性补偿和伴生障碍的影响。这个计划本质上是动态的，当我们评估孩子的进展情况、出现新需求或者发生了足以改变优先排序的重大障碍时，都是必须根据需求不断修订的。

不言而喻，跨学科团队的合作对于这一阶段的工作至关重要。根据每个孩子的独特性，团队成员可能包括许多不同的专业人员，例如医生、言语治疗师、心理学家、家庭治疗师、作业治疗师、验光师、听力学家和物理治疗师。①

扫除学徒的障碍

一旦 RDI 顾问帮助父母创造了更安静、更专注的生活方式，就可以更轻松地评估孩子的各种障碍以及孩子独特的优势和能力，从而更清晰地了解孩子目前的情况。附录 C 列出了孤独症儿童潜在的障碍有哪些。

孤独症诊断的背后

孤独症是复杂的生物、心理和社会性功能障碍。与其他类型的障碍不同，我们不能单从诊断就总结出适合孩子的干预措施。我们看到许多诊断相同的儿童可能在外在表现上差别很大。

以下示例说明了这些差异。当你和马克一起走楼梯时，你走几步突然停了下来，他会调整自己的动作来适应你的这种变化（例如，他也停了下来）。可是，同样的事情在户外他可做不到，因为他需要楼梯间这个"框架"。户外有太多的视觉干扰因素，以至马克无法控制自己的行动。而保罗无论在室内还是室外，在这方面都表现得很好。他的问题在于他的大脑在面对任何新情况时都只能坚持相同的工作方式。埃里克总是不停地说话。而弗兰克 5 岁了还没有说出他的第一句话，但是他能够很好地用眼神和表情与你交流。马丁很擅长投篮，而安娜甚至无法抓住篮球。杰克比吉米更灵活，但他似乎总是有各种想法，这带来了过多的内部刺激，导致了他出现了大量的压制性行动和语言。

为什么诊断相同的孩子会有如此不同的表现呢？答案可以在孤独

---

① 儿科学、神经病学和发育学专业的医生应尽早参与进来。

症的神经通路模型中找到。孤独症有数百种甚至数千种可能的病因，多样化的病因引起多样化的伴生状况，它们结合起来破坏共同的发展途径。[①] 这些因素通过扰乱孩子与成人之间的引导式参与关系而导致各种障碍的发生，而且在障碍出现后不会消失。许多最初的诱发因素往往仍然会对儿童的发展产生持续的负面影响，并且有时会成为比孤独症本身更大的发展障碍。

想得更多一些

我们已经讨论了孤独症是一种神经系统疾病，其中多种生理因素会破坏父母与患儿之间引导式参与关系的形成，从而抑制孩子的动态神经和认知的发展。不仅如此，癫痫、注意缺陷多动障碍、运动障碍以及视觉和听觉处理障碍等共患病本质上也是神经系统疾病，同样也会造成严重障碍。

许多非源于神经系统的医学问题也会干扰大脑的发育。许多生物医学问题，如严重过敏、不耐受和免疫缺陷，可能会严重妨碍儿童获得引导的能力。

孤独症不可避免地会给父母和孩子带来继发性反应性问题（由于孤独症而衍生的状况）。医疗和心理健康专业人员可以诊断各种精神和心理疾病，例如广泛性焦虑症、强迫症和依恋障碍等。此外，孤独症儿童的刻板行为或逃避不确定性可能会导致许多病理性防御反应。对训练有素的专业人员来说，仔细评估这些二级防御机制并确定哪些可能成为学徒发展的障碍非常重要。

针对孤独症儿童的问题需要 RDI® 认证顾问和专业医生之间的密

---

① 因为很多疾病的病因是交互的，比如注意缺陷多动障碍和孤独症，在受影响脑区上就有很多一致性。孤独症和抑郁症也有一些相同的发病机制。所以，当发病因素很多的时候，伴生状况或者共患病也有多样表现。

切合作。该合作关系在几个重要方向上发挥作用。RDI®认证顾问充当康复专家，指导孤独症儿童家庭的日常生活，并为医生提供所需的信息。而医学可以减少医疗状况对孩子的影响，以便孩子可以更容易地利用康复机会。对父母来说也是如此。正如我在上一章中讨论的那样，与孤独症儿童一起生活的危机可能会为父母的抑郁症和焦虑症埋下隐患，此外，很多父母也可能出现与创伤后应激障碍患者类似的症状，这些都需要专业医生的治疗。

制订平衡的计划

为孤独症儿童设计干预计划应仔细考虑每个孩子独特的生物及心理社会性特征。不幸的是，我们的许多家庭在开始这个过程时都相信他们为孩子获得的服务越多越好。有时，他们会看到一长串孤独症干预服务列表，暗示着列表中的每项服务对于所有孤独症儿童都很重要。这种越多越好的想法并没有科学依据。

例如，对癌症患者来说，化疗、放疗和手术的结合不一定比单独化疗更好。事实上前者很容易加大患者死亡的概率。添加更多干预可能会造成混乱甚至有害。孤独症儿童可能会被物化或标准化对待。一些父母纯粹成了干预服务的采购者。我们看到，一些接受最严格干预的儿童显然正在承担干预本身带来的痛苦，而他们的整个家庭也在干预过程中筋疲力尽。我并不是暗示我们不应该采取一切必要的干预措施，而是我们必须根据每个孩子的独特需求做出理性的决定，基于孩子的具体需要而非基于诊断来制订计划。我看到一些孩子每周都会接受言语治疗，即使他们没有言语障碍且掌握的词汇量已经很大了——仅仅因为言语治疗是列表中规定的，所以父母坚持让孩子去参加。与此同时，我看到一些孩子还没有意识到他们发出的声音是从自己身上发出的。显然，这些孩子需要对这种严重听觉处理障碍很了解的言语治疗师对其进行干预。

我们希望家长也考虑"分期治疗"。例如，一个孩子可能有一定程度的肢体不灵活，在某些时刻的确需要引入作业治疗师的支持，但目前并不妨碍孩子的发育。另一个孩子没有意识到他的手臂是他身体的一部分，这样的孩子可能需要立即向作业治疗师或者物理治疗师求助。

发展基础

在消除孩子成为学徒的障碍的同时，我们希望确保孩子具有早期发展的基础，这对于他们取得进步至关重要。艾玛 6 个月大时就已经在情感上与她的父母融为一体了。她展现了在变化中进行模式识别的能力，当外部信息存在差异但基本模式相同时，她的思维能够根据外围信息确定活动的关键模式是什么。即使在这么小的年纪，艾玛也能集中注意力并保持足够长的时间来观察父母的行为并从中学习。艾玛感知到她父母有意识的非语言交流，并在很早的时候就开始表现出自我意识。信任的记忆正在建立，她将父母作为她在探索世界过程中的主要参照。一些孤独症儿童在开始接受 RDI 时，这些早期发展基础已经具备，而有一些孩子则需要构建。

平衡修复与知识获取

正如我在前文中阐述的，孩子要想取得生活中的成功需要动态智能和静态智能的最佳组合。我们希望看到孩子养成良好的习惯，在生活中自然顺畅地完成日常活动。发展这些智能所需要的技能包括如厕、穿衣、刷牙、准备上学、准备睡觉、乘坐交通工具、遵守时间表、尊重受到的限制和做规定的家务。这些技能不必作为动态能力来教授。事实上，我们希望这些日常活动的完成能够高度自动化。此外，还有一些能力，如阅读、写作和计算，则需要静态知识和动态处理的结合，比如以有意义的、整合的动态方式教授静态的组成部分。正如很多现代教育家都同意的那样，记忆和运用静态知识需要结合孩子的动态思考过程，孩子才能在未来合适的情境中以有意义的方式使用这些静态知识。

平衡修复和补偿

理想的情况下，我们都希望孩子们在发展状况准备好之前不会面临挑战。然而，在现实世界中，孤独症儿童经常被安置在学校这样的融合环境中，面对他们完全没有做好准备接受的挑战。例如，一个孤独症孩子在教室里上历史课，他学习能力很强但在社交和情感表达上是有缺陷的。他可能具有理解历史书中有关战争知识的智力，然而，他还远未准备好与同学合作开展一项有关战争主题的集体活动。

在制订补偿措施时，我们必须小心，不要造成孩子不健康的依赖，或人为的虚假成功体验。补偿措施不应该成为孩子学习承担更大责任和更主动地应用能力的最大障碍。例如，如果雇用一名助教来帮助孩子，重要的是她不会过度提示孩子并压制孩子探索环境和进行社会性参照的动机。

有用的补偿示例：

1. 向年龄较大，尽管进行了密集、适当的治疗但仍无法使用口语的孩子教授手语或提供 AAC（辅助沟通交流系统）。

2. 对于有严重听觉处理障碍或工作记忆问题的孩子，在认知能力可以支持的情况下，使用电脑交流，帮助他们理解沟通的双向性，从而建立互惠对话的原型。

3. 在课间休息期间，为尚未准备好进行随机同伴交往的学生提供在成人指导下具有挑战性的真实任务（比如帮助老师收拾试卷）。

4. 雇用一名助教来培养学生观察课堂环境并在不确定时进行社会性参考的能力，随着学生的进步助教的补偿行动要逐步撤出。

5. 为注意力不集中的孩子提供耳机或视觉辅助工具，提高他们自主学习的效率。

6. 允许在注意力集中或快速处理语言问题方面有困难的学生不参与集体讨论，他们在集体讨论的时候可以选择进行其他替代活动。

第十一章
学　徒

　　一个典型发育孩子的父母从来不必担心孩子是否准备好承担学徒的角色。然而，当面对一个孤独症儿童时，你必须做好从头开始的准备。在必要的情况下，我们必须回头去评估孩子最基础的能力，来为孩子成为学徒奠定基础。同样重要的是导师（父母）与学徒（孩子）彼此之间建立信任。我们必须帮助孤独症儿童形成与父母正向互动的深刻的个人记忆。孩子需要知道，当他的世界变得混乱时，可以依靠父母作为他的主要参照，为他提供恰好足够又不过分的支持。最后，父母必须帮助孩子建立记忆——因为与父母共同克服了一些困难，而感到自己更有能力、更胜任的记忆。

　　试着回忆你生命中那些你作为学徒时的片段，即使是并不那么正式的学习。你是如何学着信任你的引导者的？当你跟在引导者身边学习时，你体验到了何种感觉？

建立关系

引导式参与是一种非常特殊的互动方式，其目标并不是让学徒掌握特定的技能，而是开启学徒的学习进程。成功的引导者并不关心是否能准确预测学徒在整个过程中会学到什么。相反，他们花费精力创造一个富有成效的学习过程，在这个过程中他们可以定期给学徒安排一些有挑战性的学习内容，然后在学徒有效地努力解决问题时谨慎地支持学徒。当父母学会与孩子一起观察这一过程时，他们会开始关注他们和孩子之间正在发生的事情，而不是他们想要其发生的事情。他们关注的不是彼此说了什么，而是如何感同身受、如何影响彼此。引导者和学徒应该关注如何在任务完成过程中维持和加深他们的关系，而非任务最终是否正确完成。保持一个积极有效的学习过程才是真正的目标！

土拨鼠之日

在引导式参与关系建立的过程中不能急于求成，父母通常由焦虑情绪引发的疯狂行为反而会激发孩子的敏感，并且阻碍双方信任的建立。在电影《土拨鼠之日》中，比尔·默里饰演一名冷酷无情的天气预报员菲尔·康纳斯，他被困在噩梦中，只能无限期地一遍又一遍地重温同一天。最初，他的目标是不断尝试勾引一个讨厌他的女人。他认真记住了她所有的喜好，而很快她也开始对他产生了热情。后来两个人度过了一个完美的夜晚，可是最终事情并没有按照菲尔的计划进行。

菲尔逐渐变得疯狂起来，在接下来的几天里，他重复同样的话语，带女人去同样的地方，重复同样的动作。他完全不在乎和她在一起的当下，只想着快点达成自己的目标。菲尔在疯狂的状态下，相信只要重复他记住的每句话就能得到他想要的东西，但是女人却拒绝再跟他在一起了。

在电影的最后一部分，菲尔放弃了他的目标，而是让自己融入镇上的生活。他认真地过好在那里的每一天，与镇上的人们建立了真正美好的关系。他改变了机械的日程安排，放慢了脚步，对镇上的人很热情、真诚。他成了镇上最受欢迎的人。在电影的结尾，菲尔走出了梦魇，并抱得美人归。

> 当父母正在学着分析他们引导孩子的过程时，顾问经常会强调，父母应当仔细看他们和孩子互动视频的一些小片段。即使是一个两三分钟的视频都蕴藏着大量的信息。这是因为，在整个活动过程中，父母的行动往往具备重复性，发生过一次的场景，会持续不断地重现。如果父母正在监控孩子的共同调控①状态并做出相应调整，那么他们可能会在几分钟的时间里不断地进行类似的调整。如果父母在回应孩子之前会停下来思考沟通的内容，那么这种停顿也通常会反复出现。

"浮现（Emergence）"（学习机会）

父母向孩子展示的变化和挑战，必须根据对孩子最近发展区②以

---

① 共同调控，指和同伴一起合作，过程中互相接收对方的讯息，能和同伴有一来一往双向的互动。

② 维果茨基的"最近发展区理论"，认为学生的发展有两种水平：一种是学生的现有水平，指独立活动时所能达到的解决问题的水平；另一种是学生可能的发展水平，也就是通过教学所获得的潜力。两者之间的差异就是最近发展区。教学应着眼于学生的最近发展区，为学生提供带有难度的内容，调动学生的积极性，发挥其潜能，超越其最近发展区而达到下一发展阶段的水平，然后在此基础上进行下一个发展区的发展。

及孩子独特的学习方式和需求的仔细分析来谨慎计划。他们还必须学会在引导工作中承受一定程度的不确定性。

父母不要试图准确预测孩子会利用他们提供的机会做什么，而是应该抱着这样的想法：只要这个过程运作良好，引导关系的成果就会出现。导师和学徒的互动，应当共同创造新的发现。学习机会可能会在不可预测的时刻浮现，而不一定非要按照计划来。如果我们制订的计划类似于"我做 A，你做 B，然后我做 C，你做 D，然后我们将实现 E"，那么我们将构建一个脚本化的计划、一个静态的序列，这违背了引导式参与关系的理念，也破坏了孩子获得动态认知发展的机会。而且，就像电影《土拨鼠之日》中的天气预报员菲尔最初的状态那样，当无法按照脚本到达"E"（共度美好夜晚）时，我们会感到非常沮丧。

因此，理解浮现的概念至关重要，因为它意味着引导式参与的成果是通过参与双方共同的努力构建起来的。当然我们无法根据我们在时间 1 中所做的事情来完全预测你或我在时间 2 中会做什么，因为在时间 2 中发生的事情很大一部分是基于我们对时间 1 中发生的事情的主观解释和情绪反应。然而，我们可以保持一定程度的可预测性，为孩子提供一个明确的焦点和框架，明确双方应遵守的边界和限制，建立一个安全的仿真小环境供孩子进行练习。

为了帮助父母体会引导式参与关系中新发现的机会如何浮现，我有时会与他们进行简短的体验式练习。我把手伸进一个袋子里，拿出一件不太常见、他们不熟悉的物品。在这个时候，我不会加以任何解释，只是保持微笑。在向他们展示之前，我带着好奇的表情仔细审视这个物品，然后将目光在父母和东西之间转移。大约 20 秒后，我慢慢地将这个物品移向他们，然后在他们触手可及的位置停下来，这样就为我们双方提供了再次凝视该物体进行共享式关注的机会。最后我伸手把它递给了他们。当他们抓住它时，我不会立即放手。相反，我让我们共同握住该物体大约10秒，之后再慢慢放开。

即使在放开手之后，我仍然保持手臂向前、手伸出的姿势，这倒不是一种表示我希望要回那件物品的手势（比如摊开手掌），而是发出我仍然在"连线"中的沟通信号，以引发父母的疑惑，带来思考的机会。如果我发现父母中的任何一方变得焦虑，我可能会描述我的想法并提供更多关于我正在做的事情的背景信息来提供脚手架。这个一两分钟的体验结束之后，我们会讨论我们对这个练习的反应。

艾玛的"浮现"

在前面的内容中，我向5个月大的艾玛递了一支记号笔，不知道她会做什么。我没有告诉她要接过去然后还给我。如果我已经知道她要做什么，那就压根没必要把笔递给她。记号笔的递出是一个邀请，是激发她思考的动作。我的职责是等待，看看她会如何回应我的邀请，以及我们之间会发生什么。当我开始与艾玛互动时，我们谁都不知道会发生什么，也没有什么确定的期望或目的。我的动机是花时间和她在一起，并对我们可以一起做什么保持好奇。

像大多数成年人一样，我无法抗拒与艾玛交往，因为我的总体期望是，与一个看起来心情不错的5个月大的孩子互动通常会令人愉悦。

我先把记号笔放在一个地方让艾玛抓，然后再把笔放在嘴里来制造变化，艾玛停了一会儿，然后调整了她伸手的角度并拿起了记号笔。从那时起，我们的互动就升级了。我们创造了一种我们双方都会记住的关于"我们"时刻的体验。下次我们见面时，这种联系仍然存在。

六个星期后，当我再见到艾玛时，迎接我的是她脸上灿烂的笑容。这种动态的过程帮助我们形成强大的个人记忆。

我们以这样动态的过程来构建关系时，意味着我们双方分享自己的意图，做出自己的努力，为关系朝着理想的方向发展提供动力，然后看看双方的努力结合在一起会发生什么。这与认为互动需要以某种规范方式进行是非常不同的。在我之前的例子中，如果艾玛没有微笑，我当然也不会失望。但是，如果我一直试图促使艾玛微笑，我就会失去获得新发现的机会。

菲利普的"浮现"

当我第一次见到 5 岁的菲利普时，他、他的父亲帕特里克和我通过一个简单的引导过程开始发展我们之间的关系。菲利普几乎没有任何交流的能力。他智商评估的分数也很低。他总是做一些很混乱的动作，几乎没有表现出任何进行活动计划的能力。帕特里克和我轻轻地用手臂搂住菲利普的肩膀，菲利普站在中间，我们三个并排站在游戏室靠墙的地板上。如果是面对其他不同需求的孩子，我们可能会走路或做一些简单的动作。然而，最初我的观察是，一旦菲利普动了，他就会与我们断联，所以我们既没有让他跑开，也没有试图让他做任何事。事实上，当我和他的父亲慢慢在地板上坐下时，他选择保持站立，而我们仍然握着他的手，并告诉他，即使他就这么站着，对我们来说也完全没问题。

这次的会面我只有一个目标：希望菲利普和他的父亲能够尽可能长时间地体验彼此生理反应上的同频——在短时间内，他们的心率、呼吸频率和神经调节就可能在某种程度上保持协调。这是典型的四周大婴儿和父母会出现的神经共振类型，也是孩子与父母建立信任关系最重要的基础。我希望为他们父子俩建立一个安全的互动基线。一旦我们到达了这个基线，我们就再看看他们还能胜任做些什么。

帕特里克、菲利普和我在最初的30分钟里有时是站着的，但大多数时间是坐着的，同时进行着一些简单的动作，比如以一种节奏相同的、轮流的方式慢慢地来回摇晃。帕特里克和我会停下来等待菲利普行动，暗示该轮到他了。起初菲利普对此似乎并不高兴。然而，几分钟后，他似乎明白了我们并不会强求他，于是平静了下来。与此同时，帕特里克也表现得更加轻松、平和。几分钟后，我们的呼吸就同步了。

半个小时之后发生的事情是奇迹般的、完全出乎意料和计划之外的。菲利普承担了一个明确的角色——配合他父亲和我协调他的行动，并展示出了社会性参照能力。他越来越兴奋地与我们一来一往。每一分钟，我都观察到菲利普行为的协调性、有组织性以及他的感觉舒适度和胜任感在不断增强。这为我确定如何通过小细节来添加挑战提供了合适的反馈。引导者要做的是在每次取得小小的成功后对自己说："让我们再加一点，看看会发生什么。"

在我们的活动进行了大约45分钟后，我们三个人并排坐在椅子上，菲利普坐在中间。我和他的父亲第一次松开了他的手。菲利普站起来，走到房间的另一边，转过身，看着父亲，有意识地慢慢走回来，坐在了帕特里克的腿上。我观察到菲利普可以小心地、故意地从我们面前走开然后再回来，就是因为他想继续参与我们的活动。他的这种无须提示、有意识的行为和动作计划能力在此之前从来没有被观察到。

根据我的发现，我想出了一个活动：我伸出手邀请菲利普和我一起走。菲利普看了我一眼，但没有离开座位。于是我增加了"脚手架"。我靠近菲利普，跪下来与他保持同一水平位置，这一次我伸手去触碰他的手，但没有抓住他的手，避免施加任何压力或表达任何期望。菲利普握住我的手，但没有立即从椅子上站起来。我等到他调动自己的肌肉从椅子上站起来，小心地确保我没有对他的手臂施加任何压力以促使他站起来。（让孩子意识到自己是自愿采取行动，这一点非常重要。）我们站着不动，握着手，保持了几秒钟，以确保菲利普感到自在。

我们牵着手，慢慢地走到帕特里克对面的房间一侧。我确保我永远不会"拉扯"菲利普，但尽力保持与他并肩前进的状态。走到墙壁面前，此时我们背对着帕特里克，我停下来，慢慢从 1 数到 10，然后我们转身面向帕特里克，再慢慢走回他身边。当菲利普和我一起走向帕特里克时，他们俩的脸上都露出了喜悦的表情。与我第一次这样"散步"后，菲利普不需要任何练习或帮助就可以承担他的角色任务了。之后，我不用再牵他的手，他的动作能和我同步，这让他很高兴。每次我们一起走的时候，我都会针对我们的步子节奏和数数方式添加一些小小的变化。菲利普在不断地适应这些变化的同时，兴趣不断高涨。

当我们在游戏中担任了几次简单的平行角色之后，我觉得是时候加入一个挑战项目了。阐释和挑战同样是加入变化，但是它们之间的区别在于阐释是加入一个变化，但是不改变活动框架，也不改变角色的责任。我们可以理解为，在活动中添加一个"异中求同"的新元素，让孩子在新的变化中感知持续的连续性［比如在抛接球的活动中，从抛接乒乓球变成抛接网球，孩子感受到了变化的发生，同时感受到变化背后的活动框架（抛接）的连续性。尽管球发生了改变，孩子的角色责任（接住球抛给引导者）并没有发生改变］。挑战则是加入一个变化，改变了活动框架中的元素，也相应改变了角色的责任（比如抛接球活动中加入了第三人，元素发生了改变，孩子的责任除了将球接住抛给引导者，还需要同时关注第三人，考虑何时将球抛给第三人或者何时接住第三人的球）。元素的改变将问题变成一个"相似但不同"的问题，要求孩子认识到尽管表面上有相似之处，但变化已经破坏了框架的连续性。我无法确定我发起的挑战是否会成功。然而，我知道菲利普和我已经成功地共享了一个框架，我们可以随时使用它来重新组合以及再次体验到胜任感。

我暗示帕特里克，这一次，当我和菲利普转过身来数数时，他要从椅子上站起来，躲在旁边的落地窗帘后面。菲利普和我倒数完开始往回走。走了大约五步后，菲利普突然停了下来，因为他意识到他父亲不在我们离开的椅子上了。这是一个充满不确定性的时刻，我希望这对菲利普来说是带来思考的时机。他不需要弄清楚他的父亲在哪里，他只需足够信任我，相信我也许能够帮助他解决问题。如果我对菲利普的直觉判断是正确的，这将创造一个机会。如果我高估了他可以应对的挑战程度，我会看到菲利普脸上回避或痛苦的表情，那么我会立即让帕特里克从窗帘后出来，这样我们就可以重新调整并减轻挑战程度，比如让菲利普观察他父亲走向窗帘的动作，然后菲利普和我一起转身离开。如果这还不够，那么便返回我们之前最初的成功的框架。

菲利普迎接了挑战。我高兴地看到，他开始审视着他父亲坐过的地方。我停下脚步，站在他身后几步远的地方。我想确保如果菲利普需要我的帮助，他能随时找到我。然后菲利普转过身来凝视着我的脸，眼神里明确地表达了他希望我给他提供参照信息并帮助他解决问题。在这样的关键时刻，导师必须小心地提供刚好足够的信息，同时又不能剥夺孩子的主动性和成就感。我指着窗帘说："他在那儿。"菲利普展示了出色的运动计划能力，他跑到了窗帘前——这是我们三个人都很期待的一刻。菲利普把窗帘拉开来，帕特里克的脸露了出来。他们微笑着拥抱在了一起。

帕特里克回到座位上，菲利普继续坐在他的腿上，显得很兴奋和充满活力。菲利普现在将目光移到窗帘和我之间，窗帘是他新发现的有趣物体，而我则是他这个新发现的促进者。他看着我时，露出灿烂的笑容，没有表现出焦虑的情绪。我向菲利普伸出了手。这一次，他的主动性明显提升了，他立即将注意力锁定在我身上，微笑着起身，走到我身边，拉着我的手等我站起来。

这次我指示帕特里克躲在窗帘的另一边，躲得要足够远，这样菲利普如果回到之前的地方去找，就根本找不到父亲。我们走开，从1数到10之后又走回去。我仍然是跟在菲利普身后几步。他立刻注意到父亲不在座位上了。不过，这一次他并没有在原来的地方停下来琢磨。因为他已经从上次的情况中得知，帕特里克可能在也可能不在他的座位上。菲利普小心翼翼地走到窗帘前，在之前找到父亲的地方寻找他的父亲。直到拉开窗帘，发现父亲并不在那里，他才停下来思考。和上次一样，他没有表现出焦虑或痛苦。

再次审视了一下情况，菲利普转身将目光转向我，等待着。我指着窗帘的另一边说："你可以在那里找到他。"菲利普立即走到另一边，拉开窗帘，兴奋地与父亲重聚。

如果只是看到上面一幕而不知道我的想法，人们可能会认为我从一开始就策划了整个事件。然而，我向你保证事实并非如此。我最初的目标很简单，并且很大程度上在开始的20分钟内就实现了，这归功于我们的流程设定。作为引导者，我利用了菲利普能力不断增强所带来的新机遇，我们取得了包括菲利普在内的所有人一小时前都无法想象的成果。（我们将家长在动态的活动中不断地发现机会"浮现"的能力称之为"RDI 的雷达"。）

有意义的沟通

正如第十章中的"环境静音"所描述的，准备阶段的沟通主要是为了给环境"静音"并为未来的成功创造空间。在父母作为学徒的阶段，父母学习以更积极主动的方式与孩子进行沟通，以促进相互的经验分享，加强更有意识的沟通。

为了更好地帮助父母了解沟通能力的发展过程，我们先来看看人类沟通过程的最原始的版本是怎样的。我们必须承认这个独一无二的过程充满令人难以置信的复杂性，但同时必须以简单的版本作为起点，为孩子提供足够的时间学习逐步以更恰当的方式对沟通进行思考。

人类沟通的起点是理解，大多数沟通与输赢、对错无关。我们把大部分的交流都花在建立和维护精神桥梁上，在其中分享我们主观体验的不同方面。这些桥梁很脆弱，需要持续维护和频繁重建。尽管如此，它们却是必不可少的，因为它们是我们了解自己是谁并超越自我的唯一途径。在学徒阶段，父母最初的沟通目标是创造一个环境，使自己与孩子的沟通具备双向性，沟通过程呈现"你来我往"不断裂的状态，从而"保持（沟通之）球在空中不落下来"，并尽可能地让这样的沟通成为日常生活的常态。①

丹尼斯：让球在空中不落下来

丹尼斯是一名患有孤独症的男孩，多年来一直参与一些训练静

---

① 沟通是达到目的的必要手段。我们当然必须确保孩子在分享经验的同时发展工具式沟通能力。在我们见过的数千名孤独症儿童中，没有一个儿童只发展了经验分享式沟通而没有工具式沟通的。然而，在没有接受 RDI 或类似干预方法的孩子们身上，只有工具式沟通而没有分享式沟通的情况比比皆是。

态智能的干预项目。在他 13 岁时，他的父母被告知，尽管干预效果不明显，可是除了继续尝试教授社交技能和帮助他发展友谊之外，也没有什么更多能做的了。丹尼斯一直是一个很随和的孩子，不爱惹麻烦或打扰其他人。他最开心的事是看几个小时的电视或玩电脑游戏。

丹尼斯的父母给我发了两个视频片段。第一段视频展示了丹尼斯在接受 RDI 之前的状态。第二段视频是开始 RDI 几个月后丹尼斯和他母亲在一起的一段简短的视频。在第一段视频中，丹尼斯坐在电脑前拍打着双手，其间不时回头看看他的母亲在做什么。他的母亲露易丝告诉他，她正在安装一台摄像机。他想知道为什么要安装摄像机，得到母亲的回答后，他很快扭过头继续玩电脑游戏。

第二段视频让我感觉有些难过。视频中一家人正在露营。除了丹尼斯之外，每个人都有任务。视频里大家都在砍柴、搭帐篷，只有丹尼斯在一旁，不出声地在一根圆木上来回走动，目光游离地拍打着双手。家人们对他的期望只是他别惹麻烦，别打扰父亲、母亲和妹妹干活。

视频剪辑转到一家餐厅，丹尼斯坐在他母亲旁边。母亲向侍应生要了一杯牛奶，听到母亲说"牛奶"，丹尼斯立刻接着说："挤牛奶，在农场。"露易丝扭头看向他问道："是吗？那么，牛是怎么叫的？"他回答说："哞。"于是露易丝又提出一系列问题，首先是"农场？那是谁的农场？"。丹尼斯没有表现出任何情绪，但开始捻弄他的头发。母亲继续问道："这是你脑海中的农场吗？"随着妈妈的追问，丹尼斯开始把手捂在耳朵上，这是他感到焦虑时通常会做的事情——暂时回避，但并没有完全退出互动。

过了几秒钟，他回过神来，问道："父亲在哪儿？"（父亲往往话很少。）露易丝回答道："我怎么知道他在哪里。"露易丝下意识地回答。她没有注意到儿子的问题背后隐藏的不安情绪。事实上，这样的沟通让他们双方都感到很焦虑。

在第一段视频的最后一个场景中，母子俩走在街上，正朝学校走去，丹尼斯走在露易丝前面大约30步的距离。露易丝想让丹尼斯走在她身边。于是她说："嘿，丹尼斯，你想和我一起散步吗？"丹尼斯低下头并开始沿着街道向前奔跑。"这让我意识到必须要做出改变了。"露易丝说。

第二段视频拍摄于他们接受RDI指导大约两个月后。丹尼斯和露易丝已经开始探索一种新型的沟通方式。视频开始时，同样是在上学的路上，露易丝和丹尼斯并肩走着，来回扔着一个球来练习共同调控。我们经常用"保持球在空中不落下来"这句话来提醒自己沟通过程的重要性。虽然这句话的表达是一种隐喻，不是具体的描述，但露易丝能明白其中的含义。对丹尼斯来说，与露易丝一起走路时来回抛球很容易，因为他具有良好的视觉运动协调能力，并且这不会占用他太多的注意力。

露易丝每次抛掷的动作都有所不同。有时球会在空中飞得很高，有时会在地面上弹起。有时她的投掷很准确，有时丹尼斯必须伸出双臂才能接住，有时他们两个都没接住球。有一次，当丹尼斯把球丢掉时，你可以看到露易丝不确定他是否会承担起捡球的责任。但是，在她采取行动之前，丹尼斯就主动跑去捡球了，就好像这是一件再自然不过的事情一样。他们之间没有任何语言交流，对此我并不感到意外。丹尼斯记得很多语句，但不幸的是，多年来，他形成了这样的心理定式——语言仅仅成为应对提问、给出答案的工具，而非"我口说我心"的沟通工具（就如同他听见"牛奶"，就立即刻板地接上"挤牛奶，在农场"）。因此，使用语言往往和回答问题的压力结合在一起，成为他焦虑的根源之一。

然而，这一次，他们的互动丰富了起来。这个场景最令人惊奇的是母子俩的表情。丹尼斯笑得很开心，清楚地认为自己是一个积极的、有能力的参与者。他没有任何我们之前观察到的回避行为。他有意识地与露易丝保持平行，但又不会靠得太近，以免让抛球的难度太低而变得无聊。后来露易丝和我一起观看这段视频时，她流着泪说："那一刻我知道我的儿子回来了。"

在第二段视频的最后，他们来到一个繁忙的十字路口。就像其他母亲对待自己的孩子一样，露易丝想伸手抓住丹尼斯，但最终她缩回手，停下来等待。而这次，丹尼斯向母亲靠过来，用手臂搂住了她的手臂。母子俩凑着头亲密地说着话，我听不清他们在说什么，但我能感受到氛围是多么温馨。

检查沟通"线路"

人们关于沟通最早的独特发现之一是，让沟通双方能顺利接收到代表彼此意图的"球"是相当困难的。因为不存在绝对正确的沟通方式，我们的表达常常无法准确反映我们的意图。因此，沟通往往充满了误解而且可能随时会断裂。这一早期发现激发了孩子发展多种动态沟通能力的动力，以期最大限度地减少沟通中的误解。

动态沟通的一个关键起点是学习以"后台运行"的方式，在不打断沟通的前提下，持续监控并参照我们自己和互动伙伴的沟通状态。孩子在不断成长中必须学会处理来自不同非语言渠道的信息，这些多渠道信息为所说的话提供了背景，同时考虑到双方关系的历史、当前的环境和双方涉及的目标。

如果始终有一个更有能力的伙伴进行补偿，才能使沟通有效，那么孩子将永远无法真正习得沟通能力并主动承担自己的那份沟通责任。另外，如果我们总是按照设定好的脚本和已知的规则去练习沟通，那么孩子将永远不会理解社交参与的真正本质恰恰是探索未知而非重复已知。社交的成功实现只能通过我们隐含的共识达成：允许彼此短暂地偏离轨道，然后做出调整以回归，然后又再次偏离轨道。最重要的沟通技巧是一系列技能的整合，包括沟通双方监控相互的理解程度、持续做出微小调整和修复不可避免的断联。

从视觉开始

视觉信息为沟通过程提供了监控和评估的支持。婴儿在说话或理解所听到的内容之前的几个月就已经是视觉交流的专家了。典型发育的婴儿知道，如果他们想要在与人沟通中有好的表现，他们就不能只是被动等待沟通机会的到来。相反，他们必须不断地关注周围环境，发现与他人沟通的机会。

到 6 个月大时，典型发育的婴儿已经学会灵活转移自己的注意力，能主动观察周围发生的事情了。到 15 个月大时，典型发育的婴儿就会仔细检查大人是否注意到自己向他们表达的事情。如果发现大人并没有注意到自己，尚未说话的婴儿会通过手势和声音进行交流，以帮助大人找到应该关注的地方，修复暂时的沟通断联。

听觉作为沟通的起点会比较危险，因为孩子很快就会依赖于让别人来进行监控和调整，然后直接接受别人思考后的结果。一个孤独症儿童如果被教导使用复杂的语言，却没有学会用视觉来监控他所生活的世界，那么他在一生中将不可避免地遭遇很多问题。我们经常看到有些孤独症儿童的语言能力很强，不知道沟通的真正意义。因为他们没有沟通的视觉基础，所以他们会不断地抛出话语，直到得到他们想要的回应或者将别人激怒。

正如我在上一章中讨论的那样，为了帮助那些过度依赖语言的孩子，我们应暂时减少对他们的语言输入，让他们的大脑有机会发展视觉监控和信息评估功能。这是一项艰苦的工作，因为大脑可能已经被"教导"要忽略而非寻找这些信息，重塑会变得更加困难。然而，这种困难不会永远持续下去，而且克服它是值得的。

多渠道信息

正如我在前面几章中讨论的那样，人类交流需要通过形成复杂的、高度集成的神经通路来整合多种信息渠道。为了发展这个复杂的网络，婴儿大脑先分别为每个沟通渠道构建神经通路，然后逐渐整合渠道以形成一个个集成的信息包。在 RDI 中，我们通过确保在渠道整合之前关注每个沟通渠道来重现这一自然发展过程。另外，我们还需将沟通过程中的接受部分和表达部分分开，然后重新整合它们。

这个过程需要大量的时间、练习以及一致性。每个与孩子有重要关系的人都应该参与，以促进这个进程。孩子必须意识到这些新的沟通渠道是有价值的，是他们在现实世界生活必须掌握的。我们还需要保证非语言交流的使用是相互的。因此，当我们专注在某些渠道的时候，不仅要确保自己只使用这些渠道，而且要让孩子意识到其他人也只能接收这些渠道的信息。

开发多渠道沟通的步骤：

● 构建简单的对话，一次强调一个渠道。[①]

● 将每个渠道用于不同的功能（例如共同调控、情感共享、分享感知）。

---

① 为了只使用一个沟通渠道，并不总是可以保持所有其他渠道完全中立。例如，在没有面部交流的情况下使用声乐韵律很奇怪。在这种情况下，目标是强调某个渠道，以便孩子认为它是主要的，而不必要求完全忽略其他渠道。

- 建立简单的对话渠道，使沟通双方都能有胜任感。
- 随着你从一种模式转向另一种模式（面部 / 韵律，或韵律 / 手势），逐渐整合不同的渠道。

语言

语言是重要的沟通工具。然而，语言不是无意识的词句的堆积，不能与思考、情感和意义脱节。另外，语言成为主要沟通工具可能会抑制多种沟通渠道的整合发展。所以，促进儿童语言的发展必须谨慎。

在学徒阶段，父母要学习尽量减少语言的使用，直到他们确定孩子正在积极地处理并刻意通过其他沟通渠道表达自己。[①] 理想情况下，语言作为沟通的一种方式，应该在孩子已经发展出丰富的非语言对话时被引入，并与已有的多种沟通渠道整合在一起使用。

导师需要向家庭成员说明，这是一项每个人都有责任的任务。家庭成员学会给彼此时间来组织和处理彼此说的话，学会对不尊重、令人厌烦和低效的语言设定明确的限制，学习使用语言来聚焦和阐述他们一起做的事情。例如，语言成为主观评估的工具，表达了人们对正在发生的事情的共同感受和共识：

"噢，那个东西正闪闪发光。"

"噢，那玩意儿很尖呀！"

"闻起来很有趣。"

"嗯，味道不错！"

我们每个人都从不同的窗户往外看，轮流发现某种类型的车辆：

"我看到了红色卡车。"

---

① "刻意"一词呈现了一个重要的区别。孤独症儿童可以在不使用语言沟通渠道的情况下进行表达。

"在哪里？"

"那里！"

"我看不到！"

"那里！"

"哦，我看到了那辆红色卡车。"

上面的对话反映出说话者真正的好奇心，父母应该理解他们提问的目的不是要求孩子给出任何具体的答案，而是利用提出的问题，来获得了解孩子主观体验（无论是什么）的机会。

"我们该走哪条路呢？"

"接下来你打算做什么？"

想象一下，一位家长在吹气球时问："我应该继续吹吗？"这个问题反映了他们目前正在一起做的事情，而不牵涉任何对与错的答案。

内部和外部对话

我们发现人类交流的另一个独特属性是，每个人在进行外部交流的同时也进行内部对话。事实上，即使是两岁的孩子也能感受到沟通会对伙伴的观点产生影响。

如果我们发现我们的沟通伙伴并没有呈现他们的内部对话，他们的表达是出于冲动或照本宣科，或者我们觉得他们只是在说他们认为我们希望听到的话，我们必然会感到非常沮丧。我们想知道我们当前的沟通会在对方的内心世界中引发怎样的反馈。当我与你分享一些重要的事情时，你有什么感受？我们想起了哪些事情？我说的话对你有什么意想不到的影响吗？

以下是对非常基本的对话的简要分析。首先，我必须区分你分享（主观视角下）的信息要素和可能提供的客观信息要素。然后，我必须将关注从"你"转向"我"，深入挖掘我的内心，找出我对你所沟通的内容和形式的主观反应。最后，我必须以一种我希望你能理解的方式来表述这个"我"，并且在某种程度上与你所提供的"你"相契合。

身为引导者的父母要学会有策略地使用少量简单、经过深思熟虑的语言，并使用大量时间来思考自己的回答，展示"我口说我心"的过程。他们仔细区分自己内心的语言和外在的表达，以证明在表达自己之前存在一个内部对话的过程。

父母根据孩子的理解能力和希望了解他人动机的强烈程度，有意识地分享自己的内心世界，以孩子能理解和不反感的方式展现自己的思维过程。父母要学会放慢速度，为逐步构建精细化的复杂的沟通过程创造空间；同样，要学会温和地阻止孩子过快的反应，并选择性地响应孩子发出的与正在进行的过程无关的语言。

建立协作

引导式参与是在引导者和学徒全天大量合作的过程中进行的。合作是引导者和学徒努力协调他们的行动、思想和心理状态以实现某个共同目标的互动。

真正的人类协作需要参与者快速连续地执行多个流程。首先他们必须与合作伙伴共同关注同一目标，其次必须监控与合作伙伴的协调状态，并确保他们的角色保持同步。再有就是自我调控，这需要每个人监督和调整自己的行为。

最后，协作参与者必须重视自己的行动、感知和积极情绪状态的整合，将其视为实现目标的关键。

即使是最简单的合作也需要参与者一定程度的神经整合，而许多孤独症儿童最初并不具备这种能力。我们经常从简单的合作原型开始，逐渐增加复杂性，让大脑必须完成更高程度的整合来应对不断增加的复杂性，从而构建最终的协作处理能力并提升内在动机。

共同调控与轮流

在我之前的描述中，菲利普、帕特里克和我一起度过的前30分钟里，我们没有指定角色或目标，只是一起完成了共同调控基础上的轮流行动。这是未来合作的最早原型——没有必须达到的终点，没有正确或错误的表现，不存在失败的风险。孩子不需要检查自己的动作是否与伙伴的动作足够同步，也不用担心双方的行动是否符合设定的活动元素（框架）和明确边界。这就是我们最初与菲利普以及数千名其他孩子之间建立信任的方式。[①]

参与者共同的目标只是保持参与。我们每个人都要轮流行动，既不是单纯模仿他人，也不是只按照自己的意愿行事而破坏共同参与。通过将我们的互动设计为轮流，我们人为地放慢了速度，并使连续的合作过程以清晰可见的一个个单元的方式呈现。我们每个人都会根据进度选择简单但随机的行动，然后停下来看看我们的合作伙伴如何反应。[②]我们当时的活动框架再简单不过了——保持联结和参与，大家轮流行动，然后停下来期待合作伙伴如何反应。从评估的角度来看，这个期待是互动中最重要的部分。这意味着孩子正在进行着"有意识地采取行动，看看伙伴会怎么做，再思考自己会如何反应"的合作形式。

---

① 有些孩子不需要从这个初级水平开始。对于他们，我们可以通过更复杂的协调或协作活动形式来启动关系的发展。

② 引导者确保自己的行为是不可预测的，也不会被孩子控制。另外，他们的行为应该是在孩子的经验范围内，现在还不是发挥创造力的时候。

一开始，菲利普选择自己的行动时，并没有期待父亲和我的反应。然而，大约5分钟后，他就明白了。我们并排站着，手牵着手。菲利普站在两个成年人中间。轮到我的时候，我决定坐下来，帕特里克也跟着坐了下来。菲利普仍然站着。起初，他似乎在等着看我们是否愿意把他拉下来和我们坐在一起。当我们没有这样做时，他继续站着，但开始微笑并凝视着他的父亲和我，期待着看看我们对他的这个动作反应如何（故意站立不动显然可以是轮流动作的一种可能，只要参与者是这样认为的）。

共同调控式的轮流行动不像轮流滑滑梯或轮流玩棋盘游戏。因为它是一个动态过程，尽管是一个初级过程，但它包含完整要素，比如非常简单的结构和明确的限制，加上一些不确定性和持续的变化。我们都不知道对方接下来具体会做什么，但我们都有期待。（在这一类型的活动中）父母需要明确让孩子知道，他们不需要面对有任何具体表现的压力。但是与此同时，孩子也不是合作行动的控制者。[①]一方面父母不会控制孩子具体的行动选择，另一方面孩子依然要尊重父母设定的边界。最初，就像菲利普一样，他的联结范围非常有限，父母可能需要保持与他身体的接触，比如牵手或把手放在他的肩膀上来设定限制。

从触觉／一起移动开始

在最早的共同调控过程中，我们希望父母和孩子能够体验到彼此在身体接触和一起移动方面的共同调控。就像菲利普和帕特里克的例子一样，我们的目标是在他们之间建立一种生理共鸣的状态。我们希望看到他们的心率和呼吸变得更加协调。为了实现这一目标，我们最

[①] 这种新关系应该在准备阶段就已部分实现。

初可能会淡化他们之间的视觉和听觉交流，如果目光接触会分散孩子的注意力或加剧孩子的焦虑，我们甚至可能要求他们有目的地避免目光接触。相反，我们想强调身体接触和一起移动的感觉。动作不需要符合特定的顺序或模式，重点是感觉彼此有联系。

额外的脚手架

当父母开始与孤独症儿童在共同调控状态下进行轮流活动时，孩子最初可能会拒绝参与，或以某种形式进行抵抗。有些父母需要顾问提供额外的支持，以帮助他们平静地坚持下去而不被激怒。脚手架的一个重要部分是给父母"打预防针"——让他们知道孩子可能会抵抗，这是正常现象。

如果顾问认为需要提供更多的支持，他可以首先让父母与自己进行有规则的轮流练习，父母要扮演一次引导者和学徒的角色。顾问还可能要求父母先与典型发育的孩子一起练习，然后再担任孤独症儿童引导者的角色。从这个例子中，可以看到脚手架如何支持父母，将这个过程慢慢地为他们呈现。在取得最初的成功之后，如果孤独症儿童的确出现了崩溃，父母也就能有所准备，而不至于做出使情况变得更糟的反应。

有限响应变化

当父母与孩子最初开始尝试共同调控行动的时候，我们可以提供额外的框架和脚手架，比如一种称为有限响应变化（LRV）的方法。

我们为父母提供一小副卡牌，共有 30 张。牌组中随机放置了六种类型的卡牌，每种类型的卡牌提示做不同的动作：我与你一起移动，我向你移动，我向侧面移动，我向上移动，我向下移动，我四处移动。

父母可以先互相练习一下。扮演引导角色的一方选择一张卡片，采取行动并等待，直至另一方能够跟上动作。父母记住所有动作选项后，我们就拿走卡片。当父母准备好与孩子一起练习时，他们会有意识地以缓慢的方式采取行动，包括轮流中的暂停，以便为孩子留出足够的反应时间。如果孩子在练习六种动作时难以察觉到其中蕴含的连续性（即动作的共同调控），则可以将动作数量先减少到三种，然后逐渐恢复到六种。

父母在共同调控方面找到了感觉，就会和孩子练习得更自然。只是在最初的练习中，我们需要帮助父母去感受共同调控中的环节，将我们（在面对典型发育孩子时）太过自然而然以至没有觉察的细节呈现出来，变成（面对孤独症儿童时的）一种有意识的、深思熟虑后的行为，所以这样的 LRV 方式为我们理解共同调控提供了视觉辅助。下面描述的两个人共舞的场景，很好地阐释了什么是共同调控。

> 我慢慢抬起手臂，握住你的双手，然后将我们的手臂一起抬高。接着就轮到你了。你握紧我的手，转了个漂亮的圈，然后将我们紧握的手放下。我向后退一步，你向我靠近一步。我慢慢地蹲下，你选择仍然站着。我感到手臂上传来的拉力，于是站起来握住你的双手，拉着你在我身旁又转了一圈。

真实的角色

一旦克服了最初对共同参与的恐惧，父母就会重新引入现实世界的活动，父母和孩子都被赋予简单明确且有真实意义的协作角色。首先可以进行有一定顺序的活动（父母递给孩子一件衣服，孩子将它放入洗衣机），然后进行相同的活动（父母和孩子一起跳跃，双方必须协调和控制各自的动作确保不会乱）。孩子的角色必须是合理的，并且孩子需要动脑筋才能完成角色任务。

在掌握角色协作的同时，孩子要学会尊重并帮助维持共同的框架。孩子体验到自己正通过与一名导师共同努力来维持"我们"这一共同体。

我们希望孩子尽快将自己视为贡献者，为活动框架的进展贡献有益的变化，而不仅仅是变化的被动接受者。父母教孩子区分带来延展的变化和带来破坏的变化。为了实现这一目标，我们开始时必须将框架尽量简化——它甚至要比孩子作为被动接受者时可以完全适应的框架更为简单。我们还可以将变化选择限制为两种或三种，这样选择时就不会产生焦虑了。

角色协作的另一部分是学习承担并行和互补的角色。并行角色是指我们在采取基本相同的行动的同时保持同步的活动，例如一起走在街上。互补角色，是在我们各自扮演截然不同的角色时，在特定的时间、地点和条件下会出现互补的功能，例如拿扫帚和拿簸箕。[①]

在这些互动中，参与者必须专注于其指定角色的进展、和同伴持续同步，并在不断变化的情况下仍然保持协作。一个常见的例子是两个人并肩行走，或者进行最简单的对话。参与者的注意力必须不断地从自己转移到同伴身上，从自我调控转移到共同调控。过程中的关键时刻是参与者不太同步的时候。这是最有潜力进行新的学习和成长的时刻。在这些时刻，父母可以逐渐增加孩子监督和调整自己行为的责任，以逐步恢复孩子的社会协调能力。

有意义的活动

有效果的活动必须对父母和孩子都有一些主观意义。当然对于父

---

① 扮演互补角色有助于防止孩子依赖自动模仿和固定搭配，而非深思熟虑地评估和调整他的行为以保持协调。

母的意义和对于孩子的意义可能不一样。然而，孩子必须认识到，一些真正的事情必须完成，并且他在完成这件事情上承担一定的责任，即使不是核心责任。有意义并不完全意味着享受乐趣，[①]感觉自己有能力带来比开心更强大的回报，这种意义的重要性，是我们从患有孤独症的成年人身上学到的。当然，即使某项活动可能属于必须完成的工作范畴，也不意味着它不能以一种有趣的方式进行。

为了让活动对孩子有意义，必须为他提供一个真实的角色。他必须认识到，如果他不认真对待自己的角色，没有人会替代他，任务就会失败。我之前讨论过一个案例，我们合作的一个家庭带他们的孩子本尼体验洗衣服的活动。本尼的母亲莉莉希望她和儿子一起把洗衣篮搬到洗衣房。当莉莉拿着一个空洗衣篮靠近本尼时，问题出现了。本尼一动不动，只是躺在床上，直视着他的母亲，当莉莉重复请求他帮忙搬衣服时，他的脸上露出了困惑的表情。

莉莉认为问题可能是由于她不在本尼的联结区域内，于是她走近了一些，确定进入了本尼的联结范围内并重复她的请求，他仍然没有反应。莉莉很困惑，将视频片段发送给她的顾问。她收到了以下回复："如果有人需要你帮忙搬一个空的洗衣篮，你会做何反应？"

如果孩子被要求作为学徒参与一项他已经掌握并可以独立完成的活动，父母就可能会遇到类似的反应。由于学徒的角色不真实，孩子可能会因失去独立性和自主性而变得不信任对方。

我们思考角色的设置时，应该考虑到角色相应的行动难度，确保孩子能够一开始就能够尝试它们，而不必过分担心失败。同时必须有足够的难度，才能让孩子在成功履行自己的角色职责时感受到成就感。在前面的例子中，我讲述了我的邻居和他 3 岁的儿子定期将垃圾

---

① 一对父子最近开展的一项 RDI 活动是挖掘一条沟渠以更换下水道，这一项目很有意义，但不一定有趣。

移到路边的故事。父子俩每个人都有一辆适合自己身高的拖车，每个人还有一个大小合适的垃圾袋，可以放在拖车上运到路边。每个人在其能力范围内都负有真实的责任。最后，参与者必须有一定程度的思考。如果活动没有持续的变化和逐步增加的复杂性，许多角色的活动很可能就是下意识的机械动作（例如，我递给你一件衣服，你把它放进洗衣机）。

我们服务的家庭构建了许多简单的角色协调框架，其中许多都围绕日常琐事和例行公事展开，例如铺床、洗衣服、洗车和倒垃圾。虽然每项活动都不同，但它们保留着共同的角色关系。例如，一起搬运洗衣篮和垃圾桶可以让孩子有机会在许多不同的表面差异和变化中发现潜在的连续性。以下是我们对孤独症儿童家庭进行角色协作指导时用到的许多方法中的几种。

钢琴变奏：父母和孩子并排坐在钢琴前。每个人只能弹奏三个黑键。大家轮流弹，父母每人一次弹一个键，孩子弹一个键。大家可以选择自己弹奏三个键中的哪一个。

戴帽子，脱帽子：每个人都有一顶帽子，大家并排站在镜子前。从"跟我做"开始，但不要重复特定的顺序。孩子不应该能够预测帽子何时戴上和摘下。一旦孩子理解了这个活动的框架，加入变化的机会就可能浮现。

阐释：帽子戴在我头上还是你头上。

阐释：从几顶帽子中挑一个。

洗衣服：父母从洗衣篮里拿出衣服，交给孩子，孩子把衣服放进洗衣机。为了防止这个活动是出于孩子的下意识或机械性完成的，请尝试以下一些操作。

- 给孩子递衣服时，改变双手相对于孩子的位置。
- 缓慢地伸手，然后更慢，然后快速伸手。

- 角色互换，从给予者—接受者转变为接受者—给予者。或者从互补角色转变到平行角色，从给予者—接受者开始，改为同时从篮子中取出衣物并将其放入洗衣机。
- 将部分衣物交给孩子，但不要放手。
- 创建一个人体屏障，孩子必须移开你这个屏障才能获得更多的衣物。
- 将非衣物的东西偷偷地放入篮子中。

观察与分析

理解学徒目标能帮助父母成为引导参与过程的观察者和分析者。在此期间，顾问使用许多工具和技术来帮助父母做得更好。例如，顾问可能会提供其他更有经验的父母的视频作为示例。此外，顾问分析父母上传的视频片段，聚焦希望父母特别注意的某些关键时刻。最后，顾问也会鼓励父母定期写日记，反思自己的进步和问题。

观察典型发育儿童

孤独症儿童的父母可能没有机会看到，一个典型发育的孩子在互动中为了保持与同伴的合作和理解同伴，需要运用多少能力，以及对于承担互动的责任可以多么地积极主动。我们鼓励父母花时间体验一下和30个月以下的典型发育儿童相处的感受。大多数人都能轻松地和这些儿童共度一段时光。如果你的朋友都没有孩子，我们建议你在当地的一些儿童活动中担任志愿者，尽量找时间和孩子们待在一起。

调整节奏

"真正的学习需要时间：思考的时间、暂停的时间、仔
细观察的时间、分享的时间以及关注最重要的事情的时间。"

——奇普·伍德（Chip Wood）[1]

通常，发育中的儿童学习使用复杂的自上而下的神经处理中心
（例如前额叶皮层）来对事物进行评估、分析和反思。与离散关联神
经网络相关的低级感觉处理中心相比，自上而下的高级思维处理中心
需要更多时间才能有效工作。

当我把记号笔递向 5 个月大的艾玛时，我必须一步步地完成。我
慢慢地将记号笔移向她，然后停了一会儿，然后又将其移近了几英
寸。我这样做，直到记号笔在她够得着的范围内，然后我停下来等
待，什么也没说，什么也没做。

在上面的例子中，我搭建了我的行动框架，为艾玛拿到笔提供了
机会。如果我动作更快一些，她可能仍然能够抓住并放下笔，但她会被
剥夺觉察、疑惑、思考、学习和探索尝试所需要的时间，包括思考行为
的后果所需要的时间。如果我们的行动和沟通速度过快，显而易见，
孩子可能会更容易出现死记硬背、照本宣科或应激性的直觉反应。

在这个阶段，父母要学会在空间、时间、采取的行动及行动速
度上深思熟虑和更有策略性。正确的节奏可以让我们更容易成功和获
得胜任感。导师和学徒都应聚焦在思考而非具体表现上。当然，我们

---

[1]　奇普·伍德，响应式课堂的联合开发者和响应式学校联合创始人。他的核心信
念是：了解每个年龄段的孩子在身体、社交、情感和认知方面的发展能力，能够对所有
孩子进行充满尊重的、成功的教学——无论他们的生活环境或文化背景如何。

希望导师的节奏具有战略性，根据孩子的特点和环境来制订策略。例如，如果我以接近艾玛的极其缓慢的方式去接近一个年龄更大、更有能力的孩子，那就毫无意义，孩子也会觉得无聊。

关键时刻

活动中最重要的时刻是当学徒（孩子）面临有效匹配他能力的不确定性变化①时，自己会主动停下来有意识地去觉察、思考。每当父母选择一项活动并设定角色时，都应该确定引入挑战的时机，并期待孩子能够有效地体验挑战。引导者（父母）的思维过程可能听起来像这样："根据我们当前正在进行的特定动态课程，我将在这项活动的哪些环节发起挑战？孩子在什么时刻会经历某种程度的有效不确定性？这个时候孩子应该在想什么？这个挑战将如何拓展他的思维？"

> 在进行活动之前，父母应该能够预测如何安排对孩子来说具有挑战性的时刻，这也是我们将孩子要面对的挑战尽可能地设置在他的最近发展区的意义。②

内心体验

浮现过程不仅仅涉及人与人之间发生的外在事件，我们还要考虑我们头脑中发生的浮现过程。对父母来说，尝试分析孩子的内心体验很重要。例如，如果你是学徒，你是期待自己成为一个主动积极、感

---

① 不确定性过大或过小，都不能最有效地促进认知拓展的发生，所以适合的不确定性才是有效的。

② 这似乎与我之前关于浮现的陈述相矛盾，但其实并非如此。导师必须接受二元性，尽管他们在活动中深思熟虑地提出了挑战，但他们无法预测挑战是否会产生预期结果，更不能过度执着于此。

受到被尊重和胜任感的初级共同参与者，还是看着导师做完一切工作而自己只能感到挫败和失控？

我们无法通过"读心术"来了解孩子在想什么，但可以观察他的注意力集中在哪里。此外，我们可以通过孩子的面部表情和姿势来确定他的参与程度。确定孩子是否参与动态思维过程的一个重要方法是观察所谓的动态凝视——他们的关注是主动的还是被要求的，是否是流畅和有意义的？他们的目光追随是否符合当前情境？他们是否在关注着当前环境中的中心信息？他们如何分配自己的注意力资源？

动态凝视与目光接触有很大不同。在前面的例子中，当菲利普的目光在他最先发现的窗帘和引导他成功的我之间来回移动时，他表现出了一种基本的动态凝视形式。学习眼神交流并不能告诉你什么时候应该凝视我的脸，或者如何处理你看到的信息，或者如何将该信息与其他渠道的沟通相结合。参照脚本来教授目光接触，不需要大脑边缘系统和前额叶皮层发挥作用。我可以从我自己的个人经历中证明这一点。我患有注意缺陷多动障碍，在成长过程中我的大脑中总是充满奇思怪想。然而，我从来没有因此惹麻烦，因为我在发呆时仍然可以与老师进行眼神交流，老师一直没有发现我的这个问题。

一个接受过目光接触训练的孩子已经学会了成为一个"静态处理器"。这样的训练常导致他们处于一种习得性的无意识状态。想象一下继续坚持要求孩子把注意力集中在你脸上的负面后果——他既不知道如何有效地处理你传递的信息，也无法搜寻环境中其他重要的信息。

菲利普拥有动态注意力

菲利普刚开始接受 RDI 计划时，周围的世界对他来说似乎不存在。他最频繁的活动是漫无目的地闲逛或旋转。在 RDI 计划实施六个月后，情况发生了很大的变化。虽然菲利普的词汇量很少——大约只会说十个单词，但此时他所知道的单词数量已经无关紧要了，因为他学会以一种丰富、生动、非语言的方式与他人进行交流。此外，他还学会了如何与他人进行共同调控。

菲利普和他的母亲肯德拉面对面站着，用肯德拉贴在地板上的线作为标记，二人开始像袋鼠一样一步步朝着对方跳过去。尽管肯德拉曾经认为她的儿子有严重分心的情况，但此刻她选择在书房里练习这项活动。这个家庭的书房很混乱，书籍和其他物品散落一地。家里的狗在通往后院的玻璃门外大声叫着，着急想要进房间来。

6个月前，菲利普还是个注意力很分散的孩子，然而，经过一段时间的干预后，他似乎不太容易受到周围环境的影响了。每次跳跃落地后，菲利普都会立即低头将目光转移到自己的脚上，确保落地时保持身体稳定，并且双脚距离下一个线标记足够近。他甚至拉起裤腿，以确保自己不会被裤腿绊倒。完成此操作后，菲利普看向母亲。他寻找信息来确定母亲何时准备好再次跳起，这样他就可以使他的动作与母亲的动作同步。当他们最终在中间相遇时，肯德拉给菲利普挠了痒痒，菲利普笑了一会儿，然后松开她的双手，回到了出发的地方。当菲利普成功控制住自己的行为时，可以看到他最生动的微笑。他真正的回报是他在活动中体验到的胜任感，而非感官刺激。

调控的崩溃

我们为了与他人保持协调而不断地在互动中付出努力。让孩子们能够珍视这种努力的唯一方式，就是让他们经历协调崩溃而必须努力重建的时刻。如果没有这种经历，就不可能激发孩子真正的内在动力。

我们希望父母为孩子提供很多机会，让孩子注意到自己偏离了轨道，必须做出调整。父母通过有效的沟通，让孩子能正确看待挑战。引导者（父母）不仅需要擅长设置调控和修复的时刻，还要观察当偏离轨道时孩子会如何应对。所以，如果孩子在互动中出现崩溃，父母要做的应该是观察而不是采取行动。这意味着要耐心等待，看看孩子是否会修复并返回正常的互动轨道。如果这种情况没有发生，父母可以重新制订策略，使孩子回到过去能胜任的框架里。一旦这种策略有效，父母就可以再尝试返回对孩子来说更具挑战性的区域，同时准备好加强框架或增加脚手架。

调控成功

父母要学会识别成功和失败。观察进行顺利的活动需要考虑三个重要因素。

第一个因素是要了解什么是成功以及成功何时发生。当参与正在进行的活动时，我们没有可以用来衡量成功的特定标准。父母要学会认识到，过程的持续本身就是成功的标志。当活动成功进行时，我们的座右铭是"保持下去"。然而，我们经常发现，不了解自己的活动目标的父母可能会无意中破坏一个活动的持续，比如在没有监控孩子所掌握能力的情况下添加太多变化或者在过程即将变得富有成效时停止活动。

第二个因素在某种程度上意味着打破第一因素中的"座右铭"。虽然我们在第一个因素中强调"保持下去"，但是我们不能让活动变得固化和静止，因为我们要看到的是父母持续延展阐释当前的过程。所以，围绕第二个因素我们的座右铭是"像鲨鱼游泳一样，引导式参与关系必须不断移动，否则就会'死亡'"。新奇和变化让生活变得有价值。从一开始，动态智能的发展能让孩子认识到他们的世界充满差异，但这些差异背后有着一定的连续模式。我们希望父母在看到孩子成功后立即添加足够的新变化和挑战，以保持孩子处于积极的正面的状态。如果不这样做，就会导致静态、重复和盲目的互动。

第三个因素是，父母在与孩子一起参与时必须觉察到自己的情绪反应。当你处于一段关系中时，不仅在理性层面，还会在情感层面亲身体验到这段关系所带来的好的与不好的结果。例如，和艾玛在一起，我能感觉到我们之间已经建立了某种关系。我们相处得很融洽，互动时双方全情投入。我们的注意力都放在如何让这个令人愉悦的互动过程保持下去。

给肯德拉的反馈

在我之前描述的菲利普和母亲肯德拉一起跳格子的例子中，肯德拉很难注意到菲利普的成功。事实上，菲利普使用了动态而非静态的注意力，承担了根据母亲的行为调整自己行为的责任。他迅速将注意力在自我调控和共同调控之间转移。没有任何规则或提示建议他应该看什么、做什么，但他很好地理解了他应该做什么并且应该将注意力集中在哪里。然而，肯德拉没有看到菲利普的成功，她并不寻求为菲利普提供新的挑战，也没有鼓励他添加一些变化因素。

在第三次互相跳跃的尝试结束时，菲利普改变了自己的动作。他没有回到起跑线，而是又向前移动了几英尺，然后停下来凝视着肯德拉，等待她的反应。肯德拉向菲利普示意他必须回到起跑线。菲利普答应了，他们又玩了一次。这一次结束后，菲利普又一次没有返回原点而是往前走了两步，等待着肯德拉对他动作改变的回应。而肯德拉再次示意他必须回到起跑线。

肯德拉并没有注意到菲利普在他们之前的活动框架中取得成功后，如何向他的母亲提出接受更大挑战的请求，并在他们的活动中充当了更积极、更有贡献的角色。

　　肯德拉过于关注他们活动的连续性，而没有充分关注应该去创造共同变化和新的挑战。讽刺的是，此刻，菲利普主动提出了进行简单的改进并等待母亲的答复，他在维持引导式参与关系方面比母亲做得更好。他提出的变化既没有破坏合作框架，又不会转移对主要目标的关注。菲利普的行为表明他正在成为一名更有能力的学徒，试图以适当的方式为保持这种关系做出更多贡献。

　　在肯德拉发送给她的顾问大卫的进度报告中，她观察到菲利普在扮演他的角色方面做得很好。然而，她写道，菲利普在他们取得一定成功后持续地偏离起跑线，这让她很担心。她想知道自己该如何处理这件事。

　　当大卫观看肯德拉的分析报告和视频时，他意识到肯德拉很难看到儿子新出现的能力，并且仍然过度担心儿子没有按照她创建的框架表现出该有的行为。考虑到菲利普多年来的表现（总是漫无目的地闲逛），肯德拉有这种反应并不奇怪。

　　大卫想要支持肯德拉和菲利普取得巨大进步，但也想帮助她重新定义菲利普的行为，将其视为成长的标志。他担心，如果肯德拉没有看到菲利普的进步，菲利普无疑会受到打击。他从肯德拉发送的视频剪辑中选择了两个片段并添加了自己的分析，然后发送给了肯德拉。

　　大卫选择的第一个片段，是菲利普流畅地将他的注意力从自我调控转移到共同调控。他指出肯德拉很好地帮助菲利普学会了在他们的关系中承担责任。他提到，这一目标在当前的环境设置下已经实现，并建议他们对活动和环境进行延展。第二个片段也很短——大约30秒。它捕捉到了菲利普适当地要求他们扩展框架的一些关键时刻。大卫评论说，在他看来，这是视频中最激动人心的部分，也最清楚地说明肯德拉对儿子成长的促进作用。然后，大卫让肯德拉考虑一下为什么她会认为这是让人担心的部分。你可能想知道为什么大卫不直接出来告诉肯德拉，"下次菲利普尝试做出改变时，你应该鼓励他这样做。"顾问的工作不是告诉训练中的引导者如何思考或做什么。如果顾问这样做，父母就没有成长的机会，只能继续依赖他们的顾问。父母不会学习如何独立思考，而只会学习如何遵循顾问的指示，这是不行的。与任何优秀的引导者一样，大卫想给肯德拉提出一个小挑战。他希望他的反馈能让肯德拉以一种新的方式观察她和菲利普的行为。

第十二章
引　导

　　"每个人的一生都是一次通往未知的旅程，常有人引领，少有人不冒风险就能抓住机会。"

——艾伦·斯鲁夫

　　对儿童来说，引导阶段意味着进入了康复目标路径的主体部分，其中包含数百个新目标。在此阶段，学徒将有机会多维度地发展动态智能。在前面的目标阶段，我们着重在修复孩子的社会性发展基石，因为那时的首要目标是帮助孩子成为一名合格的学徒。虽然接下来的许多目标会继续反映社会性能力，但我们现在开始将重点转向动态认知和自我发展。这一阶段的新目标包括批判性分析、相对性评估、功能等效性、灰色地带、问题解决、多种替代方案和即兴创作等概念。附录 D 中提供了一些动态智能相关目标的示例。

　　对父母来说，引导阶段意味着顾问开始将引导参与的基本工具（框架、脚手架和聚光照射）逐步转交给父母。①

---

　　①　在前面的章节"引导式参与关系——导师"中，我介绍了引导者使用的主要工具。在讨论本节的内容之前，读者可能希望先查看这些术语。

框架（Framing）

框架的搭建是分析和设计活动的过程，以确保学徒拥有真实有意义的角色，保证他们的注意力和认知可以充分用于应对新的挑战。导师不断地提供脚手架，提升学徒面对挑战进行动态分析和思考的能力和胜任感。最后，导师聚焦有效不确定性带来的思维拓展的关键时刻及解决过程，加上标签以形成记忆锚定，使其更有可能在记忆中被凸显。在本章中，我们将"阐释"这个概念也添加进来。父母要学会仔细确定如何从最初的原型开始，利用阐释，逐步嵌入、扩展和发展原型中的各种元素，带着学徒向更广阔的现实世界进发。

简要回顾

你可能还记得，搭建框架是指通过活动设计以及选择合作伙伴的方式实现目标。例如，框架可以帮助我们在减少活动中变化的同时保留一定灵活性，也可以优化活动设计中的规律性和不确定性的比例。稍后在阐释部分，我们将讨论如何放大框架，例如将一个容易预测的活动伙伴转变为一个难以预测的活动伙伴，比如将一个熟悉的成年人转变为一个熟悉的同龄孩子。

> 框架是依赖于上下文，基于情境的。教室里老师设计的框架可能与家中父母设计的框架完全不同。

搭建框架是从选择的目标出发的。例如，如果目标是让学徒增强动觉意识并进行更好的身体上的自我调节，那么我们可能会设计一项活动，例如学习在没有辅助轮的情况下骑自行车，这样孩子就会收到关于他的平衡状况的实时反馈。如果我们的目标是让孩子感受与他人动作的共同调控，需要他不断调整自己的速度保持和我们并行，那么就需要在活动框架设计中加入提供辅助轮来支持他保持平衡和灵活性，这样他就不用时刻担心会跌倒。只有当孩子有了足够的动觉平衡和身体控制能力后，我们才会在他与我们一起骑行时撤掉辅助轮。

活动限制、角色和修改

父母要学会给孩子设定清晰、可理解但不死板的活动限制，练习按照一定的策略管理时间、空间、孩子的精力、可选择的沟通方式、活动材料等资源，同时保持资源使用的灵活性，目的是在尽可能自然的环境和维持必要的限制之间创造平衡。

父母要学会调整活动，尽量避免与目标无关的干扰因素来分散孩子的注意力。孩子的注意力应被保留在与目标相关的核心元素上，而非一些外围元素。[1] 只有这样，父母才能够将精力放在他们想要引入的挑战上而不是疲于奔命地不断把跑偏的孩子拉回正轨。也只有这样，孩子才能有足够的思维空间应对挑战。我在小学二年级课堂上写诗的经历，很好地诠释了这个观点。我的老师认识到，我如果把注意力放在笔迹是否工整上，就无法投入地创作诗歌。于是她重新设计了诗歌写作这个课程，暂时去掉了对学生笔迹清晰度的要求，这让我能够专注于这堂课的真正目的。[2]

根据情况不同，排除干扰孩子注意力的因素的严格程度也会有所不同，并且会随着时间的推移而变化。重点本来就不是把孩子周围的

---

① 通常，如果目标是利用新角色来学习如何与合作伙伴协作，那么学习如何更好地担任新角色可能是次要的任务了。

② 老师还临时起意，同意让我向她口述我的诗，以便她可以用她清晰的笔迹记录，以此来作为这项活动的补偿措施。

东西都拿走。我们需要做的是从正常的家庭环境开始，同时去除掉过多的混乱和噪声。完全人工打造的环境会严重限制孩子技能的泛化，而太混乱和有太多噪声的环境则会影响孩子的学习。

彼得的对话方式

彼得是一个13岁、患有严重的听觉处理障碍的青少年。他已经成长为一个很好的学徒，在人际交往以及与他人合作中可以很好地承担起协调自己行为的责任。他的非语言交流也变得越来越丰富且有效。所以，现在是时候把重点放在他基于语言的对话了。我们面临的问题是，由于他有听觉处理方面的困难，因此当有人对彼得说话时，他就会变得非常焦虑和害怕，担心自己无法准确地记住和理解别人说的话。即便他的理解力很好，他的焦虑通常也会导致冲动、脚本式或者下意识的机械反应。而当我们与他进行非语言对话或者通过电子邮件、信件进行交流时，他就会感到放松且很有胜任感。

为了帮助彼得理解语言对话的原型，我创建了一个框架——消除听觉成分，而不删除语言或非语言交流的元素。由于彼得可以很熟练地使用键盘，因此我们并排坐在电脑前，轮流输入彼此的回复。彼得很放松地在这种新型框架下进行着"对话"。他以冷静和好奇的方式进行交流，如果框架中的听觉成分没有被暂时消除，这是不可能做到的。他在尝试以更丰富的方式进行非语言交流，同时也是在用更适合他的方式进行着"语言交流"。而随着彼得变得更加熟练，我们将逐渐重新引入听觉元素。希望到那时他的与谈话相关的焦虑会大大减少。与此同时，通过这样的"对话来往"，他的大脑也将发展出新的神经整合能力。

框架元素

在制订活动框架时，导师引入的新挑战与工具性活动目标等次要元素应该被明确区分开来。如果父亲和儿子正在洗车并致力建立共同调控模式，那么需要强调的中心元素就应该是父子俩同步洗车的动作，而不是擦干净窗户上的污垢。

脚手架（Scaffolding）

脚手架的搭建，塑造了一个过程，通过这个过程，动态思考的责任和能力逐渐由经验丰富的导师转移给经验不足的学徒。导师解构复杂的流程，以便可以逐步转移它们，并确定合适的原型，为未来的开发奠定基础。它们为学徒提供了观察导师实际操作的机会，包括决策的叙述和评估性思维。导师通过在合作中承担部分责任来架起转移过程，直到学徒逐渐能够掌握更多，并且不断加入挑战并测试学徒是否真正达到了精通的水平。

示范

"我们的一生有限，不可能凡事都靠自己亲历来学习，必须能够从别人的错误中吸取经验。"

——萨姆·莱文森（Sam Levinson）[1]

搭建脚手架的第一步是通过父母的行动确保孩子意识到他有责任

---

[1] 萨姆·莱文森，美国喜剧演员、作家、教师、电视主持人、记者。

对活动过程进行思考。父母通过有组织的计划，展示了活动中需要思考的内核。例如，我们要牵着手一起走在街上，为了表明孩子每次和我一起散步时有责任保持并排，我可能会突然停下来，这样如果他继续向前走，就会给他带来身体紧张和"有什么事不对了"的感觉。

转移责任的过程，则更需要孩子对自己承担的责任非常明确。父母在合作活动中逐步撤出，不再像以前一样承担同样的角色任务，而孩子必须收拾残局，才能保证活动的成功。而且，如果他不承担自己的角色，就没有人会替他承担。

例如，如果孩子和父亲一起提着装满衣服的洗衣篮，而孩子突然卸去力量，父亲不得通过加大力气或者双手扶住篮子这样的补偿措施来防止篮子掉落。实际上，孩子需要看到并感觉到篮子掉落在地板上。

即使在玩耍时，承担自己的责任也是一件严肃的事情。例如，一个男孩和他的母亲正在玩一个他们称之为"汽车经销商"的角色扮演游戏。母亲是顾客，孩子是销售员。为了卖掉一辆（玩具）车，孩子必须拿起一个"电话"，给他的顾客（母亲）打电话。母亲很明确，如果她的儿子在她还没有接通电话的情况下就试图与她说话，她将不会回应他。如果他没有对想象中的话筒说话，她会通过自己的对话（"怎么没人说话？"）让他知道她听不到他的声音。

正如我们的许多例子所表明的那样，父母并不总是需要给孩子树立榜样或向他解释其责任。通常，根据父母的设计和表现，孩子会知道他必须做什么。而为了达到这一步，我们需要来到搭建脚手架的第二步：实际示范。

因为我们正在引入一种新的、具有挑战性的思维方式，所以我们不能简单地告诉孩子要做什么，或者简单地向他展示并让他模仿。[①] 相反，我们鼓励父母用一种逐步演示的方式，来培育孩子新的动态智能的出现。例如，父母可以通过讲述自己的困惑和焦虑程度来进行演示，然后逐渐解决这些问题。在演示过程中，他们自言自语讲述他们如何应对挫折和所面临的问题。看到父母的挣扎和最终的胜利，孩子有望获得信心，在面对自己的困难时不会灰心丧气。

> 父母必须记住，介绍新能力的时候，演示需要从最简单的版本开始。

自我对话

大多数成年人的心理过程都是内化的，这意味着我们不会大声说出来我们正在想什么。如果我们希望孩子能够意识到这些内部心理过程并学会利用它们，就必须暂时将这些内部过程外化。

我们在解决问题、社交互动或管理情绪时都会使用自我对话，父母需要学会觉察自己的这种内在对话形式，学会通过自言自语来大声分享这些内部对话。这需要以非常慢的速度使用非常简单的语言。[②]

父母的自言自语应与孩子的外部交流明确区分开来。孩子必须认识到，父母的讲话实际上并不是针对他的，也不是为了得到某种回应。

就拿做饭时打碎鸡蛋为例。在这个例子中，你的目标不是教孩子如何打鸡蛋，而是要展示你如何使用自我对话来评估和调整自己的行为。你可以自言自语，比如："哦，我太用力了，鸡蛋到处都是。下次

---

① 当然也有例外。例如，当我们只是想显示新角色动作的子元素时，我们会演示该动作并清楚地传达孩子应该准确模仿我们所做的事情。

② 有时父母也需要用语言来解释或指导孩子的行动。然而，我们希望将这些时刻保持在最低限度。

应该要轻一点。对哦，下次轻一点。"

桥接（Bridging）

作为脚手架的一种形式，桥接是一个暂时过程，在拓展新领域的时候，导师和学徒在一定时间内共同承担拓展责任，而这个新领域最终将完全由孩子接管。这相当于说："我正在将新的责任转移给你，但我不能就这样把它扔给你。我会做一部分，你也会做一部分，渐渐地你会做得更多，我会做得更少。"

让我举一个桥接的例子，我可以用它来帮助课堂上的学生学会在低头完成作业和抬头定期观察课堂环境以获取新信息之间转移注意力。我制作了一个自动播放的 Power Point 演示文稿，每张幻灯片都包含仅与一名学生相关的信息。[①] 每分钟都会弹出一张新幻灯片，上面有不同学生的照片，以及对该学生可能重要的信息。幻灯片是随机弹出的，学生无法预测自己的信息何时出现。因此，他们必须每隔一分钟左右检查一次，看看自己的照片是否出现在幻灯片中，如果出现了，上面的信息是否包含需要他们进行的一些操作。最初，幻灯片切换的时候会有提示音，表明出现了新的幻灯片，以帮助学生停下来进行检查。后来，这种提示逐渐减少，相应地，学生需要承担更大的责任来观察他们的环境。最终当学生逐渐能够在独立完成作业和定期观察课堂环境以获得新信息之间顺畅自然地转移注意力时，幻灯片作为桥接手段就会被淘汰，取而代之的是越来越自然的信息。

菲利普与帕特里克一起回收垃圾桶

五岁的菲利普和他的父亲帕特里克手牵着手，一起走向路边的两

---

① 稍后，你可以添加仅与某些学生有关的幻灯片，甚至可以在某些时间点添加与学生无关的幻灯片。

个垃圾桶,他们需要把它们带回屋里。走了几步后,他们放开彼此的手,改为并肩而行。帕特里克外表是个粗犷的大个子,但在给儿子搭建脚手架方面非常敏感和细心。

他的步伐缓慢、从容,菲利普也跟着他的节奏。大约走了七八步后,帕特里克突然停下来,看看菲利普是否明白自己有责任监控他们一起走的状态。菲利普领先帕特里克一步后,突然停下来,回头看向他的父亲。他采取了行动来对当前的"不和谐"进行调控——他向后握住帕特里克的手,然后他们再次出发。大约又走了10步后,帕特里克又突然松开手停了下来。这次菲利普也停下来,回头看着他的父亲,这次他走回到父亲身边,试图握住父亲的手。帕特里克没让菲利普握住他的手,而是直接往前走到路边的垃圾桶前。到达那里后,帕特里克举起一个绿色垃圾桶,并简单地提示蓝色垃圾桶是由菲利普负责。菲利普举起了蓝色的垃圾桶,然后两个人转身沿着车道朝房子走去。

搬运垃圾桶占用的注意力显然使菲利普再难以监控他与父亲的协调状态。菲利普走在了父亲前面,而帕特里克没有做任何事情比如停下来,因为他知道这样可能会造成菲利普的崩溃。菲利普停了下来,但不是为了调控和父亲的共同节奏,而是为了扶稳他的垃圾桶。帕特里克也停了下来,当菲利普继续往前走的时候,他仍然站在路边,并没有试图引起菲利普的注意,也没有提醒他或给他指令要他停下。大约向前走了5步后,就在这时,在没有任何线索或额外信息的情况下,菲利普突然停下来,转身,注意到身后的父亲,然后又回到了父亲身边。帕特里克看向他,两人并肩拎起垃圾桶往前走。帕特里克的步伐比他们最初走向路边时更缓慢、更从容了。

为保利架起桥接

保利现在 5 岁半了，他和父亲戴夫、妹妹谢丽尔一起在家里的娱乐室里玩耍。保利坐在吊在天花板上的秋千上，谢丽尔正在玩玩具。保利以非常自然的方式与父亲发起了以下对话（黑体字为保利的话）。

你知道谢丽尔的生日快到了吗？ 就在感恩节之后。

哦，是的。今年她就三岁了。

去年是两岁……但情况是一样的，因为，因为，因为，当她两岁的时候，我们在感恩节去了爷爷奶奶家，几天后就是谢丽尔的生日，她两岁了。 那么，她两（三）岁也会是这个样子，对吗？

是的，今年会和去年类似。

像两岁时那样。 对吗？

是的，今年我们可以去同一家餐厅。

你的意思是（在他思考时停顿了一下）**……其他餐厅，还是有火车的餐厅？**

不是可以坐火车的那个餐厅，是那家中餐厅。

哦！

（保利慢慢地转过身，思考着父亲的回答。）

但去年我们去了一家有火车的餐厅，对吗？

是的，但当时不是谢丽尔的生日。

（保利的脸上流露出好奇和困惑。他显然正在思考戴夫的话，这让他有点不确定。他的父亲补充了一些信息。）

就在爷爷奶奶家附近。

嗯，那是一家有火车的餐厅，在佐治亚，对了，在佐治亚州。那里还有一列……托马斯小火车，对吗？

是的。 但是在谢丽尔的生日时，我们去了北卡罗来纳州的一家中餐厅。

好吧。

但我记得去年他们那里有寿司。

（保利一脸轻松，看起来弄清楚了一些事。）

去年谢丽尔的生日我们去了寿司店！

那家餐厅除了有寿司还有其他食物。

但去年我们去了寿司店。

虽然那里面有寿司，但那是一家中国餐厅。

但是，但是去年我们去了中国餐厅。

对的。

那么，我们这次会怎么样，又一个谢丽尔的生日？

今年我们会去同一家餐厅。

哦。

（保利雀跃起来。）

父亲，去年我们去了一家中餐厅。 我们还吃到了寿司。

我还记得你当时喜欢吃什么。

我喜欢吃芦笋。

是的，我还记得你喜欢的其他食物。

哦！ 我想我们在餐厅还吃到了果冻！

（此时此刻，从保利的表情来看，他已经回忆起了去年谢丽尔生日的场景。）

我们都想起来了！（父亲笑）我记得你喜欢它。

也许，哦，我想是红色果冻！

是的，有红色的，可能也有绿色的。

是的，也有绿色的。

红色和绿色的果冻。

我们有红色果冻和绿色果冻，但是克里斯（保利的邻居）刚刚吃

了绿色果冻，是不是？

真的吗？我没看到。你知道吗？ 当我们去餐厅时，我们可以给谢丽尔唱生日快乐歌。

所以，感恩节过后我们会去中餐厅为谢丽尔庆祝生日。

令人兴奋的是，保利完全是自己发起了这次谈话。稍后，当我讨论内化过程时，你可以回顾一下，这是一个重要的早期指标，表明保利正在掌控自己的思维发展。

保利的目的是让父亲作为参照点，特别是在妹妹生日即将到来的情况下。在解决他的困惑的过程中，保利和他的父亲进行了真正意义上的对话。保利对戴夫所说的很感兴趣，他认为父亲是他的思维导师，帮助保利解开了他对复杂概念的困惑，比如过去和未来如何交织在一起。

如果你仔细回顾保利和父亲的对话，你可能会惊讶于他的沟通是多么深思熟虑，他认为戴夫的意见是多么重要，以及他多么希望得到父亲的意见。此外，你可能会印象深刻的是，保利认识到他自己的记忆是主观的，并且可能有不止一种观点。他有几句话都以"对吗？"结尾。他还使用"我想"这样的话来表达他对自己想法的不确定。这要归功于从最开始我们就关注培养他自然的动态沟通能力。

戴夫的脚手架搭建得非常小心。他意识到有机会帮助保利阐释两个在他身上新出现的思维发现，这两个发现是家人在前几周一直关注的。第一个想法是，通过过去发生的事情可能会预测未来会发生什么。第二个是两件事可以看上去相似但又不同。我们可以看到保利在他的开场白中体现了这个想法，"去年是两岁……但情况是一样的。"保利的想法其实就是即使妹妹长大了一岁，但全家人还是可以去同一家餐厅。

学习脚手架的一个重要部分是认识到你不能同时关注所有事情。

戴夫此时并不关心保利的语法。当保利把谢丽尔的 3 岁生日说成两岁生日时，戴夫没有纠正保利，因为他知道保利想要表达的意思，并希望能继续引导保利去思考，而不是担心具体语句表达的准确性。

在谈话的关键时刻，保利偏离了主题。戴夫必须小心地将保利重新引导回主题：

但去年我们去了一家有火车的餐厅，对吗？

是的，但当时不是谢丽尔的生日。

（保利一脸好奇，又有些困惑。他显然又在思考，有些不确定。）

就在爷爷奶奶家附近。

嗯，那是一家有火车的餐厅，在佐治亚，对了，在佐治亚州。那里还有一列……托马斯小火车，对吗？

戴夫意识到他必须再次增加脚手架了，但他不想从保利手中夺走谈话的主导权。他小心翼翼地一点一滴地增加他的脚手架，以尽可能地减少对整个过程的主导权。他尝试再次聚光照射：

是的。但是在谢丽尔的生日时，我们去了北卡罗来纳州的一家中餐厅。

好吧。

戴夫现在插入了一个更具体的细节，希望能帮助保利触发有意义的个人记忆：

但我记得去年他们那里有寿司。

此时保利的关注点回来了，他不想再谈论火车了，但目前尚不清楚保利是否重新想起了去年的生日场景（情景式记忆）。父亲又说了一句脚手架式的评论，试图完全激发保利的记忆。

是的，我还记得你喜欢的其他食物。

哦！我想我们在餐厅还吃到了果冻！

这招看起来是奏效了。

外围支持

当引导者意识到他们已经成功地将一个新的动态思维过程转移给了学徒，但不确定学徒是否认识到自己新掌握的技能时，外围阶段就开始了。父母要学会帮助孩子认识到，即使父母在场，孩子也需要对自己的成果负责。换句话说，父母在这一阶段，开始聚焦在他们的撤出。

我们用教孩子骑两轮自行车来举例。孩子学习骑自行车到了一个阶段，可以保持平衡，但还没有足够的安全感。我们可以站在孩子身后适当的位置，让孩子知道我们可以随时提供帮助，但他需要自己骑上自行车。这时候孩子常常会说："我做到了。你看，我做到了。"通常在很短的时间后，孩子就可能会告诉你你可以走开了，因为他不需要帮助了。

> 如果可以在更细致的设计框架和提供脚手架之间进行选择，那么我们最好选择前者。因为脚手架意味着引导者需要更多地介入到过程中，因此学徒可能有更多的依赖。

保利对朋友的关心

6岁的保利正在屋外和他的邻居朋友山姆以及山姆的姐姐卡拉一起玩。戴夫出现在旁边，想录制保利如何与同龄人互动的情景。他试图尽可能地保持低调而且显然很成功，因为没有一个孩子注意到他。

两个男孩分别坐在一辆玩具汽车①上，从保利家的车库一起沿着小斜坡上的车道行驶。有趣的是，保利承担了大部分工作以确保他们"在一起"。出发前，他盯着山姆以确定山姆是否已准备好。当他们沿

---

① 译者注：指儿童可以自己驾驶的儿童电动车。

着车道行驶时，他还会时不时看一眼山姆。

他们一边往下冲一边喊着"呀哈"，到坡底之后，又把车推回坡顶。保利先到达坡顶并等待山姆准备好。当他确定伙伴已经准备就绪，才说道"走吧"，于是两个男孩又出发了。他们在往下冲的时候速度并不是完全一致，两个男孩也不认为这很重要，他们一直距离很近。

过了一会儿，男孩们决定玩点别的。他们戴上头盔，骑上自行车。当他们开始骑行时，发现了在路边玩的卡拉。保利注意到她没有自行车，当他走近她时，他说："你可以骑我妹妹的儿童自行车，如果你愿意的话。"（谢丽尔有一辆儿童三轮车。）山姆没有注意到保利对卡拉说话，他继续往前骑到了保利前面。

几分钟后，男孩们来到了车道的尽头。保利温和且坚定地表示，他想再去驾驶他的小汽车，还提出他们可以来一场比赛。但是山姆想继续骑自行车。谈判还没开始，山姆就开始掉眼泪了。他放下自行车，走到草地上，坐下来，用手捂住脸继续哭泣。

保利叹了口气，显然不知道自己应该做什么。他停下来，凝视着山姆，时不时抬头看看周围的情况，脸上带着困惑的表情。然后，就像下定决心一样，他骑上车，沿着车道去找父亲（黑体字是保利的话）。

你们发生了什么事？

他在哭。

我想知道为什么？

因为他不喜欢和我比赛开小汽车。

我想知道你能帮他让他感觉好一点吗？

保利从自行车上下来，说道："*也许该给他一个拥抱。*"他走向山姆，但又转头看向他的父亲，然后说："*拥抱是很好的。*"戴夫并没表示同意或不同意保利的说法，他只是说"好吧"。

保利回到山姆身边。他面向山姆蹲下来，用双臂搂住他。他一边轻柔地拍着山姆，一边以鼓励的口气轻声对他说话。保利继续温柔地安慰山姆，他的脸离山姆的脸很近，但他并没有伸手去抓山姆捂住眼睛的手，直到山姆停止哭泣且自己把手从眼睛上移开。就在这时，保利移开了双臂，但仍仔细地看着他的朋友。

山姆抬起头看着保利。保利稍微挪开一点，然后站了起来，但他继续将所有注意力集中在他朋友的情绪状态上。他仍然面对着他的朋友，后退了几步。而山姆则重新骑上自行车。保利也朝自己的自行车走去，眼睛仍然盯着山姆。他的目光从未离开过他的朋友，直到山姆的脚踏上自行车踏板的那一刻。然后，保利转身走开。当他走向他的自行车时，他以一种就事论事的口气，仿佛用只是跟自己在说话的音量说了一声"好了"。

在这件事上，戴夫为保利提供了完整的脚手架。他没有把处理这件事的责任从保利身上揽到自己身上，而是提醒保利，父母认为他有能力处理这件事。戴夫也没有提供额外的情感支持，他清楚地知道自己应该做多少事情。

有时外围支持并不意味着不需要再提供脚手架。有时，引导者会主动增加更大程度的挑战，以使学徒为难以预测的合作伙伴（例如同龄孩子）做好准备。在这种情况下，引导者的想法可能是这样的："我会让你和我的生活比平时更具挑战性，因为我要让你为面对一个复杂的世界做好准备。我希望你开始承担一半以上的责任，因为我希望你准备好，不仅仅是和我，还要和未来的同伴一起，而他可能比我更难以预测。我希望你为与任何人相处做好准备，即使是那些没有承担应有责任的人。"

聚光照射（Spotlighting）

"思绪川流不息，但它的大部分片段都陷入了遗忘的无底深渊。有些记忆消失了；有些可能保留几分钟、几小时或几天；还有一些则留下了坚不可摧的痕迹，只要生命存在，就可以通过这些痕迹来拾起这些回忆。"

——威廉·詹姆斯

聚光照射被定义为根据我们希望传授的特定内容，围绕活动中的特定关键时期设定心理界限。这是通过建立对比来实现的，确保特定的片段从其他片段中脱颖而出。我们还可以通过对既定的模式或节奏进行明显的改变来突出焦点。

聚光的目标是增强有意义的个人记忆，确保学徒记住他们对自己和世界的那些有意义的发现，能够在未来有需要时调取。

当孤独症儿童开始接受 RDI 时，很少有人记得他们在其他家庭成员或老师的指导下体验过胜任感。而这种胜任体验，是我们在活动中首先希望他们建立的。一旦孩子建立了这一点，我们就会重点帮助孩子形成遇到挑战并最终成功的记忆。这些记忆最初是通过导师设计的活动来获得，最终将会通过孩子自己主导的思维过程来不断在成长中建立、保存和使用。

成功的聚光照射要求聚光的接收者（学徒）编码包含三个组成部分的记忆，这对于个人记忆的形成至关重要：1）感受到挑战和不确定的时刻；2）无论是否有引导者的帮助，都可以通过深思熟虑的行动将不确定性和挑战与其富有成效的解决方案联系起来；3）将这两者与学徒成功应对挑战时体验到的胜任感联系起来。

> 丹尼尔·斯特恩（Daniel Stern）在他的著作《第一关系》（*The First Relationship*）中讨论了父母在与典型发育的婴儿互动时如何聚光照射他们的行动，"他们（父母）有特别明显的行动停顿或留白。他们的表演更加缓慢和夸张，因此每个时刻都展示得更清晰，对婴儿都有更大的影响。"

强调关键时刻

引导者会重点关注活动中的关键时刻，以便对其进行强调，使关键时刻在学徒的脑海中更加突出且显得有意义。关键时刻不是终点，它们是在应对挑战的过程中出现的。注意，这里是关注，而关注与表扬、庆祝或奖励都不同。事实上，奖励和表扬这些行为常常会干扰富有成效的个人记忆的形成。例如，孩子可以形成关于父母在他成功时非常兴奋的强烈记忆。然而，如果这种记忆不包括回忆他在遇到问题时最初的感受以及他如何改变自己的思维以成功解决问题，那么它对孩子未来的发展没有什么价值（不包含自主感的胜任感是无意义的）。

聚光照射通过停顿、停止活动或延长活动时间来产生对比，而不是把关键时刻本身放大。相比大喊大叫，当某人突然停顿、站着不动并变得安静，这样的关键时刻更有可能以有意义的方式被编码到记忆中。

我们掉下来啦

患有孤独症的 5 岁男孩杰克和他的父亲保罗站在他们的书房里。他们在玩一个游戏——走几步然后倒在一堆豆袋上（黑体字是杰克说的话）。

"*准备好了？*"保罗问。"***好了！！***"杰克回答道。保罗指示道："*我们要倒在豆袋上。来吧，这边。*"

"*好的。我来啦！我来啦！*"

保罗回答道："*但是我们要一起跌倒哟。*"

他们后退了几步。杰克盯着他的父亲。保罗说："*我们要一起走上前，然后倒……下去。*"

"*准备好了。*"父亲慢慢抬起腿，"咚"的一声放下，然后一步步往前走。

他们一起向前走着，杰克仔细地看着他的父亲。他们作为一个整体接近并到达豆袋那里。保罗侧身面对他的儿子，杰克也转身面向他的父亲。保罗刚抬起双臂，杰克就要开始倒了。

当发现父亲还没有开始往下倒时，杰克立刻恢复到原来的姿势。这时保罗大喊着"***啊啊啊！***"，并把身体向后倒。杰克也模仿着，也把身体倾向后方。保罗接着喊"***哇哇哇***"，身体改为向前倾，而且仍然伸出双臂（像个前后摇晃的不倒翁）。杰克也伸出双臂，和他的父亲一起把身体向前倾。然后两人又恢复了站立姿势，双臂仍然伸出。

保罗带着杰克再次向后靠，杰克像他父亲一样努力保持着平衡，然后他们又将身体向前倾倒。保罗的声调越来越高，杰克也越来越兴奋。他们再次向后倒，接着向前倾倒，然后完全同步地落到了豆袋上。随后杰克大喊："***让我们再来一次！***"

袋子里面有什么？

雷切尔和她6岁的儿子马克坐在床上。雷切尔拿着一个白色的小纸袋。她慢慢地摇动袋子，吸引马克将注意力转移到她的脸和袋子之间。这时，她停下来，没有说话，而是故意将目光在袋子和儿子之间转移（黑体字是马克的话）。

马克问：*"里面有什么？妈妈，里面有什么？"*

雷切尔将一只手伸进袋子里，并在里面停留了一会儿，然后缩回手，将袋子移近她的儿子，然后拉住他的手和自己的手一起伸进袋子里。母子俩都摸到了袋子里的东西。

马克看着雷切尔，两个人相视而笑。雷切尔向她的儿子点点头，说出了"滑溜溜的"这个词且延长了词的发音。然后他们继续触摸和辨认袋子里的东西。

突然两人同时*"嗯"*了一声。马克的注意力流畅地在袋子和母亲之间转移，时而低头看着袋子，感受那东西是什么，时而转向母亲分享当下的感受。马克提议说：*"把它拿出来。"*雷切尔拖长了声音说*"嗯嗯"*，同时他们都继续用手感受那个东西。

雷切尔疑惑地看着马克，重复道：*"滑溜溜？"*他们看着对方，疑惑的表情完全一致。显然马克正在思考母亲给的线索。他犹豫地*"嗯"*了一声。现在，雷切尔给了马克另一个线索：*"大的，滑溜溜？"*她声音很低，像是自言自语。马克的表情突然变得生动起来，他笑着看着母亲，说道：*"是一个苹果！"*

马克一脸兴奋地咧开嘴：*"拿出来，我们看看。"*雷切尔用更大声、更兴奋的声音说：*"准备好，准备好，把它拿出来喽！"*然后他们从袋子里拿出了苹果，一起哈哈大笑起来。

创建意义边界

聚光照射的关键意义是围绕活动框架中的关键元素创建一个双方都理解的意义边界。边界可以围绕某些具有特殊意义的时刻，或者围绕某些属性或模式来划定，例如变化中的连续性或者连续性中的变化。

安德鲁和邮箱

7 岁的安德鲁和他的母亲维拉每天都会去小区邮箱取信件。安德鲁已经学会了承担责任，也能在与维拉一起走路时保持步调的一致。这次，当他们到达目的地时，维拉将尝试加入一项挑战。

安德鲁的个头有点小，够不到邮箱，因此维拉每天都会抱起安德鲁，以便他可以打开邮箱并取出信件。然而，今天会有点不同。维拉希望安德鲁发现，有时我们所依赖的人可能难以完成他们的角色任务，或者可能会采取意想不到的行动。因此，当需要抱起安德鲁时，维拉突然放慢了动作，标志着意义边界（变化）的开始。她试图将安德鲁从地上举起来，但随着一声"哦，不"的呻吟，她没能把他举起来，反而慢慢地把他放回到地上。隔了几秒，她说："我没有抱起你，让我再尝试一次。"她缓慢而沉着地又试了一次，但还是失败了。这对安德鲁来说是一种全新的体验。他表现出一些焦虑的神情，然后他背对着维拉，向旁边退了一步，仿佛要从当前的状况中撤退。可是，整个过程中维拉一直握着安德鲁的手。她知道，当她增加挑战难度时，她必须暂时"缩小"他们的联系区域。安德鲁的动作似乎是要撤退，维拉没有把他拉回来，但她也没有松开他的手。安德鲁停下来，似乎在整理思绪。过了一会儿，他微笑着，转过身来面对维拉，他们准备第三次尝试。这次维拉成功了，安德鲁被抱得足够高，手够到了邮箱。在他伸手去拿邮件之前，维拉关闭了意义边界（变化结束，回归连续性），她抱着安德鲁，笑容满面地看着他说："我们成功了，我把你举起来了。"短暂的庆祝之后，维拉的表情再次变得平静。她转身面向邮箱，让安德鲁完成任务（指取回信件）。在安德鲁成功取回信件后，她也没有再对此发表任何评论。她想表达的是，他们的成功在于安德鲁能控制自己的情绪并与母亲一起坚持，而不在于他最终伸手去拿信件。

关于聚光照射的几点提示：

- 根据具体目标或活动确定关键时刻。
- 在学徒经历不确定性的时刻创建有意义的边界，然后有效地管理它。
- 在关键时刻和非关键时刻之间形成对比。
- 放慢关键行动的节奏，使它们更容易被感知和理解。
- 制订方法以加深学徒对关键时刻的体会。

阐释（Elaborating）

每当我们庆祝孩子成功掌握新的技能或承担新责任时，我们必须承认，他只是迈出了独立走向人生道路的重要一步。

引导者必须确保孩子每一个微小但重要的成就都转化为可使用的工具，使孩子能够在现实世界中应用，最终能够在复杂的成人世界中生活得游刃有余。阐释就是我们用来描述这一重要过程的术语，是修改我们的框架和脚手架的战略组合，以支持孩子将习得的能力不只是应用在结构化的仿真小环境中，还需要应用到现实世界中。附录 E 提供了一些示例说明。阐释有三个要素：嵌入、扩展和演化。

嵌入涉及确保新的学习内容融入当前的思维过程中，以便能够以更实用、更符合情境的方式使用它。我们的思维网络也随之越来越强大。嵌入通常与这样的问题相关："这与我已经知道的事情以及我已经思考的事情有什么关系？"

扩展则涉及这样一个问题——这个新发现的意义是什么？通过扩展，孩子可以了解将新发现应用到包含不同合作伙伴、环境和问题的现实世界中的开放性方法。

此外，当我们将掌握的动态智能从简单版本进行扩展，该智能就会经由应对更大的问题而得到提升，具有更大的价值。孩子还会体会到新发现将如何扩展以前的思路，并相应调整他们理解世界的方式。

演化是指为新的学习任务不断增加更大的复杂性，以便随着时间的推移，那些已掌握的认知发现可以成为通往更复杂版本的跳板。演化的目标可能是更复杂的概念，或者从理解单一视角到整合多个视角的转变，或者从动态智能的外部表现转向内化。例如，学习在对某事不确定时引用自己的经验（而不再是参照外部参照源），就是基于社会性参照的原型而产生的进化。

布莱恩的能力正在不断进化

布莱恩和他的母亲杰基正在我们的诊所游戏室参加定期的评估，以了解布莱恩的能力进展情况。布莱恩现在 4 岁了，参与 RDI 已有大约 20 个月了。他已经成为一名优秀的学徒，并且正在以稳定的速度继续进步。布莱恩和杰基并排站在房间的一侧，对面的地上堆着几个豆袋。

他们手拉着手，一起数着："1、2、3，跑！"然后一起跑到对面并倒在豆袋上。两个人都非常享受这个游戏。布莱恩的词汇量有限，但这并不妨碍他成为一个有吸引力、热情的伙伴，大家都想和他一起玩。母子二人回到起点，布莱恩很自然地在这个"一起跑"的任务中承担了一项重大责任——他要确保自己和母亲一起开始行动。他通过整合视觉信息和语言信息来确保他的母亲已经准备好了。"妈妈准备好了吗？"他抬头看着母亲问。而杰基觉得可以给这项任务增添更多的挑战，于是，她松开了握住布莱恩的手。"1、2、3，跑！"他们齐声喊道，然后向豆袋跑去。

布莱恩很快就跑到了母亲的前面，并在她之前跳到了豆袋上。他们接着又玩了一次，这一次布莱恩放慢了速度并与母亲保持同步。

现在杰基准备好再给布莱恩一个新的挑战了。他们数到3，开始一起跑步，没有牵着手。当他们接近豆袋时，杰基突然在离起跳点几英尺远的地方停了下来。布莱恩没有意识到这一变化，他继续向前跑，跳到了豆袋堆上。他一倒下，就转身将注意力转移到母亲身上。他愣了一下，好像正在研究思考这个突发状况。几秒钟后他说出了："哎呀，对不起。"这句话很好地体现了布莱恩想要与母亲修复互动关系的意思。

布莱恩通过上面说出的话以及随之而来的面部表情和姿势变化，表明了他理解自己的责任是留在杰基身边，即使母亲的行动变化是他之前没有想到的。杰基站在原地，问道："你为什么说对不起呀？"尽管布莱恩心里明白，但他还不能很好地找到语言来解释。

杰基说："来吧！让我们再试一次。"他们回到起跑线，母亲又像上次一样跑了几步就停了下来。布莱恩再次超过她，跳上豆袋，然后立即回头看她站着的地方，歪着脑袋像是在思考。

杰基说："发生了什么事？"布莱恩回答道："1、2、3，开跑！"杰基接着说："妈妈停下来了吗？"布莱恩回答说："是的。"杰基挥动着手臂，并且用非常轻松的语气说道："我们再试一次。"布莱恩高兴地和她一起站在了起跑线上。

他们再次在起点做好准备。布莱恩看上去并不焦虑。相反，他对解决这个问题显得很有信心。这一次，他的计划显然有些不同。首先，布莱恩伸出手，试图握住母亲的手。这是解决问题的一种方法，但杰基耸了耸肩。通过拒绝布莱恩对更大脚手架的索求，杰基表达了她对他能够应对这一挑战的信任。

于是布莱恩开始用很慢的速度数数，以给自己更多的时间。他的目光集中在杰基身上，而非豆袋堆上。如果我们用慢镜头去观察他们开始奔跑的时刻，你会看到布莱恩改变了他的视线方向。他发现，当他们一起奔跑时，他必须将目光固定在搭档（杰基）和球门（豆袋堆）之间的中间位置，这样他才能更轻松地跟踪两者。第三次，当母亲再次停在同一个地方时，布莱恩也跟着她停了下来。他们相视而笑，分享着胜利的喜悦。在没有任何提示的情况下，杰基再次起跑，冲向豆袋堆，布莱恩紧随其后。当他们到达终点跳上豆袋后，布莱恩一边从豆袋上跳下来，一边喊道："再来一次，再来一次！"他很享受他的胜利时刻。

第十三章
内　化

　　尽管我们将引导和内化视为两个独立的阶段，但从一个阶段到下一个阶段的过渡是流畅甚至难以察觉的。内化根植于引导阶段，并通过一个流动的、动态的过程发展。对家长来说，内化意味着他们从RDI®认证顾问那里接过更多的责任，对活动的框架、脚手架、聚焦和阐释要进行更多的自主决策，要在日常生活中发现更多的引导机会。父母学会选择适当的目标并积极参与创建自己的学习进程和作业，与顾问面对面的时间会减少。同时，在这个阶段，孩子经历着并行的内化过程。作为一名充分投入的学徒，在解决问题、自我调节和社会协调方面承担着越来越多的责任。孩子在这一进程中有了很多他自己的发现，许多目标在过程中自然而然地达成，甚至不需要刻意被提出。

　　青少年和成人学徒在这一阶段会成为团队的一部分，对自己的目标和学习进程进行选择。他们当中有些人给自己分配了任务并自主地呈现学习的成果。

　　这个阶段的目标越来越注重思维和心理的变化过程，例如反思、想象、创造和假设。孩子通过关注自我意识发展中不同方面的目标来探索不断成长的自我身份认定，成为更有能力、更成熟的合作者、朋友和家人。

保利：我是哥哥

保利和父亲戴夫、妹妹谢丽尔坐在餐桌旁，保利坐在中间。他们在喝"茶"。这是他们的一种日常的家庭仪式，因为戴夫喜欢下班回家喝一杯茶来减轻一天的工作压力。保利也想和父亲一起喝茶，他们俩的喝茶仪式开始一段时间后，谢丽尔加入了喝茶者"俱乐部"，尽管她的杯子和保利的一样都装的是汤。

最近，父母一直致力帮助保利思考他在家庭中的角色。理解自己的家庭角色会根据情况随时发生变化这件事，一直以来对保利来说都挺困难。然而，甚至在戴夫意识到之前，事情就已经发生了改变。他开始思考最近的新发现，试图弄明白他们三个人之间的互动关系如何影响了保利，而这一切又是如何在他无心的情况下发生的。

戴夫慢慢举起杯子，然后保利举起他的杯子，谢丽尔通常（但并非总是）也跟着举起她的杯子。他们看起来有点像一个同步喝茶的团队，只不过谢丽尔作为一个典型发育的两岁孩子，在团队中是一个有点不可预测的成员，她有时会故意捣乱，只是为了看看其他人的反应。

谢丽尔无法说出"汤"，并且一直在说"谈"。保利转向他的妹妹，将脸靠近她的脸，用温柔的声音说"汤，汤"，然后他在妹妹的脸上认真地吻了一下，再把头移开。他非常享受这样的感觉，所以他倾身给了妹妹另一个吻，然后是第三个。最后他轻轻地吻了谢丽尔的额头，而谢丽尔则习以为常不为所动地喝着汤。

保利点点头，伸手拍拍她，一只手搂着她的背，另一只手放在她的肚子上。他非常温柔地拍着她。但是，谢丽尔现在有点烦哥哥的热情了，于是说："离我远点儿！"保利立即躲开，同时用一种非常恳切的声音对谢丽尔说："我喜欢你啊。"

接下来三个人恢复了同步喝茶。他们有节奏地、轻柔地、快速地拿起杯子，喝一口，再放下杯子。首先是父亲，然后是保利，最后是谢丽尔。这样喝了一会儿，保利停了下来，好像在思考什么。他凝视着谢丽尔说："你是妹妹，我是哥哥。我是你哥哥，谢丽尔。"随后继续喝起茶来。

随机应变

随着学徒的进步，他将越来越有能力制订策略和进行思考，在日益复杂的现实环境中茁壮成长。学徒表现出内在动机，自发地利用面临的挑战获得胜任感和掌控事情的机会。他们表现出灵活地解决问题、即兴发挥和随机应变的能力，表现出一种逐渐成熟的心态。

布莱恩——这是一个魔术！

现在9岁的布莱恩与他的朋友本和亚伦三个人一起坐在一张桌子旁。他们每周都会在RDI中心的游戏室见面。除了这种正式的见面之外，他们私下也经常聚会。雪莉博士是这群孩子的小组导师，她坐在办公桌前，距离男孩们大约六英尺，假装忙自己手头的事情。男孩们全身心投入地在一起玩耍，一般也不会去理会雪莉博士，除非她走近他们的桌子。

在男孩们到达之前，雪莉博士已经在桌子上放了一些拼插积木，但没有给出使用说明。她的兴趣不在于孩子们具体怎么玩积木，而是建立了这个框架，让他们一起合作，帮助他们将关注点放在共同调控上，同时支持他们进行自我调控，调节自己的情绪、抑制自己的冲动。孩子们进步神速，随着共同调控和自我调控能力的发展，"解决互动中的问题"逐渐不再是活动的目标，经验、思维和情感的分享成为长期的目标。

布莱恩建议玩他刚刚发明的游戏，名为"盒子里有什么"，其他男孩同意参加，规则也很简单。每个人都用拼插积木做一个盒子，然后将一个物体放入盒子内，让其他人猜猜里面装的是什么。

当轮到本的时候，他在搭盒子时遇到了困难。布莱恩耐心地指导他成功搭建了他的盒子。终于轮到布莱恩了。他转身避开朋友们的目光，在自己的盒子里放了一个小东西，然后在上面放了一块积木来封口，最后转回身面向他的朋友们。

布莱恩把盒子放在朋友们面前并摇晃它，这样他们就能听到里面的声音。他说："猜猜吧，这里面是什么？"就在这时，布莱恩的盒子底部脱落，里面的东西掉到了地板上。

但是只有布莱恩自己注意到了这一点。他稍稍停顿了一下，似乎是在想该如何应对这个突发状况。然后他微笑着把盒子举得更高，孩子们纷纷猜了很多答案。布莱恩嬉笑着转动盒子，让男孩们看清里面什么也没有："你们猜错了，它是空的。这是一个魔术！"

由外而内

随着孩子的进步，外化的行为表现目标转为更重要的内部心智发展目标。社会性参照是一种外部过程，在这个过程中，孩子在面对不确定性的时候，可以以引导者的主观情绪反应作为决策的参考点。在更高的阶段，社会性参照会演变成自我参照。当不确定时，孩子开始更多地依靠自己的个人记忆来指导自己的行动，而非外部信息。

以类似的方式，自我调控也不断内化，调控从控制外部行为演变为控制内部情绪和思维状态，以实现更好的自我调控。在下面的事例中可以看到，学徒会在自我聚焦能力上更加熟练，并建立他们自己的个人记忆。

保利——关于饼干的记忆

保利现在 5 岁半了。他和他的家人正在一起烘烤情人节饼干。他们小心地揉好面团，然后捏成带有心形图案的小饼干，父亲戴夫给每个步骤都拍下了照片。他计划将照片放入相册里，以便保利可以练习向他的妹妹谢丽尔讲述这个制作过程。

母亲芭芭拉转向保利说："你真是个好厨师！"保利已经可以自己产生胜任感了，不需要别人的表扬，所以他没有太在意。相反，他对母亲介绍的新概念很感兴趣，并问道："厨师是做什么的？"芭芭拉没有以简单、直接的方式回答，而是决定在对话中插入一些富有成效的不确定性。她回答说："你知道吗？ 厨师是做饭的。但是，他们也可以吃饭。"保利平静但好奇地思考了这个意想不到的答复几秒钟，然后他说："什么？ 他们也吃饭？"母亲点点头。保利思考了几秒钟，似乎想到了什么。他笑着说："我们都是厨师，厨师也会吃饭！"

他们将饼干放入烤箱。过了一会儿，芭芭拉觉得饼干烤好了。她打开烤箱门，发现高温意外地导致所有饼干上的心形都变形了，它们看起来像一个个大斑点。芭芭拉是一位专业厨师，这可让她目瞪口呆。她大声喊道："哦，不！"听到这话，保利哈哈大笑起来，然后他完美地模仿了母亲的"哦，不"。（值得注意的是，他的语气是在笑，而不是在嘲笑他的母亲。）

过去几周，保利的目标是学会期待和欣赏意外情况。保利的父母故意为他设计了许多意外情况，也会开放性地穿插了一些没有经过任何设计的突发状况。

此时此刻，保利正在为整个家庭制造聚光时刻。听到他的"哦，不！"和笑声后，芭芭拉沮丧的情绪立即消失了。保利的妹妹跟着笑起来，也模仿她母亲的话语和声音说："哦，不！"戴夫问："发生什么事了？"保利回答说："它们变大了。"戴夫说："我想知道我们还能吃它们吗？"芭芭拉递给保利一块饼干，他咬了一口，说："还是很好吃！"谢丽尔咬了一口，说道："好吃。"全家人一边吃饼干一边咯咯笑。保利转向他的母亲并安慰她说："我们明天再试一次。"但是，他实在是控制不住自己，咯咯地笑了起来。

过渡到真正的友谊

孩子的个人能力的发展目标进入后期阶段，我们更加强调内部心理功能的发展。在社会性能力领域，高阶的目标则是持续提供新的阐释和延展。例如，学徒逐渐准备与同龄人成为有能力的合作伙伴。

我们不建议在孤独症儿童获得相当程度的能力之前，过早地把他们放入小组活动中，[①] 因为把一个还不能与同伴建立平等合作关系的孩子放入一个复杂群体中明显是不合适的。

我们也不建议故意让孤独症儿童与能力明显更强的同龄人结为社交伙伴。如果我们招募一个典型发育的同龄人作为社交伙伴，我们就应该预判到这个典型发育的孩子将承担维持社交互动的所有工作，这可能会造成一种似乎是非常好的双向沟通的美好假象。然而，典型发育的孩子将承担所有的共同调控工作，使孤独症儿童变得越来越依赖

---

① 我们不反对儿童参与任何团体活动，只要我们不将目标误解为发展社交能力。

他而失去逐渐成为一个真正的、平等的伙伴的机会。

让更有能力的同伴作为社交伙伴的另一个问题是，由于他们的能力比孤独症儿童强得多，因此他们可能会无意中让孤独症儿童感觉自己很无能。想象一下，你刚开始学习打网球，我要给你找一位网球搭档来和你对打。如果我介绍给你的对手是维纳斯·威廉姆斯（Venus Williams）[①]，这会让你感觉如何？

当孩子们学会了与成年人承担足够的合作责任时，我们就会为他们匹配与他们的能力水平大致相同的伙伴。我们希望找到一个有挑战性的伙伴，而非一个会不知不觉地为孤独症儿童做所有工作的伙伴。同样地，让你的孩子与一个能力较差的孩子成为社交伙伴也不是合适的选择。

布莱恩和本

布莱恩和他的伙伴本都是 10 岁的孩子，他们两个一起待在我们的一个游戏室里，里面只有一大堆豆袋。他们自己玩了几分钟，直到雪莉博士到来。他们已经很长时间没有用豆袋进行过活动了。但是这次，本想要用豆袋堆个大东西。本曾被诊断出患有阿斯伯格综合征，而布莱恩在幼儿时期就被诊断为典型孤独症。

在这个时间点，布莱恩的进步已经超过了本。本在交友方面仍然有一些障碍需要克服，比如永远要掌握控制权。相比之下，当布莱恩和朋友在一起时，维持伙伴关系本身远远超过任何特定的结果或目标，这很大程度上归功于布莱恩一家人不断地将 RDI 融入他们的日常家庭生活中。

本想要和布莱恩一起合作，用豆袋堆成一座巨大的"山"。布莱恩不

---

① 维纳斯·威廉姆斯，美国职业网球女运动员，职业生涯中拿过 23 个大满贯冠军，5 次进军奥运会并获得 4 枚金牌、1 枚银牌。

知道的是，本打算在完成后爬到这座结构非常不稳定的"大山"顶上。

男孩们开始努力地堆豆袋。

本：*"把那个放在那里。"*（他对自己的领导角色感到满意。）

布莱恩：*"我认为这不是一个好主意。"*（他注意到豆袋山已经变得很不稳定了。）

本：*"如果我们一起努力，这就是一个好主意。"*（他的意思是"照我说的做"。）

他们继续提起豆袋进行堆叠。布莱恩干得很起劲，而本则一脸严肃。

本：*"抬起来，抬起来！坚持住！"*（返回工作模式。）

布莱恩：*"'世界之王'，现在我的脚被卡住了。好啦，现在我们完成了。"*（他的意思是"也许我们现在可以停下来了"。）

本：*"还没有完成。我们想让它更高，对吗？"*

布莱恩：*"好吧！"*（言下之意："哦，好吧，谁在乎呢？"）

豆袋山继续在变高。布莱恩注意到站在半山腰的本遇到了麻烦，他冲过去，一边说"我来帮你"，一边帮助本把豆袋举到更高的地方。

布莱恩：*"伙计，快要碰到天花板了！"*

本：*"是啊，那就让我们把最后一个豆袋放上来。"*

布莱恩：*"然后就是珠穆朗玛峰！"*（他想也许这么说会给本留下深刻印象。）

本顽强地在"山顶"上又放了一个豆袋，而布莱恩则来回跑着评估豆袋山的稳定性。

这时，他注意到本向上推豆袋的动作已经让整个豆袋山倾斜，于是赶紧跑到另一边用背后支撑住快倒下的部分，同时说道：*"呃，我来撑住，你赶快放好，我会保持稳定。"*

最后，在布莱恩的支撑下，本把最后一个绿色的豆袋放在了顶端。现在，本已准备好开始攀登这座显然完全不稳定的豆袋山了。为了不让山塌下来，布莱恩不断改变自己的位置，同时扭头想看看本在做什么。

本说："我快到顶峰了。"布莱恩用更高的音调来表达他的惊讶："你想登上顶峰？"本到达顶峰并说道："我成功了。"

本似乎没有意识到他没有摔倒的唯一原因是布莱恩正在用他的力量支撑着豆袋山。

布莱恩小心地转身面对本，双手撑着豆袋，现在他想到了一个戏弄他的朋友的绝佳机会。他说道："好吧，我们需要做点什么了。"然后松开手，豆袋山眼看要倒塌下来。

就在豆袋山彻底坍塌的最后一秒，布莱恩飞快地再次伸出手撑住豆袋，阻止了朋友跌落下来，然后两个人都大笑起来。

本笑着说："我都站在顶上了，布莱恩你疯了吗？"布莱恩回答说："那我该怎么办？就这样在这里站一辈子吗？"当他说这些话时，布莱恩背对着本，用背支撑着这座豆袋山。他交叉双臂，假装愤怒。

本说："不就是让它们别倒下嘛。"布莱恩干脆转过脸去，两腿交叉地站着，一只手撑着豆袋，另一只手叉在腰上，一副满不在乎的样子。

突然，一个大人走进房间，发现了情况，随口问道："需要帮忙吗？"布莱恩略微抬高语调，用温和却带着一丝嘲讽的口气说："不，谢谢，我很好。"他现在传达的信息表示，他已经决定让本"自生自灭"了。

布莱恩意识到他必须找到一种方法来结束这件事，不然本可能会没完没了。他想结束这一切，但又不想让本因受挫而不高兴。他决定用倒计时的办法，逐渐地让豆袋山倒下。布莱恩说："好吧，这座山会在我从 10 倒数到 0 时爆炸。"当豆袋山倒塌的那一瞬间，两个男孩都哈哈大笑起来。

第十四章
总　结

本书在 2009 年首次出版[①] 的时候，RDI 作为系统的标准化课程已有将近 8 年的历史了。在此期间，它经历了很多重要的发展和修正，因此那些之前读过我的《解开人际关系之谜》（*Solving the Relationship Puzzle*）的读者们，会感到很大的不同。然而，当代 RDI 体系仍然是根植于最初的原型中。基于成百上千的专业人士和孤独症儿童家庭对 RDI 体系做出的巨大贡献，我们在这些发展基础上不断地进化，已经成为了系统、科学的干预体系。

虽然目前的 RDI 计划还没有足够长的时间来跟踪接受该计划的孩子从幼儿到成年之后的发展，但我们已经能够收集到他们当中很多发展到青春期的情况。

参与 RDI 的绝大多数家庭报告他们的孩子在以下领域发生了有意义的变化。

- 明显更愿意接受父母的引导了。

- 与其他活动和对象相比，更重视与父母的互动。

- 对父母和其他家庭成员的感受更有兴趣了。

---

① 译者注：这里指英文原版。

- 对承担日常生活中的责任表现出了强烈的动机和渴望。

- 行动更有计划性，往往带有周密的思考；对创造性的想法有着更高的响应，甚至自身提出更多富有创意的想法。

- 父母对未来充满希望，不再那么恐惧。

- 父母感觉不再需要充当孩子的"救火"队员和保护者。

我们在 2007 年发表的一篇论文中，[①] 介绍了一项针对 5 ~ 9 岁孤独症儿童的研究结果，这些儿童参与 RDI 的平均时间为两年半。我们发现通过接受 RDI，只有 15% 的儿童仍在特殊教育班学习，而参与 RDI 之前这一比例超过 90%。父母们表示，孩子与年龄相适应的灵活性和适应能力从 16% 增加到了 70% 以上。虽然最开始有超过 90% 的儿童根据 ADOS[②] 被诊断患有孤独症，但在他们接受了 RDI 后，16 名儿童中只有两人在复诊时被诊断患有孤独症。更多研究正在世界著名的伦敦塔维斯托克研究所，由杰西卡·霍布森和彼得·霍布森负责领导的项目中进行。

RDI 为参与项目的大多数家庭带来了巨大的变化。例如，在我们目前的一项样本研究中，我们跟踪进入青春期的 18 名青少年，他们当中的 11 人取得了令人印象深刻的进步，我毫不怀疑他们在成年后将具备过高质量生活的能力。

然而，情况并不总是那么理想。例如，其中的 4 个孩子虽然已经取得了显著的进步，但尚未达到我可以确信他们将来可以独立生活的能力水平。

我们关注的第三组 3 名青少年的进展更加有限。父母们都看到了进步，他们的家庭生活也无疑得到了改善，引导式参与关系也开始发

---

① 该论文由葛斯汀博士和伯吉斯（Burgess）、蒙特福特（Montfort）共同发表。

② Autism Diagnostic Observation Schedule，孤独症诊断观察表，简称 ADOS，孤独症领域使用最广泛的诊断工具。

挥巨大的作用。然而，孩子们能完全独立生活的希望仍然很渺茫。除了孤独症之外，这 3 名少年还患有多种严重的神经系统疾病。在这些病例中，孤独症的典型症状反而被其他神经系统问题所掩盖。

孤独症群体是一个极其多样化的群体，其中一些人明显比其他人患有更严重的神经功能障碍，导致引导式参与关系崩溃的途径在这些人身上更加多样化。与其说第三组青少年是因为功能障碍的综合作用而脱轨，不如说这些功能障碍将他们向脱离轨道的方向重重地推了一把。

RDI 并不会创造奇迹。它无法让孩子们摆脱神经结构上的局限性。RDI 试图做的是恢复每个孩子固有的引导式参与关系和对成长和发展的渴望，使他们能够充分发挥自己的最大潜力。

我们必须承认，对孤独症儿童来说，影响其未来发展前景要考虑两个方面。第一个是引导式参与关系发展受阻导致孤独症的功能障碍；第二个是如果神经功能障碍程度非常严重的话，即使引导式参与关系恢复，孩子更高水平的智力发展仍然有限。

我强调了采取生物 – 心理 – 社会方法进行干预的重要性，生理健康和改善治疗前景之间存在确定的关系。而且，我也论证了为何跨学科小组的参与对于应对高发共患病和继发症状是必不可少的，特别是在疗程的准备阶段。从生物 – 心理 – 社会的角度来看，RDI 必须使用不同级别和视角的分析来获得最佳结果。举例而言，在治疗恐惧症的过程中，我们可能会采用行为视角来观察；如果一个孩子有过敏症状，那么生物医学视角无疑是最有价值的；某些情况下我们也会选择感官运动系统或者知觉系统的视角；当然从家庭或更广阔的生态圈范围来观察也是很有成效的。

未来会怎样呢？

到目前为止，RDI 计划已经经历了很大的变化，并将随着我们对孤独症儿童家庭的了解、为着我们最终的目的（帮助孩子获得好的生活质量）而持续发展。

我最大的希望是，RDI 让一群有共同使命的人团结在一起：当家庭中父母对孩子的引导关系出现偏差或者失能的时候，能够为家庭提供越来越有效的方法来恢复父母作为引导者的自然功能。我们很高兴看到在全球范围内，RDI 的影响力在不断扩展。在本书首次出版时，近 400 名 RDI® 认证顾问和实习顾问在全球 20 多个国家为孤独症儿童家庭提供服务。

我们预计 RDI 学习系统在未来几年将发展成为一个蓬勃发展的实践体系。成千上万的专业人士、家长和教师正在学习这一方法，学习它的关键理论、操作方法和流程，这为来自不同文化和专业背景的人进行沟通交流提供了统一的框架。[①] 我们相信，带着共同的使命，参与者们将为 RDI 计划的发展做出巨大的贡献。

儿童和家庭

我们看到许多孩子正在朝气蓬勃地成长着。他们正在向外更积极地探索广阔的世界，同时向内更深层地探索自己的内心。但是，对许多患有神经发育障碍的儿童来说，他们甚至还没有机会接触或进

---

① 为了满足许多不同国家对 RDI 日益增长的需求，我们希望在不久的将来在学习系统上提供课程的多语言版本。

行 RDI 计划。尽管几十年来人们的认识、看到的宣传资源和获得的资助大幅增加，但具有神经发育差异的儿童往往仍然被社会边缘化。我们相信这些孩子中的大多数都有潜力取得更大的成就。尽管无数研究和我们自己的经验都表明，如果孩子不学会分析、评估和快速适应现代社会的动态潮流，他们就会在现实世界中失败，可是大多数学校和干预项目依然没有关注为这些孩子在这个不断变化的、难以预测的世界中成功生活提供准备。它们并没有激发每个人与生俱来的成长驱动力，也没有提供面对挑战并通过韧性克服挑战的胜任感，更不能提供通过奉献和辛勤努力获得的幸福感。我们的期望值太低了！大多数方法都是为了生存而非成功！我们可以而且将会做得更好。

RDI 计划持续倡导将孤独症儿童的动态智能和相匹配的神经整合构建，与更传统的学业和自理目标相互平衡，无论典型发育还是有特殊需要的儿童都适用。我们认为 RDI 的应用不仅限于孤独症人群。虽然缺乏引导式参与关系和无法发展动态智能是孤独症人士存在的普遍问题，但这并不是这种障碍所独有的。有许多患有其他障碍的孩子，由于各种原因，同样失去了和他们的父母维系最佳引导式参与关系的能力。顾问们也在与许多被诊断患有反应性依恋障碍、注意缺陷多动障碍、抽动秽语综合征、双相情感障碍、癫痫症和许多鲜为人知的神经系统疾病的儿童的家庭的合作中取得了成功。

我们还看到参与 RDI 的儿童年龄不断增长。现在，我们的顾问与患孤独症的成年人一起工作是很常见的，这些成年人可能会自己或与家人一起寻求 RDI 的帮助。正如我之前所说，我们没有观察到 RDI 的干预效果会受到参与者任何年龄限制或任何关键时期的影响。对成人患者来说，最大的障碍是缺乏主动寻求帮助的动机。

最后，让我们最欣慰的就是，有许多参与 RDI 的儿童的父母决定重新规划自己的事业——成为 RDI® 认证顾问。我们只有看见他们让自己的孩子取得了足够的进步，才会接收他们参加培训。这些双重身份的顾问们为 RDI 计划贡献了他们的特殊优势，也分享他们的经历，这让我们看到了更多的希望。

推荐阅读

虽然我已经在后面的参考文献里列出了内容丰富涵盖面很广的参考资料，但对于那些希望探索 RDI 基础的人，这里提供了一些推荐阅读的书籍，我认为阅读这些书可以为读者提供一个很好的起点。

Charman, C. (2003). Why is joint attention a pivotal skill in autism? *Philosophical Transactions of the Royal Society of London* (358), 315-324.

Collins, A., Brown, J., Holum, A. (1991). Cognitive Apprenticeship: Making thinking visible. *American Educator*, winter, 1-18.

Damasio, A. (1994). *Descartes Error: Emotion, Reason and the Human Brain.* New York: Harpercollins Books.

Fogel, A. (1993). *Developing Through Relationships: Origins of Communication, Self, and Culture.* Chicago: University of Chicago Press.

Hobson, P. (2002). *The Cradle of Thought: Exploring the Origins of Thinking.* London, UK: Macmillan.

Kaye, K. (1982). *The Mental and Social Life of Babies: How Parents Create Persons.* Chicago, Illinois: The Harvester Press.

Klin, A., Jones, W., Schultz, R., Volkmar, F. (2003). The enactive mind, or from actions to cognition: Lessons from autism. *Philosophical Transactions of the Royal Society of London* B (358), 345-360.

Lehrer, J. (2009). *How We Decide.* Boston: Houghton Mifflin Harcourt.

Minshew, N., Williams, D. (2007). The new neurobiology of Autism: Cortex, Connectivity and Neural Organization. *Archives of Neurology* (64), 945-950. 282

参考文献 I （按章节）

Alliance, 2. C. (2000). *Building America's 21st Century Workforce: National Alliance of Business and US Department of Labor*. Retrieved from 21st Century Workforce Commission: http://www.21stcenturylearningalliance.com.

Barnard, J., Harvey, V., Potter, D., Prior, A. (2001). *Ignored or ineligible? The reality for adults with autism spectrum disorders.* The National Autistic Society report for Autism Awareness Week. London: NAS Publications.

Bruner, J. S. (1983). Education as social invention. *Journal of Social Issues* (39), 129-14. Busse, R. (1992). The new basics: Today's employers want the three R's and so much more. *Vocational Education Journal* (67), 24-25.

Conference Board of Canada. (2000, January 17). *Employability skills 2000+*. Retrieved 2001, from http://www.conferenceboard.ca/nbec/pdf/esp2000.pdf.

Courchesne E, P. K. (2005). Why the frontal cortex in autism might be talking only to itself: Local over-connectivity but long-distance disconnection. *Current Opinion in Neurobiology* (15), 225-230.

Edelson, MG. (2006). Are the Majority of Children With Autism Mentally Retarded? A Systematic Evaluation of the Data. *Focus on Autism and Other Developmental Disabilities* (21), 66-83.

Farraly, M. (2001). What happens after school? Outcome for individuals with Asperger's syndrome/high functioning autism. *Frontline of Learning Disability, 47* (online).

Fogel, A. (1993). *Developing Through Relationships: Origins of Communication, Self, and Culture.* Chicago: University of Chicago Press.

Hobson, P. (1993). *Autism and the Development of Mind.* Mahwah, NJ: Lawrence Erlbaum.

Hobson, P. (2002). *The Cradle of Thought: Exploring the Origins of Thinking.* London, UK: Macmillan.

Howlin, P. (2003). Outcome in high-functioning adults with autism with and without early language delays: Implications for the differentiation between autism and Asperger syndrome. *Journal of Autism and Developmental Disorders* (33), 3-13.

Kanner, L. (1943). Autistic disturbances of affective contact. *Nervous Child* (2), 217-250.

Kanner, L. (1968). Follow-up study of eleven children originally reported in 1943. *Acta Paedopsychiatrica* (35), 100-136.

Lankard, B. (1990). Employability—The Fifth Basic Skill. *ERIC Digest, ED 325 659* (104).

Rogoff, B. (1990). *Apprenticeship in Thinking: Cognitive Development in Social Context.* New York, NY: Oxford University Press.

Seltzer, M., Krauss, M. (2002). *Adolescents and Adults with Autism: A Profile of Adolescents and Adults with Autistic Spectrum Disorder.* National Institute on Aging. AAA.

Sigman M, Dijamco A, Gratier M, Rozga A. (2004). Early Detection of Core Deficits in Autism. *Mental Retardation and Developmental Disabilities Research Reviews* (10), 221- 233.

Sroufe, A. (1996). *Emotional Development: The Organization of Emotional Life in the Early Years.* Cambridge: Cambridge University Press.

第一章

Bauman ML, Kempter, TL. (2007). The neuroanatomy of the brain in autism: Current thoughts and future directions. In G. P. Perez JM, *New developments in autism: The future is today* (pp. 259-267). London: Jessica Kingsley Publisher.

Belmonte MK., Allen, G., Beckel-Mitchener, A., Boulanger, LM., Carper, R., Webb, SG. (2004). Autism and Abnormal Development of Brain Connectivity. *Journal of Neuroscience* (24), 9228-9231.

Belmonte, MK., Cook, EH., Anderson, GM., Rubenstein, JLR., Greenough, WT., Beckel-Mitchener, A., Courchesne, E., Boulange, LM., Powell, SB., Levitt, PR., Perry, EK., Jiang YH., DeLorey, TM., Tierney, E. (2004). Autism as a disorder of neural information processing: Directions for research and targets for therapy. *Molecular Psychiatry* (9), 646-663.

Bransford, JD., Brown, AL., Cocking, R. (Eds.) (2000). *How People Learn*. Commission on Behavioral and Social Sciences and Education, The National Research Council and the National Academy of Sciences (NAS), The Committee on Development in the Science of Learning. Washington, D.C.: National Academy Press.

Cherkassky, VL, Kana, RK., Keller, TA., Just, MA. (2006). Functional connectivity in a baseline resting-state network in autism. *Neuroreport: For Rapid Communication of Neuroscience Research* (17), 1687-1690.

Courchesne E, Pierce K. (2005). Why the frontal cortex in autism might be talking only to itself: Local over-connectivity but long-distance disconnection. *Current Opinion in Neurobiology* (15), 225-230.

Courchesne, E., Pierce, K.(2005). Brain overgrowth in autism during a critical time in development: Implications for frontal pyramidal neuron and interneuron development and connectivity. *International Journal of Developmental Neuroscience* (23), 153-170.

Henderson, L., Yoder, P., McDuffie, A. (2002). Getting the point: Electrophysiological correlates of protodeclarative pointing. *International Journal of Developmental Neuroscience* (20), 449-458.

Huether, G. (1998). Stress and the adaptive self-organization of neuronal connectivity during early childhood. *International Journal of Developmental Neuroscience*, 16 (3-4), 297-306.

Just M., Cherkassky V., Keller T., Minshew N. (2004). Cortical activation and synchronization during sentence comprehension in high-functioning autism: Evidence of underconnectivity. Brain. *A Journal of Neurology* (127), 1811-1821.

Minshew, NJ., Webb, SJ., Williams, DL., Dawson, G. (2006). Neuropsychology and Neurophysiology of Autism Spectrum Disorders. In R. J. Modin SO, *Understanding autism: From basic neuroscience to treatment.* (pp. 379-415). Boca Raton, Florida: CRC Press.

Siegel, D. (1999). *The Developing Mind: How Relationships and the Brain Interact to Shape Who We Are.* New York, NY: Guilford Press.

第二章

Allal, L., Ducrey, G.P. (2000). Assessment of-or-in the zone of proximal development. *Learning and Instruction.* 10(2), 137-152.

Baker-Sennett, J. Matusov, E., Rogoff, B. (1993). Planning as developmental process. H. Reese (Ed.), *Advances in Child Development and Behavior,* Vol. 24. (pp. 253-281). San Diego, Academic Press, Inc.

Fabio, R. A. (2005). Dynamic Assessment of Intelligence is a better reply to adaptive behavior and cognitive plasticity. *Journal of General Psychology* (132), 41-64.

Gardner, H. (1999). *Reframing Intelligence.* New York: Basic Books.

Grigorenko, L., Sternberg, R. (1998). Dynamic Testing. *Psychological Bulletin* (124), 75-111.

Haywood, H.C., Lidz, C.S. (2007). *Dynamic assessment in practice: Clinical and educational applications.* New York, New York: Cambridge University Press.

Lehrer, J. (2009). *How We Decide.* New York: Houghton Mifflin.

Lidz, C.S., Elliott, J.G. (Eds.). (2000). *Dynamic assessment: Prevailing models and applications.* Amsterdam: JAI/Elsevier Science.

Sternberg, R. (1985). *Beyond IQ: A triarchic theory of human intelligence.* New York, NY: Cambridge University Press.

Sternberg, R., Grigorenko, E. (2002). *Dynamic Testing: The Nature and Measurement of Learning Potentia.* Cambridge: Cambridge University Press.

Sternberg, R. (1986). *Intelligence Applied.* San Diego, CA: Harcourt.

Thelen, E., Smith, L, (1994). *A Dynamic Systems Approach to the Development of Cognition and Action.* Cambridge, MA: MIT Press.

Tzuriel, D. (2001). *Dynamic Assessment of Young Children.* Kluwer Academic/Plenum Publishers.

第三章

Camaioni, L. (1997). The emergence of intentional communication in ontogeny, phylogeny and pathology. *European Psychologist* (2), 216-225.

Carpenter, M., Akhtar, N., Tomasello, M. (1998). Social cognition, joint attention, and communicative competence from 9 to 15 months of age. *Monographs of the Society for Research in Child Development*, *63* (4).

Fogel, A. (1993). *Developing Through Relationships: Origins of Communication, Self, and Culture.* Chicago: University of Chicago Press. *References by Chapter* 287

Frick, R. (1985). Communicating emotion: The role of prosodic features. *Psychological Bulletin* (97), 412-429.

Harding, C. G., Weissmann, L., Kromelow, S., Stilson, S. R. (1997). Shared minds: How mothers and infants co-construct early patterns of choice within intentional communication partnerships. *Infant Mental Health Journal* (18), 24-39.

Kriegstein, K., Kleinschmidt, A., Sterzerr, P., Giraud, A. (2005). Interaction of face and voice areas during speaker recognition. *Journal of Cognitive Neuroscience* (17), 367-376.

MacWhinney, B. (1998). Models of the emergence of language. *Annual Review of Psychology*, (49), 199-227.

Papousek, M. (2007). Communication in early infancy: An arena of intersubjective learning. *Infant Behavior and Development* (30), 258-266.

Tomasello, M., Carpenter, M. (2005, March). The Emergence of Social Cognition in Three Young Chimpanzees. *Monographs of the Society for Research in Child Development, 70* (1), 1-136.

Walker-Andrews, A. (1997). Infants' perception of expressive behaviors: Differentiation of multimodal information. *Psychological Bulletin* (121), 437-456.

Warneken, F., Chen, F., Tomasello, M. (2006). Cooperative Activities in Young Children and Chimpanzees. *Child Development, 77* (3), 640-663.

第四章

Adrien J, Martineau J. Barthelemy C, Bruneau N. (2005). Disorders of regulation of cognitive activity in autistic children. *Journal of Autism and Developmental Disorders* (25), 249-263.

Bachevalier, J., Loveland, KA., (2003). Early orbitofrontal-limbic dysfunction and autism. In: Cicchetti, D., Walker, E. eds.

Neurodevelopmental mechanisms in psychopathology. New York, NY: Cambridge University Press; 215-236.

Bacon, A., Fein, D., Morris, R., Waterhouse, L., Allen, D. The responses of autistic children to the distress of others. *Journal of Autism and Developmental Disorders* (28), 129-142.

Baron-Cohen, S., Baldwin, D., Crowson M. (1997). Do children with autism use the speaker's direction of gaze strategy to crack the code of language? *Child Development* (68), 48-57.

Bauman ML, Kempter, TL. (2007). The neuroanatomy of the brain in autism: Current thoughts and future directions. In G. P. Perez JM, *New developments in autism: The future is today* (pp. 259-267). London: Jessica Kingsley Publisher.

Belmonte MK., Allen, G., Beckel-Mitchener, A., Boulanger, LM., Carper, R., Webb, SG. (2004). Autism and Abnormal Development of Brain Connectivity. *Journal of Neuroscience* (24), 9228-9231.

Belmonte, MK., Cook, EH., Anderson, GM., Rubenstein, JLR., Greenough, WT., Beckel- Mitchener, A., Courchesne, E., Boulange, LM., Powell, SB., Levitt, PR., Perry, EK., Jiang YH., DeLorey, TM., Tierney, E. (2004). Autism as a disorder of neural information processing: Directions for research and targets for therapy. *Molecular Psychiatry* (9), 646-663.

Berger, H., Van, S., Kare, P., Horstink, M., Buytenhuijs, E. (1993). Cognitive shifting as a predictor of progress in social understanding in high-functioning adolescents with autism: A prospective study. *Journal of Autism and Developmental Disorders.* (23), 341- 359.

Boucher, J. (2007). Memory and generativity in very high functioning autism: A firsthand account, and an interpretation. *Autism* (11), 255-264.

Bowler, D., Gardiner, J., Grice, S. (2000). Episodic Memory and Remembering in Adults with Asperger Syndrome. *Journal of Autism and Developmental Disorders.* 30, (4)

Bowler, D., Gardiner, J., Berthollier, N. (2004.) Source Memory in

Adolescents and Adults with Asperger's Syndrome. *Journal of Autism and Developmental Disorders* (34), 533-542.

Bowler, D. Autism: Specific cognitive deficit or emergent endpoint of multiple interacting systems? (2001). In: Burack, J., Charman, T., Yirmiya, N., Zelazo, P. eds. *The development of autism: Perspectives from theory and research.* (pp. 219-235). Mahwah, NJ: Lawrence Erlbaum.

Brosnan, M., Scott, F., Fox, S., Pye, J. (2004). Gestalt processing in autism: Failure to process perceptual relationships and the implications for contextual understanding. *Journal of Child Psychology and Psychiatry* (45), 459-469.

Bruck, M., London, K., Landa, R., Goodman, J. (2007) Autobiographical memory and suggestibility in children with autism spectrum disorder. *Development and Psychopathology* (19), 73-95. *References by Chapter* 289

Burack, J. (1994) Selective attention deficits in persons with autism: Preliminary evidence of an inefficient attentional lens. *Journal of Abnormal Psychology* (103), 535-543.

Carpenter, M., Pennington, B., Rogers, S. (2001) Understanding of others' intentions in children with autism. *Journal of Autism and Developmental Disorders* (31), 589-599.

Channon, S., Charman, T., Heap, J., Crawford, S., Rios, P. (2001). Real-life-type problemsolving in Asperger's syndrome. *Journal of Autism and Developmental Disorders* (31), 461-469.

Cherkassky, VL, Kana, RK., Keller, TA., Just, MA. (2006). Functional connectivity in a baseline resting-state network in autism. *Neuroreport: For Rapid Communication of Neuroscience Research* (17), 1687-1690.

Courchesne E, Pierce K. (2005). Why the frontal cortex in autism might be talking only to itself: Local over-connectivity but long-distance disconnection. *Current Opinion in Neurobiology* (15), 225-230.

Craig, J., Baron-Cohen, S. (1999). Creativity and imagination in Autism and Asperger Syndrome. *Journal of Autism and Developmental Disorders* (29), 319-326.

Dawson, G., Munson, J., Webb, S., Nalty, T., Abbott, R., Toth, K. (2007). Rate of Head Growth Decelerates and Symptoms Worsen in the Second Year of Life in Autism. *Biological Psychiatry* (61), 458-464.

Dawson, G., Toth, K., Abbott, R., Osterling, J., Munson, J., Estes, A., Liaw, J. (2004). Early Social Attention Impairments in Autism: Social Orienting, Joint Attention, and Attention to Distress. *Developmental Psychology* (40), 271-283.

Downs, A., Smith, T. (2004). Emotional understanding, cooperation, and social behavior in high-functioning children with Autism. *Journal of Autism and Developmental Disorders* (34), 625-635.

Edelson, MG. (2006). Are the Majority of Children With Autism Mentally Retarded? A Systematic Evaluation of the Data. *Focus on Autism and Other Developmental Disabilities* (21), 66-83.

Emerich, D., Creaghead, N., Grether, S., Murray, D., Grasha, C. (2003). The Comprehension of Humorous Materials by Adolescents with High-Functioning Autism and Asperger's Syndrome. *Journal of Autism and Developmental Disorders* (33), 253-257.

Fogel, A. (1995). Development and relationships: A dynamic model of communication. *Advances in the study of behavior* (24), 259-290.

Geller, E. (1998). An investigation of communication breakdowns and repairs in verbal autistic children. *British Journal of Developmental Disabilities* (87), 71-85.

Hobson, P. (1993). *Autism and the Development of Mind.* Mahwah, NJ: Lawrence Erlbaum.

Hoeksma, M., Kemner, C., Verbaten, M., Van Engeland, H. (2004). Processing Capacity in Children and Adolescents with Pervasive Developmental Disorders. *Journal of Autism and Developmental*

Disorders (34),341-354.

Hughes, C., Russell, J., Robbins, T. (1994). Evidence for executive dysfunction in autism. *Neuropsychologia* (32), 477-492.

Hughes, C., Russell, J. (1993). Autistic children's difficulty with mental disengagement from an object: Its implications for theories of autism. *Developmental Psychology* (29), 498- 510.

Hughes, C. (2001). Executive dysfunction in autism: Its nature and implications for the everyday problems experienced by individuals with autism. In J. C. Burack, *The development of autism: Perspectives from theory and research.* (pp. 255-271).

Jarrold, C., Boucher, J., Smith, P. (1996). Generativity defects in pretend play in autism. *British Journal of Developmental Psychology* (14), 275-300.

Just M., Cherkassky V., Keller T., Minshew N. (2004). Cortical activation and synchronization during sentence comprehension in high-functioning autism: Evidence of underconnectivity. Brain. *A Journal of Neurology* (127), 1811-1821.

Keen, D. (2005). The use of non-verbal repair strategies by children with autism. *Research in Developmental Disabilities* (26), 243-254.

Laing, R.D. (1967). *The Politics of Experience.* New York: Pantheon Books.

Luna, B., Doll, SK., Hegedus, S., Minshew, N., Sweeney, J. (2007). Maturation of Executive Function in Autism. *Biological Psychiatry* (61), 474-481.

Millward, C., Powell, S., Messer, D., Jordan, R. (2000). Recall for Self and Other in Autism: Children's Memory for Events Experienced by Themselves and Their Peers. *Journal of Autism and Developmental Disorders* (30), 15-28.

Minshew, N., Meyer, J., Goldstein, G. (2002). Abstract reasoning in autism: A disassociation between concept formation and concept identification. *Neuropsychology* (16), 327-334.

Minshew, NJ., Webb, SJ., Williams, DL., Dawson, G. (2006). Neuropsychology and Neurophysiology of Autism Spectrum Disorders. In R. J. Modin SO, *Understanding autism: From basic neuroscience to treatment.* (pp. 379-415). Boca Raton, Florida: CRC Press.

Minshew, N., Williams, D., Goldstein, G. (2004a). A further characterization of complex cognitive abilities in high functioning autism. *Paper presented at the International Meeting for Autism Research,* Sacramento California: 2004.

Nair, J. (2004). Knowing Me, Knowing You: Sclf-Awareness in Asperger's and Autism. In: Beitman, B., Nair, J, eds. *Self-awareness deficits in psychiatric patients: Neurobiology, assessment, and treatment.* New York, NY: W. W. Norton and Co.

Ozonoff, S., South, M., Provencal, S. (2007). Executive functions in autism: Theory and practice. In G. P. Pérez JM, *New Developments in Autism: The Future is Today* (pp. 185- 213). London, UK: Jessica Kingsley.

Papousek, M. (2007). Communication in early infancy: An arena of intersubjective learning. *Infant Behavior and Development* (30), 258-266.

Rajendran, G., Mitchell, P. (2007). Cognitive theories of autism. *Developmental Review* (27), 224-260.

Sternberg, RJ., Pretz, JE. (2005). *Cognition and Intelligence: Identifying the mechanisms of the mind.* New York, NY: Cambridge University Press.

Toichi, M., Kamio, Y., Okada, T., Sakihama, M., Youngstrom, A., Findling, L., Yamamoto K. (2002). A lack of self-consciousness in autism. *American Journal of Psychiatry* (159),1422-1424.

Tomasello, M. (1999). *The Cultural Origins of Human Cognition.* Cambridge, MA: Harvard University Press.

Whitehouse, A., Maybery, M., Durkin, K. (2006). Inner speech impairments in autism. *Journal of Child Psychology and Psychiatry* (47), 857-865.

第五章

Rogoff, B. (1990). *Apprenticeship in Thinking: Cognitive development in social context*. New York, NY: Oxford University Press.

Vygotsky, L. (1978). *Mind in Society: The Development of Higher Psychological Processes.* Cambridge, MA: Harvard University Press.

第六章

Bruner, J., (1961). Be act of discovery. *Harvard Educational Review* (31), 2132.

Collins, A. (1991). Cognitive apprenticeship and instructional technology. In L. Idol, B.F. Jones (Eds.), *Educational values and cognitive instruction: Implication for reform* (pp. 121-138). Hillsdale, NJ: Lawrence Erlbaum Associates.

Collins, A., Brown, J., Holum, A. (1991). Cognitive Apprenticeship: Making thinking visible. *American Educator*, winter, 1-18.

Dorn, Linda., Soffos, Carla, (2001). *Scaffolding Young Writers: A Writers' Workshop Approach*. Portland, Maine: Stenhouse Publishing.

Rogoff, B. (1990). *Apprenticeship in Thinking: Cognitive development in social context*. New York, NY: Oxford University Press.

Shunk, D. (2000). *Learning theories: An educational perspective (3rd ed)*. Upper Saddle River, NJ: Prentice Hall.

Vygotsky, L. (1978). *Mind in Society: The Development of Higher Psychological Processes*. Cambridge, MA: Harvard University Press.

第七章

Bakerman, R., Adamson, L. (1984). Coordinating Attention to people and objects in mother-infant and peer-infant interactions. *Child*

Development (55), 1278-1289.

Baldwin, D., Moses, L. (1996). The ontogeny of social information gathering. *Child Development* (67), 1915–1939.

Bates, E., Benigni, L., Bretheront, I., Camaioni, L., Volterra, V. (1979). *The Emergence of Symbols: Cognition and Communication in Infancy.* New York, New York: Academic Press.

Bates, E., Camaioni, L., Volterra, V. (1975). The acquisition of performatives prior to speech. *Merrill-Palmer Quarterly* (21), 205-226. *References by Chapter 293*

Bazhenova, O., Plonskaia, O., Porges, S. (2001). Vagal reactivity and affective adjustment in infants during interaction challenge. *Child Development* (72), 1314-1326.

Bellagamba, F., Tomasello, M. (1999). Re-enacting intended acts: Comparing 12-and 18-month-old. *Infant Behavior and Development* (22), 277-282.

Bigelow, A. (1999). Infants' sensitivity to imperfect contingency in social interaction. In P. R. (Ed.), *Early Social Cognition.* Hillsdale, NJ: Erlbaum.

Bruner, J., Sherwood, V. (1976). Peek-a-boo and the learning of rule structures. In A. J. J. Bruner, *Play.* New York: Basic Books.

Buss, K., Kiel, E. (2004). Comparison of sadness, anger and fear facial expressions when toddlers look at their mothers. *Child Development* (75), 1761-1773.

Camaioni, L. (1997). The emergence of intentional communication in ontogeny, phylogeny and pathology. *European Psychologist* (2), 216-225.

Camaioni, L., Perucchini, P., Bellagamba, F., Colonnesi, C. (2004). The Role of Declarative Pointing in Developing a Theory of Mind. *Infancy* (5), 291-308.

Campos, J., Sternber, C. Perception, appraisal, and emotion: The onset of social referencing. In M. Lamb., L. Sherrod (Eds.), *Infant Social*

Cognition: Empirical and Theoretical Considerations. Hillsdale, NJ: Erlbaum.

Carpenter, M., Akhtar, N., Tomasello, M. (1998). Fourteen-to-18-month-old infants differentially imitate intentional and accidental actions. *Infant Behavior and Development*, 21, 315–330.

Carpenter, M., Akhtar, N., Tomasello, M. (1998). Social cognition, joint attention, and communicative competence from 9 to 15 months of age. *Monographs of the Society for Research in Child Development*, *63* (4).

Cohn, J., Tronick, E. (1987). Mother-infant face-to-face interaction: The sequence of dyadic states at 3, 6, and 9 months. *Developmental Psychology* (23), 68-77.

Eckerman, C, Didow, S. (1996). Nonverbal imitation and toddler's mastery of verbal means of achieving coordinated action. *Developmental Psychology* (32), 141-152.

Feldman, R. (2006). From biological rhythms to social rhythms: Physiological precursors of mother-infant synchrony. *Developmental Psychology* (42), 175-188.

Fernald, A. (1985). Four-month-old infants prefer to listen to motherese. *Infant Behavior and Development* (8), 181-195.

Fogel, A. (1993). *Developing Through Relationships: Origins of Communication, Self, and Culture.* Chicago: University of Chicago Press.

Greenfield, P. (1972). Playing peek-a-boo with a four-month-old: A study of the role of speech and non-speech sounds in the formation of a visual schema. *Journal of Psychology* (82), 287-298.

Harding, C. G., Weissmann, L., Kromelow, S., Stilson, S. R. (1997). Shared minds: How mothers and infants co-construct early patterns of choice within intentional communication partnerships. *Infant Mental Health Journal* (18), 24-39.

Henderson, L., Yoder, P., McDuffie, A. (2002). Getting the point:

Electrophysiological correlates of protodeclarative pointing. *International Journal of Developmental Neuroscience* (20), 449-458.

Hobson, P. (2002). *The Cradle of Thought: Exploring the Origins of Thinking.* London, UK: Macmillan.

Jaffe, J., Beebe, B., Feldstein, S., Crown, C., Jasnow, M. (2001). Rhythms of dialogue in Infancy. *Monographs of the Society for Research in Child Development* (66).

Kaye, K. (1982). *The Mental and Social Life of Babies: How Parents Create Persons.* Chicago, Illinois: The Harvester Press.

Klinnert, M., Emde, R., Butterfield, P., Campos, J. (1986). Social referencing: The infant's use of emotional signals from a friendly adult with mother present. *Developmental Psychology* (22), 427-432.

Kokkinaki, T. (2003). A longitudinal, naturalistic and cross-cultural study on emotions in early infant-parent imitative interactions. *British Journal of Developmental Psychology*, 21 (2), 243-258.

Louis J., Baldwin, D., Rosicky, J., Tidball, G. (2001). Evidence for referential understanding in the emotions domain at twelve and eighteen months. *Child Development, 72* (3), 718-735.

Mandler, J. (1992). How to build a baby II: Conceptual Primitives. *Psychological Review* (99), 587-604.

Mayes, L., Carter, A. (1990). Emerging social regulatory capacities as seen in the still-face situation. *Child Development* (61), 754-763.

Meltzoff, A. (1995). Understanding the intentions of others: Re-enactment of intended acts by 18-month-old children. *Developmental Psychology* (31), 838-850.

Moore, G., Calkins, S. (2004). Infants' Vagal regulation in the still-face paradigm is related to dyadic coordination of mother-infant interaction. *Developmental Psychology* (40), 1068-1080.

Morales, M., Mundy, P., Delgado, C. E. F., Yale, M., Messinger, D., Neal, R .(2000). Responding to joint attention across the 6- through 24-month age period and early language acquisition. *Journal of*

Nielson, M. (2006). Copying actions and copying outcomes: Social learning through the second year. *Developmental Psychology* (42), 555-565.

Porter, C. (2003). Co-regulation in mother-infant dyads: Links to infants' cardiac Vagal tone. *Psychological Reports* (92), 307-319.

Reddy, V., Hay, D., Murry, L., Trevarthen, C. (1997). Communication in infancy: Mutual regulation of affect and attention. In A. S. G. Bremner, *Infant Development: Recent Advances.* Hove, UK: Psychological Press.

Repacholi, B., Gopnik, A.(1997). Early understanding of desires: Evidence from 14 and 18-month-olds. *Developmental Psychology* (33), 12-21.

Rochat, P. (2001). *The Infant's World.* Cambridge, MA: Harvard University Press.

Rochat, P., Querido, J., Striano, T. (1999). Emerging sensitivity to the timing and structure of proto-conversation in early infancy. *Developmental Psychology,* 35 (4), 950-957.

Rochat, P., Striano, T. (1999). Social cognitive development in the first year. In P. R. (Ed.), *Early Social Cognition.* Hillsdale, NJ: Erlbaum.

Sander, L. (1977). The regulation of exchange in the infant-caretaker system and some aspects of the context-content relationship. In M. L. (Eds.), *Interaction, Conversation and the Development of Language.* New York, NY: Wiley.

Scherer, K., Zentner, M., Stern, D. (2004). Beyond Surprise: The puzzle of infants' expressive reactions to expectancy violation. *Emotion* (4), 389-402.

Schwartz, G., Izard, C., Ansul, S. (1985). The 5-month-old's ability to discriminate facial expressions of emotion. *Infant Behavior and Development* (8), 65-77.

Siegel, D. (1999). *The Developing Mind: How Relationships and the Brain Interact to Shape Who We Are.* New York, NY: Guilford Press.

Sroufe, A. (1996). *Emotional Development: The Organization of Emotional Life in the Early Years.* Cambridge: Cambridge University Press.

Stern, D. (1977). *The First Relationship: Infant and Mother.* Cambridge, MA: Harvard University Press.

Stern, D. (1985). *The Interpersonal World of the Infant.* New York, NY: Basic Books.

Striano, T., Rochat, P.(2000). Emergence of selective social referencing in infancy. *Infancy* (1), 253-264.

Tomasello, M. (2007). Cooperation and communication in the 2nd year of life. *Child Development Perspectives* (1), 8-12.

Tomasello, M. (1995). Joint attention as social cognition. In C. M. (Eds.), *Joint Attention: Its Origins and Role in Development.* Hillsdale, NJ: Erlbaum.

Tomasello, M., Max, K. (2003). Understanding attention: 12 and 18-month-olds know what is new for other persons. *Developmental Psychology, 39* (5), 906-912.

Trevarthen, C., Aitken, KJ. (2001). Infant intersubjectivity: Research, theory, and clinical applications. *Journal of Child Psychology and Psychiatry* (42), 3-48.

Tronick, E. (1989). Emotions and emotional communication in infants. *American Psychologist* (44), 112-119.

Tronick, E., Gianino, A. (1986). Interactive mismatch and repair: Challenges to the coping infant. *Zero to Three, 6* (3), 1-6.

Warneken, F., Chen, F., Tomasello, M. (2006). Cooperative Activities in Young Children and Chimpanzees. *Child Development, 77* (3), 640-663.

Yale, M., Messinger, D., Cobo-Lewis, A., Delgado, C. (2003). The temporal coordination of early infant communication. *Developmental Psychology* (39), 815-824.

第八章

Bacon, A., Fein, D., Morris, R., Waterhouse, L., and Allen, D. The responses of autistic children to the distress of others. *Journal of Autism and Developmental Disorders* (28), 129-142.

Baron-Cohen, S. (1989). Joint-attention deficits in autism: Towards a cognitive analysis. *Development and Psychopathology* (1), 185-189.

Baron-Cohen, S. (1989). Perceptual role taking and protodeclarative pointing in autism. *British Journal of Developmental Psychology* (7), 113-127. *References by Chapter* 297

Belmonte, MK., Cook, EH., Anderson, GM., Rubenstein, JLR., Greenough, WT., Beckel- Mitchener, A., Courchesne, E., Boulange, LM., Powell, SB., Levitt, PR., Perry, EK., Jiang YH., DeLorey, TM., Tierney, E. (2004). Autism as a disorder of neural information processing: Directions for research and targets for therapy. *Molecular Psychiatry* (9), 646-663.

Berger, M. (2006). A model of preverbal social development and its application to social dysfunctions in autism. *Journal of Child Psychology and Psychiatry,* 47, 338-371.

Bieberich, A., Morgan, S. (1998). Affective expression in children with autism or downs syndrome. *Journal of Autism and Developmental Disorders , 28* (4), 333-338.

Bono, M., Daley, T., Sigman, M. (2004). Relations among joint attention, amount of intervention and language gain in Autism. *Journal of Autism and Developmental Disorders* (34), 495-505.

Camaioni, L., Perucchini, P., Muratori, F., Parrini, B., Cesari, A. (2003). The communicative use of pointing in autism: Developmental profile and factors related to change. *European Psychiatry* (18), 6-12.

Capps, L., Kehres, J., Sigman, M. (1998). Conversational abilities among children with autism and children with developmental delays. *Autism* (2), 325-344.

Carpenter, M., Pennington, B., Rogers, S. (2002). Interrelations among social-cognitive skills in young children with autism. *Journal of Autism and Developmental Disorders* (32), 91-106.

Charman, C. (2003). Why is joint attention a pivotal skill in autism?. *Philosophical Transactions of the Royal Society of London* (358), 315-324.

Charman, T., Swettenham, J., Baron-Cohen, S., Cox, A., Baird, G., Drew, A. (1997). Infants with autism: An investigation of empathy, pretend play, joint attention, and imitation. *Developmental Psychology* (5), 782-789.

Charman, T., Taylor, E., Drew, A., Cockerill, H., Brown, J. A., Baird, G. (2005). Outcome at 7 years of children diagnosed with autism at age 2: Predictive validity of assessments conducted at 2 and 3 years of age and pattern of symptom change over time. *Journal of Child Psychology and Psychiatry* (46), 500-513.

Dawson, G., Carver, L., Meltzoff, A., Panagiotides, H., McPartland, J., Webb, S. (2002). Neural correlates of face and object recognition in young children with autism spectrum disorder, developmental delay and typical development. *Child Development*, (73), 700-717.

Dawson, G., Hill, D., Spencer, A., Galpert, L., Watson, L. (1990). Affective exchanges between young autistic children and their mothers. *Journal of Abnormal Child Psychology* (18), 335-345.

Dawson, G., Toth, K., Abbott, R., Osterling, J., Munson, J., Estes, A., Liaw, J. (2004). Early social attention impairments in autism: Social orienting, joint attention and attention to distress. *Developmental Psychology* (40(2)), 271-283.

Geller, E. (1998). An investigation of communication breakdowns and repairs in verbal autistic children. *British Journal of Developmental Disabilities* (87), 71-85.

Gipps, R. (2004). Autism and intersubjectivity: Beyond cognitivism and the theory of mind. *Philosophy, Psychiatry, and Psychology* (11), 195-198.

Goodhart, F., Baron-Cohen, S. (1993). How many ways can the point be made? Evidence from children with and without autism. *First Language* (13), 225-233.

Hale, C., Tager-Flusberg, H. (2005). Social communication in children with autism: The relationship between theory of mind and discourse development. *Autism* (9), 157-178.

Hauck, M., Fein, D., Waterhouse, L.,Feinstein, C. (1995). Social initiations by autistic children to adults and other children. *Journal of Autism and Developmental Disorders* (6), 579-595.

Hobson, P. (1989). On sharing experiences. *Development and Psychopathology* (1), 197- 203. Mahwah, NJ: Lawrence Erlbaum.

Hobson, P. (1993). *Autism and the development of mind.* Mahwah, NJ: Lawrence Erlbaum.

Hobson, P. (2002). *The Cradle of Thought: Exploring the Origins of Thinking.* London, UK: Macmillan.

Hobson, P. (2007). On being moved in thought and feeling: An approach to autism. In J. G. Pérez, *New developments in autism: The future is today* (pp. 139-154). London, UK: Jessic Kingsley.

Hobson, R., Bishop M. The pathogenesis of autism: Insights from congenital blindness. In H. E. Frith U, *Autism: Mind and Brain* (pp. 109-126). New York, New York: Oxford University Press.

Hobson, P., Lee, A. (1998). Hello and goodbye: A study of social engagement in autism. *Journal of Autism and Developmental Disorders* (28). *References by Chapter* 299

Hughes, C. (2001). Executive dysfunction in autism: Its nature and implications for the everyday problems experienced by individuals with autism. In J. C. Burack, *The development of autism: Perspectives from theory and research.* (pp. 255-271).

Kanner, L. (1943). Autistic disturbances of affective contact. *Nervous Child* (2), 217-250.

Kasari, C., Sigman, M., Baumgartner, P., Stipek, D. (1993). Pride and mastery in children with autism. *Journal of Child Psychology and*

Psychiatry and Allied Disciplines (34), 353-362.

Kasari, C., Sigman, M., Mundy, P., Yirmiya, N. (1990). Affective sharing in the context of joint attention interactions of normal, autistic and mentally retarded children. *Journal of Autism and Development Disorders* (20), 87-100.

Keen, D. (2005). The use of non-verbal repair strategies by children with autism. *Research in Developmental Disabilities* (26), 243-254.

Loddo, S. (2003). The understanding of actions and intentions in autism. *Journal of Autism and Developmental Disorders* (33), 545-546.

Maestro S, Muratori F, Barbieri F, Casella C, Cattaneo V, Cavallaro M, Cesari A, Milone A, Rizzo L, Viglione V, Stern D, Palacio-Espasa F. (2001). Early Behavioral Development in Autistic Children: The First 2 Years of Life through Home Movies. *Psychopathology* (34), 147-152.

Maestro, S., Muratori, F., Cavallaro, MC., Pecini, C., Cesari, A., Paziente, A., Stern, D., Golse, B., Palacio, E., Francisco. (2005) How Young Children Treat Objects and People: An Empirical Study of the First Year of Life in Autism. *Child Psychiatry and Human Development*. (35), 383-396.

Mayes, S., Dickerson, Calhoun S, L. (2001). Non-significance of early speech delay in children with autism and normal intelligence and implications for DSM-IV Asperger's disorder. *Autism* (5), 81-94.

McGovern, C., Sigman, M.(2005). Continuity and change from early childhood to adolescence in autism. *Journal of Child Psychology and Psychiatry* (46), 401-408.

Mundy, P., Crowson, M. (1997). Joint attention and early social communication: Implications for research on interventions with autism. *Journal of Autism and Developmental Disorders* (6), 653-676.

Mundy, P., Kasari, C., Sigman, M. (1992). Nonverbal communication, affective sharing and intersubjectivity. *Infant Behavioral Development* (15), 377-381.

Mundy, P., Kasari, C., Sigman, M., Ruskin, E. (1995). Nonverbal communication and early language acquisition in children with Down syndrome and in normally developing children. *Journal of Speech and Hearing Research* (38), 157-167.

Mundy, P., Sigman, M., Ksari, C. (1990). A longitudinal study of joint attention and language development in autistic children. *Journal of Autism and Developmental Disorders* (20), 115-128.

Mundy, P., Thorp, D. (2007). Joint attention and autism: Theory, assessment and neurodevelopment. In G. P. Pérez JM, *New Developments in Autism: The Future is Today* (pp. 104-138). London, UK: Jessica Kingsley.

Osterling, J., Dawson, G. (1994). Early recognition of children with autism: A study of first birthday home videotapes. *Journal of Autism and Developmental Disorders* (24), 247-257.

Osterling, J., Dawson, G., Munson, J. (2002). Early recognition of 1-year-old infants with autism spectrum disorder versus mental retardation. *Development and Psychopathology* (14), 239-251.

Peterson, C., Wellman, H., Liu, D. (2005). Steps in Theory-of-Mind Development for Children with Deafness or Autism. *Child Development* (76), 502-517.

Philips, W., Baron-Cohen, S., Rutter, M. (1998). Understanding intention in normal development and in autism. *British Journal of Developmental Psychology* (16), 337-348.

Recchia, S. L. (1997). Establishing intersubjective experience: Developmental challenges for young children with congenital blindness and autism and their caregivers. 116-129.

Reddy, V., Williams, E., Vaughan, A. (2002). Sharing humour and laughter in autism and Down's syndrome. *British Journal of Psychology* (93), 219-242.

Robertson, J., Tanguay, P., L'Ecuyer, S., Sims, A., Waltrip, C. (1999). Domains of social communication handicap in autism spectrum disorder. *Journal of the American Academy of Child and Adolescent*

Psychiatry, *38* (6), 738-745.

Rutherford, M., Baron-Cohen, S., Wheelwright, S. (2002). Reading the mind in the voice: A study with normal adults and adults with Asperger syndrome and high functioning autism. *Journal of Autism and Developmental Disorders* (32), 189-194.

Shriberg, L., Paul, R., McSweeny, J., Klin, A., Cohen, D. (2001). Speech and prosody characteristics of adolescents and adults with high-functioning autism and Asperger syndrome. *Journal of Speech, Language, and Hearing Research* (44), 1097-1115.

Sigman M, Dijamco A, Gratier M, Rozga A. (2004). Early Detection of Core Deficits in Autism. *Mental Retardation and Developmental Disabilities Research Reviews* (10), 221-233.

Sigman, M., Dissanayake, C., Corona, R., Espinosa, M. (2003). Social and cardiac responses of young children with autism. *Autism* (7), 205-216.

Sigman, M., McGovern, C. (2005). Improvement in cognitive and language skills from preschool to adolescence in autism. *Journal of Autism and Developmental Disorders* (35), 15-23.

Stahl, L., Pry, R. (2002). Joint attention and set shifting in young children with autism. *Autism* (6), 383-396.

Stone, W., Ousley, O., Yoder, P., Hogan, K., Hepburn, S. (1997). Nonverbal communication in two- and three-year-old children with autism. *Journal of Autism and Developmental Disorders* (27), 677-696.

Stone, W., Yoder, P. (2001). Predicting spoken language level in children with autism spectrum disorders. *Autism* (5), 341-361.

Tanguay, P., Robertson, J., Derrick, A. (1998). A dimensional classification of autism spectrum disorder by social communication domains. *Journal of the American Academy of Child and Adolescent Psychiatry* (37), 271-277.

Travis, L., Sigman, M. (1998). Social deficits and interpersonal relationships in autism. *Mental Retardation and Developmental Disabilities Research Reviews* (2), 65-72.

Travis, L., Sigman, M., Ruskin, E. (2001). Links between social understanding and social behavior in verbally able children with autism. *Journal of Autism and Developmental Disorders ,* 31 (2), 119-130.

Trevarthen, C., Aitken, K., Papoudi, D., Robarts, J. (1996). *Where development of the communicating mind goes astray: Children with Autism.* London, UK: Jessica Kingsley.

Trevarthen, C., Daniel, S. (2005). Disorganized rhythm and synchrony: Early signs of autism and Rett syndrome. *Brain and Development* (27), 525-534.

Tronick, E., Gianino, A. (1986). Interactive mismatch and repair: Challenges to the coping infant. *Zero to Three ,* 6 (3), 1-6.

Warreyn, P., Roeyers, H., De Groote, I. (2005). Early social communicative behaviors of preschoolers with autism spectrum disorder during interaction with their mothers. *Autism* (9), 342-361.

Williams J., Nash, S. (2000). Are infants with autism socially engaged? A study of recent retrospective parental reports. *Journal of Autism and Developmental Disorders* (30), 525-536.

第十章

Baker E, B. M. (2005). Stress levels and adaptability in parents of toddlers with and without autism spectrum disorders. *Research and Practice for Persons with Severe Disabilities* (30), 194-204.

Bitsika, V., Sharpley, CF. (2004). Stress, Anxiety and Depression Among Parents of Children With Autism Spectrum Disorder. *Australian Journal of Guidance and Counseling* (14), 151-161.

Boyd, B. (2002). Examining the relationship between stress and lack of social support in mothers of children with autism. *Focus on Autism and Other Developmental Disabilities* (17), 208-215.

Gottman, J. (1999). *The Seven Principles for Making Marriage Work.* New York: Three Rivers Press.

Gutstein, S. (In Press). Empowering families through Relationship Development Intervention: An important part of the bio-psycho-social management of Autism Spectrum Disorders. *Annals of Clinical Psychiatry.*

Leyfer, OT., Folstein, SE., Bacalman, S., Davis, NO., Dinh, E., Morgan, J., Tager, F., Lainhart, JE. (2006). Comorbid Psychiatric Disorders in Children with Autism: Interview Development and Rates of Disorders. *Journal of Autism and Developmental Disorders* (36), 849-861.

Pisula, E. (2007). A comparative study of stress profiles in mothers of children with autism and those of children with Down's syndrome. *Journal of Applied Research in Intellectual Disabilities* (20), 274-278.

Tonge, B., Brereton, A., Gray, K., Einfeld, S. (1999). Behavioral and emotional disturbance in high-functioning autism and Asperger syndrome. *Autism* (3), 117-130.

参考文献 II（按作者英文姓名首字母排序）

Acosta, M.,Pearl, P. (2003). *The neurobiology of autism: new pieces of the puzzle.* Current Neurological Neuroscience Reports.

Alliance, 2. C. (2000). *Building America's 21st Century Workforce: National Alliance of Business and US Department of Labor.* Retrieved from 21st Century Workforce Commission: http://www.21stcenturylearningalliance.com.

Bacon, A., Fein, D., Morris, R., Waterhouse, L., and Allen, D. The responses of autistic children to the distress of others. *Journal of Autism and Developmental Disorders* (28), 129-142.

Baker E, B. M. (2005). Stress levels and adaptability in parents of toddlers with and without autism spectrum disorders. *Research and Practice for Persons with Severe Disabilities* (30), 194-204.

Bakerman, R., Adamson, L. (1984). Coordinating Attention to people and objects in mother- infant and peer-infant interactions. *Child Development* (55), 1278-1289.

Barnard, J., Harvey, V., Potter, D., Prior, A. (2001). *Ignored or ineligible? The reality for adults with autism spectrum disorders.* The National Autistic Society report for Autism Awareness Week. London: NAS Publications.

Baron-Cohen, S. (1989). Joint-attention deficits in autism: Towards a cognitive analysis. *Development and Psychopathology* (1), 185-189.

Baron-Cohen, S. (1989). Perceptual role taking and protodeclarative pointing in autism. *British Journal of Developmental Psychology* (7), 113-127.

Bates, E., Benigni, L., Bretheront, I., Camaioni, L., Volterra, V. (1979). *The Emergence of Symbols: Cognition and Communication in Infancy.* New York, New York: Academic Press.

Bates, E., Camaioni, L., Volterra, V. (1975). The acquisition of performatives prior to speech. *Merrill-Palmer Quarterly* (21), 205-226.

Bauman ML, Kempter, TL. (2007). The neuroanatonomy of the brain in autism: Current thoughts and future directions. In G. P. Perez JM, *New developments in autism: The future is today* (pp. 259-267). London: Jessica Kingsley Publisher.

Bazhenova, O., Plonskaia, O., Porges, S. (2001). Vagal reactivity and affective adjustment in infants during interaction challenge. *Child Development* (72), 1314-1326.

Bellagamba, F., Tomasello, M. (1999). Re-enacting intended acts: Comparing 12-and 18-month-old. *Infant Behavior and Development* (22), 277-282.

Belmonte MK., Allen, G., Beckel-Mitchener, A., Boulanger, LM., Carper, R., Webb, SG. (2004). Autism and Abnormal Development of Brain Connectivity. *Journal of Neuroscience* (24), 9228-9231.

Belmonte, MK., Cook, EH., Anderson, GM., Rubenstein, JLR., Greenough, WT., Beckel- Mitchener, A., Courchesne, E., Boulange, LM., Powell, SB., Levitt, PR., Perry, EK., Jiang YH., DeLorey, TM., Tierney, E. (2004). Autism as a disorder of neural information processing: Directions for research and targets for therapy. *Molecular Psychiatry* (9), 646-663.

Berger, M. (2006). A model of preverbal social development and its application to social dysfunctions in autism. *Journal of Child Psychology and Psychiatry*, 47, 338-371.

Bieberich, A., Morgan, S. (1998). Affective expression in children with autism or downs syndrome. *Journal of Autism and Developmental Disorders , 28* (4), 333-338.

Bigelow, A. (1999). Infants' sensitivity to imperfect contingency in social interaction. In P. R. (Ed.), *Early Social Cognition.* HIllsdale, NJ: Erlbaum.

Bitsika, V., Sharpley, CF. (2004). Stress, Anxiety and Depression

Among Parents of Children With Autism Spectrum Disorder. *Australian Journal of Guidance and Counseling* (14), 151-161.

Bono, M., Daley, T., Sigman, M. (2004). Relations among joint attention, amount of intervention and language gain in Autism. *Journal of Autism and Developmental Disorders* (34), 495-505.

Boyd, B. (2002). Examining the relationship between stress and lack of social support in mothers of children with autism. *Focus on Autism and Other Developmental Disabilities* (17), 208-215.

Bransford, JD., Brown, AL., Cocking, R. (Eds.) (2000). *How People Learn.* Commission on Behavioral and Social Sciences and Education, The National Research Council and the National Academy of Sciences (NAS), The Committee on Development in the Science of Learning. Washington, D.C.: National Academy Press.

Bruner, J., (1961). The act of discovery. *Harvard Educational Review* (31), 2132.

Bruner, J. S. (1983). Education as social invention. *Journal of Social Issues* (39), 129-214.

Bruner, J., Sherwood, V. (1976). Peek-a-boo and the learning of rule structures. In A. J. J. Bruner, *Play.* New York: Basic Books.

Bunge, S., Dudukovic, N., Thomason, M., Vaidya, C., Gabrieli, J. (2002). Immature frontal lobe contributions to cognitive control in children: Evidence from fMRI. *Neuron* (33), 301-311.

Buss, K., Kiel, E. (2004). Comparison of sadness, anger and fear facial expressions when toddlers look at their mothers. *Child Development* (75), 1761-1773.

Busse, R. (1992). The new basics: Today's employers want the three R's and so much more. *Vocational Education Journal* (67), 24-25.

Camaioni, L. (1997). The emergence of intentional communication in ontogeny, phylogeny and pathology. *European Psychologist* (2), 216-225.

Camaioni, L., Perucchini, P., Bellagamba, F., Colonnesi, C. (2004).

The Role of Declarative Pointing in Developing a Theory of Mind. *Infancy* (5), 291-308.

Camaioni, L., Perucchini, P., Muratori, F., Parrini, B., Cesari, A. (2003). The communicative use of pointing in autism: Developmental profile and factors related to change. *European Psychiatry* (18), 6-12.

Campione, J., Brown, A., Ferrara, R., Bryant, N. (1984). The zone of proximal development: Implications for individual differences and learning. In B. Rogoff., J. Wertsch (Eds.), *Children's Learning in the Zone of Proximal Development.* San Francisco: Jossey- Bass.

Campos, J., Sternber, C. Perception, appraisal, and emotion: The onset of social referencing . In. M. Lamb., L. Sherrod (Eds.), *Infant Social Cognition: Empirical and Theoretical Considerations*. Hillsdale, NJ: Erlbaum.

Capps, L., Kehres, J., Sigman, M. (1998). Conversational abilities among children with autism and children with developmental delays. *Autism* (2), 325-344.

Carpenter, M., Akhtar, N., Tomasello, M. (1998). Fourteen-to-18-month-old infants differentially imitate intentional and accidental actions. *Infant Behavior and Development*, 21, 315–330.

Carpenter, M., Akhtar, N., Tomasello, M. (1998). Social cognition, joint attention, and communicative competence from 9 to 15 months of age. *Monographs of the Society for Research in Child Development* , 63 (4).

Carpenter, M., Pennington, B., Rogers, S. (2002). Interrelations among social-cognitive skills in young children with autism. *Journal of Autism and Developmental Disorders* (32), 91-106.

Charman, C. (2003). Why is joint attention a pivotal skill in autism? *Philosophical Transactions of the Royal Society of London* (358), 315-324.

Charman, T., Swettenham, J., Baron-Cohen, S., Cox, A., Baird, G., Drew, A. (1997). Infants with autism: An investigation of empathy, pretend play, joint attention, and imitation. *Developmental Psychology*

Charman, T., Taylor, E., Drew, A., Cockerill, H., Brown, J. A., Baird, G. (2005). Outcome at 7 years of children diagnosed with autism at age 2: Predictive validity of assessments conducted at 2 and 3 years of age and pattern of symptom change over time. *Journal of Child Psychology and Psychiatry* (46), 500-513.

Cherkassky, VL., Kana, RK., Keller, TA., Just, MA. (2006). Functional connectivity in a baseline resting-state network in autism. *Neuroreport: For Rapid Communication of Neuroscience Research* (17), 1687-1690.

Cohn, J., Elmore, M. (1988). Effect of contingent changes in mothers' affective expression on the organization of behavior in 3-month-old infants. *Infant Behavior and Development* (11), 493-505.

Cohn, J., Tronick, E. (1987). Mother-infant face-to-face interaction: The sequence of dyadic states at 3, 6, and 9 months. *Developmental Psychology* (23), 68-77.

Collins, A., Brown, J., Holum, A. (1991). Cognitive Apprenticeship: Making thinking visible. *American Educator, winter*, 1-18.

Conference Board of Canada. (2000, January 17). *Employability skills 2000+*. Retrieved 2001, from http://www.conferenceboard.ca/nbec/pdf/esp2000.pdf

Courchesne E, P. K. (2005). Why the frontal cortex in autism might be talking only to itself: Local over-connectivity but long-distance disconnection. *Current Opinion in Neurobiology* (15), 225-230.

Courchesne, E., Pierce, K.(2005). Brain overgrowth in autism during a critical time in development: Implications for frontal pyramidal neuron and interneuron development and connectivity. *International Journal of Developmental Neuroscience* (23), 153-170.

Courchesne E, Pierce K. (2005). Why the frontal cortex in autism might be talking only to itself: Local over-connectivity but long-distance disconnection. *Current Opinion in Neurobiology* (15), 225-230.

Dawson, G., Carver, L., Meltzoff, A., Panagiotides, H., McPartland, J.,

Webb, S. (2002). Neural correlates of face and object recognition in young children with autism spectrum disorder, developmental delay and typical development. *Child Development*, (73), 700-717.

Dawson. G., Hill, D., Spencer, A., Galpert, L., Watson, L. (1990). Affective exchanges between young autistic children and their mothers. *Journal of Abnormal Child Psychology* (18),335-345.

Dawson, G., Toth, K., Abbott, R., Osterling, J., Munson, J., Estes, A., Liaw, J. (2004). Early social attention impairments in autism: Social orienting, joint attention and attention to distress. *Developmental Psychology* (40(2)), 271-283.

Diaz, R., Neal, C., Vachio, A. (1991). Maternal teaching in the zone of proximal development: A comparison of low and high-risk dyads. *Merrill Palmer Quarterly* (37), 83-107.

Downs, A., Smith, T. (2004). Emotional understanding, cooperation, and social behavior in high-functioning children with Autism. *Journal of Autism and Developmental Disorders* (34), 625-635.

Eckerman, C, Didow, S. (1996). Nonverbal imitation and toddler's mastery of verbal means of achieving coordinated action. *Developmental Psychology* (32), 141-152.

Edelson, MG. (2006). Are the Majority of Children With Autism Mentally Retarded? A Systematic Evaluation of the Data. *Focus on Autism and Other Developmental Disabilities* (21), 66-83.

Engstrom I., Ekstrom, L., Emilsson, B. (2003). Psycho-social functioning in Swedish adults with Asperger's syndrome or high-functioning autism. *Autism* (7), 99-110.

Fabio, R. A. (2005). Dynamic Assessment of Intelligence is a better reply to adaptive behavior and cognitive plasticity. *Journal of General Psychology* (132), 41-64.

Farraly, M. (2001). What happens after school? Outcome for individuals with Asperger's syndrome/high functioning autism. *Frontline of Learning Disability , 47* (online).

Feldman, R. (2006). From biological rhythms to social rhythms: Physiological precursors of mother-infant synchrony. *Developmental Psychology* (42), 175-188.

Fernald, A. (1985). Four-month-old infants prefer to listen to motherese. *Infant Behavior and Development* (8), 181-195.

Feuerstein, R., Feuerstein S.(1991). Mediated learning experience: A theoretical review. In P. K. R. Feuerstein, *Mediated learning experience (MLE): Theoretical, psychosocial, and learning implications* (pp. 3-51). London: Freund Publishing House, LTD.

Fogel, A. (1993). *Developing Through Relationships: Origins of Communication, Self, and Culture.* Chicago: University of Chicago Press.

Fogel, A., Stevenson, M., Messinger, D. (1992). A comparison of the parent-child relationship in Japan and the United States. In J. R. (Eds.), *Parent-Child Relations in Diverse Cultural Settings.* Norwood, NJ: Ablex Publishing.

Fogel, A., Thelen, E. (1987). Development of early expressive and communicative action: Reinterpreting the evidence from a dynamic systems perspective. *Developmental Psychology* (23), 747-761.

Frick, R. (1985). Communicating emotion: The role of prosodic features. *Psychological Bulletin* (97), 412-429.

Friedman, S., Shaw, D., Artru, A., Richards, T., Gardner, J., Dawson, G., Posse, S., Dager, S. (2003). Regional brain chemical alterations in young children with autism spectrum disorder. *Neurology* (60), 100-110.

Gardner, H. (1999). *Reframing Intelligence.* New York: Basic Books.

Gardner, H. (1995). *The Unschooled Mind: How Children Think and How Schools Should Teach.* New York: Basic Books.

Gaussen, T. (2001). Dynamic systems theory: Revolutionizing developmental psychology. *Irish Journal of Psychology*, 22 (3-4), 160-175.

Geller, E. (1998). An investigation of communication breakdowns and repairs in verbal autistic children. *British Journal of Developmental Disabilities* (87), 71-85.

Giedd, J. (2004). Structural magnetic resonance imaging of the adolescent brain. *Annals of the New York Academy of Sciences* (1021), 77-85.

Giedd J., Blumenthal, J., Jeffries, N. (1999). Brain development during childhood and adolescence: a longitudinal MRI study. *Nature Neuroscience*, *2* (10), 861-863.

Gipps, R. (2004). Autism and intersubjectivity: Beyond cognitivism and the theory of mind. *Philosophy, Psychiatry, and Psychology* (11), 195-198.

Goldapple, K., Segal, Z., Garson, C., Lau, M., Bieling, P., Kennedy, S. and Mayberg, H. (2004). Modulation of cortical-limbic pathways in major depression: treatment-specific effects of cognitive behavior therapy. *Archives of General Psychiatry* (61), 34-41.

Goodhart, F., Baron-Cohen, S. (1993). How many ways can the point be made? Evidence from children with and without autism. *First Language* (13), 225-233.

Gottman, J. (1999). *The Seven Principles for Making Marriage Work*. New York: Three Rivers Press.

Greenfield, P. (1972). Playing peek-a-boo with a four-month-old: A study of the role of speech and non-speech sounds in the formation of a visual schema. *Journal of Psychology* (82), 287-298.

Grigorenko, L., Sternberg, R. (1998). Dynamic Testing. *Psychological Bulletin* (124), 75-111.

Gruber, O., Goschke, T. (2004). Executive control emerging from dynamic interactions between brain systems mediating language, working memory and attentional processes. *Acta Psychologica*, 155 (2-3), 105-121.

Guterman, E. (2002). Toward a dynamic assessment of reading:

Applying metacognitive awareness guidance to reading assessment tasks. *Journal of Research in Reading* (25), 283-298.

Gutstein, S. (2000). *Solving the Relationship Puzzle.* Arlington, Texas: Future Horizons.

Gutstein, S. (2005). Relationship Development Intervention: Developing a treatment program to address the unique social and emotional deficits of autism spectrum disorders. *Autism Spectrum Quarterly* (Winter).

Gutstein, S. (In Press). Empowering families through Relationship Development Intervention: An important part of the bio-psycho-social management of Autism Spectrum Disorders. *Annals of Clinical Psychiatry* .

Gutstein, S., Burgess, A., Montfort, K. (2007). Evaluation of the Relationship Development Intervention Program. *Autism* (11), 397-411.

Gutstein, S., Gutstein, H., Baird, C. Eds.(2006). *My Baby Can Dance: Stories of Autism, Asperger's and Success Through the Relationship Development Intervention Program.* Houston, Texas: Connections Center Publishing.

Gutstein, S., Gutstein, H., Baird, C. Eds. (2007). *The Relationship Development Intervention Program and Education.* Houston, Texas: Connections Center Publications.

Gutstein, S., Sheely, R. (2002). *Relationship Development Intervention with Adolescents and Adults: Social and Emotional Development Activities for Asperger's Syndrome, Autism, PDD and NLD.* London, UK: Jessica Kingsley.

Gutstein S., Sheely, R. (2002). *Relationship Development Intervention with young children: Social and emotional development activities for Asperger Syndrome, autism, PDD and NLD.* London, UK: Jessica Kingsley.

Gutstein, S., Whitney, T. (2002). Asperger syndrome and the

development of social competence. *Focus on Autism and Other Developmental Disabilities* (17), 161-171.

Hadwin, J., Baron-Cohen, S., Howlin, P., Hill, K. (1996). Can we teach children with autism to understand emotions, belief, or pretence? *Development and Psychopathology* (8), 345-365.

Hale, C., Tager-Flusberg, H. (2005). Social communication in children with autism: The relationship between theory of mind and discourse development. *Autism* (9), 157-178.

Harding, C. G., Weissmann, L., Kromelow, S., Stilson, S. R. (1997). Shared minds: How mothers and infants co-construct early patterns of choice within intentional communication partnerships. *Infant Mental Health Journal* (18), 24-39.

Hauck, M., Fein, D., Waterhouse, L.,Feinstein, C. (1995). Social initiations by autistic children to adults and other children. *Journal of Autism and Developmental Disorders* (6), 579-595.

Hay, D. (1979). Cooperative interactions and sharing between very young children and their parents. *Developmental Psychology* (15), 647-657.

Haywood, H.C., Lidz, C.S. (2007). *Dynamic assessment in practice: Clinical and educational applications.* New York, New York: Cambridge University Press.

Heckhausen, J. (1987). How do mothers know? Infants' chronological age or infants' performance as determinants of adaptation in maternal instruction? *Journal of Experimental Child Psychology* (43), 212-226.

Henderson, L., Yoder, P., McDuffie, A. (2002). Getting the point: Electrophysiological correlates of protodeclarative pointing. *International Journal of Developmental Neuroscience* (20), 449-458.

Herschkowitz, N. (2000). Neurological bases of behavioral development in infancy. *Brain Development* (22), 411-416.

Hobson, P. (1989). On sharing experiences. *Development and Psychopathology* (1), 197- 203. Mahwah, NJ: Lawrence Erlbaum.

Hobson, P. (1993). *Autism and the Development of Mind.* Mahwah, NJ: Lawrence Erlbaum.

Hobson, P. (2002). *The Cradle of Thought: Exploring the Origins of Thinking.* London, UK: Macmillan.

Hobson, P. (2007). On being moved in thought and feeling: An approach to autism. In J. G. Pérez, *New developments in autism: The future is today* (pp. 139-154). London, UK: Jessic Kingsley.

Hobson, R., Bishop M. The pathogenesis of autism: Insights from congenital blindness. In H. E. Frith U, *Autism: Mind and Brain* (pp. 109-126). New York, New York: Oxford University Press.

Hobson, P., Lee, A. (1998). Hello and goodbye: A study of social engagement in autism. *Journal of Autism and Developmental Disorders* (28).

Hodapp, R., Goldfield, E., Boyatzis, C. (1984). The use and effectiveness of maternal scaffolding in mother-infant games. *Child Development* (55), 772-781.

Howlin, P. (2003). Outcome in high-functioning adults with autism with and without early language delays: Implications for the differentiation between autism and Asperger syndrome. *Journal of Autism and Developmental Disorders* (33), 3-13.

Howlin, P., Goodes, S. (2000). Outcome in adult life for people with autism and Asperger's syndrome. *Autism*，4 (1), 63-83.

Huether, G. (1998). Stress and the adaptive self-organization of neuronal connectivity during early childhood. *International Journal of Developmental Neuroscience,* 16 (3-4), 297-306.

Hughes, C. (2001). Executive dysfunction in autism: Its nature and implications for the everyday problems experienced by individuals with autism. In J. C. Burack, *The development of autism: Perspectives from theory and research.* (pp. 255-271).

Ito, M. (2004). Nurturing the brain' as an emerging research field involving child neurology. *Brain,* (26),429-433.

Jaffe, J., Beebe, B., Feldstein, S., Crown, C., Jasnow, M. (2001). Rhythms of dialogue in Infancy. *Monographs of the Society for Research in Child Development* (66).

Just M., Cherkassky V., Keller T., Minshew N. (2004). Cortical activation and synchronization during sentence comprehension in high-functioning autism: Evidence of underconnectivity. Brain. *A Journal of Neurology* (127), 1811-1821.

Kagan, J. (1981). *The Second Year: The Emergence of Self-Awareness.* Cambridge, MA: Harvard University Press.

Kanner, L. (1968). Follow-up study of eleven children originally reported in 1943. *Acta Paedopsychiatrica* (35), 100-136.

Kanner, L. (1943). Autistic disturbances of affective contact. *Nervous Child* (2), 217-250.

Karpov, Y., Haywood, H. (1998). Two ways to elaborate Vygotsky's concept of mediation: Implications for instruction. *American Psychologist* (53), 27-36.

Kasari, C., Sigman, M., Baumgartner, P., Stipek, D. (1993). Pride and mastery in children with autism. *Journal of Child Psychology and Psychiatry and Allied Disciplines* (34), 353-362.

Kasari, C., Sigman, M., Mundy, P., Yirmiya, N. (1990). Affective sharing in the context of joint attention interactions of normal, autistic and mentally retarded children. *Journal of Autism and Development Disorders* (20), 87-100.

Kaye, K. (1977). Infants' effects upon their mothers' teaching strategies. In J. C. (Ed.), *The Social Context of Learning and Development.* New York, New York: Gardner.

Kaye, K. (1982). *The Mental and Social Life of Babies: How Parents Create Persons.* Chicago, Illinois: The Harvester Press.

Keen, D. (2005). The use of non-verbal repair strategies by children with autism. *Research in Developmental Disabilities* (26), 243-254.

Klin, A., Jones, W., Schultz, R., Volkmar, F. (2003). The enactive mind, or from actions to cognition: Lessons from autism. *Philosophical Transactions of the Royal Society of London B* (358), 345-360.

Klinnert, M., Emde, R., Butterfield, P., Campos, J. (1986). Social referencing: The infant's use of emotional signals from a friendly adult with mother present. *Developmental Psychology* (22), 427-432.

Kochanska, G., Aksan, N. (2004). Development of mutual responsiveness between parents and their young children. *Child Development* (75), 1657-1676.

Kokkinaki, T. (2003). A longitudinal, naturalistic and cross-cultural study on emotions in early infant-parent imitative interactions. *British Journal of Developmental Psychology*, 21 (2), 243-258.

Koshino, H., Carpenter, P., Minshew, N., Cherkassky, T., Just, M. (2004). Functional connectivity in an fMRI working memory task in high functioning autism. *23* (online).

Kriegstein, K., Kleinschmidt, A., Sterzerr, P., Giraud, A. (2005). Interaction of face and voice areas during speaker recognition. *Journal of Cognitive Neuroscience* (17), 367-376.

Kunnen, E., Saskia, B., Harke, A. (2000). Development of meaning making: A dynamic systems approach. *New Ideas in Psychology* (18), 57-82.

Laing, R.D. (1967). *The Politics of Experience*. New York: Pantheon Books.

Lankard, B. (1990). Employability - The Fifth Basic Skill. *ERIC Digest*, ED 325 659 (104).

Lehrer, J. (2009). *How We Decide*. New York: Houghton Mifflin.

Levitt, J., O'Neill, J., Blanton, R., Smalley, S., Fadale, D., McCracken, J., Guthrie, D., Toga, A., Alger, J. (2003). Proton magnetic resonance spectroscopic imaging of the brain in childhood autism. *Biological Psychiatry* (54), 1355-1366.

Lewis, D., Tamminga, C. (2004). Structure of the human prefrontal cortex. *American Journal of Psychiatry*, *161* (8), 1366-1368.

Lewis, M. (2000). The promise of dynamic systems approaches for an integrated account of human development. *Child Development* (71), 36-43.

Leyfer, OT., Folstein, SE., Bacalman, S., Davis, NO., Dinh, E., Morgan, J., Tager, F., Lainhart, JE. (2006). Comorbid Psychiatric Disorders in Children with Autism: Interview Development and Rates of Disorders. *Journal of Autism and Developmental Disorders* (36), 849-861.

Lidz, C.S., Elliott, J.G. (Eds.). (2000). *Dynamic assessment: Prevailing models and applications.* Amsterdam: JAI/Elsevier Science.

Loddo, S. (2003). The understanding of actions and intentions in autism. *Journal of Autism and Developmental Disorders* (33), 545-546.

Louis J., Baldwin, D., Rosicky, J., Tidball, G. (2001). Evidence for referential understanding in the emotions domain at twelve and eighteen months. *Child Development, 72* (3), 718-735.

Luna, B., Minshew, N., Garver, K., Lazar, N., Thulborn, K., Eddy, W. and Sweeney, J. (2002). Neocortical system abnormalities in autism: An fMRI study of spatial working memory. *Neurology* (59), 834-840.

MacWhinney, B. (1998). Models of the emergence of language. *Annual Review of Psychology*, (49), 199-227.

Maestro, S., Muratori, F., Barbieri, F., Casella, C., Cattaneo, V., Cavallaro, M., Cesari, A., Milone, A., Rizzo, L., Viglione, V., Stern, D., Palacio-Espasa, F. (2001). Early Behavioral Development in Autistic Children: The First 2 Years of Life through Home Movies. *Psychopathology* (34), 147-152.

Maestro, S., Muratori, F., Cavallaro, MC., Pecini, C., Cesari, A., Paziente, A., Stern, D., Golse, B., Palacio, E., Francisco. (2005) How Young Children Treat Objects and People: An Empirical Study of the First Year of Life in Autism. *Child Psychiatry and Human Development*. (35),383-396.

Mandler, J. (1992). How to build a baby II: Conceptual Primitives. *Psychological Review* (99), 587-604.

Matusov, E., Bell, N., Rogoff, B. (2002). Schooling as cultural process: Working together and guidance by children from schools differing in collaborative practices. (R. K. Reese, Ed.) *Advances in child development and behavior , 29.*

Mayes, L., Carter, A. (1990). Emerging social regulatory capacities as seen in the still-face situation. *Child Development* (61), 754-763.

Mayes, S., Dickerson, Calhoun S, L. (2001). Non-significance of early speech delay in children with autism and normal intelligence and implications for DSM-IV Asperger's disorder. *Autism* (5), 81-94.

McGovern, C., Sigman, M.(2005). Continuity and change from early childhood to adolescence in autism. *Journal of Child Psychology and Psychiatry* (46), 401-408.

Meltzoff, A. (1995). Understanding the intentions of others: Re-enactment of intended acts by 18-month-old children. *Developmental Psychology* (31), 838-850.

Miller, A., Chretien, K. (2007). *The Miller Method: Developing the Capacities of Children on the Autism Spectrum.* London, UK: Jessica Kingsley.

Minshew, NJ., Webb, SJ., Williams, DL., Dawson, G. (2006). Neuropsychology and Neurophysiology of autism Spectrum Disorders. In R. J. Modin SO, *Understanding autism: From basic neuroscience to treatment.* (pp. 379-415). Boca Raton, Florida: CRC Press.

Minshew, NJ., Williams, DL. (2007). The new neurobiology of Autism: Cortex, Connectivity and Neural Organization. *Archives of Neurology* (64), 945-950.

Moore, G., Calkins, S. (2004). Infants' Vagal regulation in the still-face paradigm is related to dyadic coordination of mother-infant interaction. *Developmental Psychology* (40), 1068-1080.

Morales, M., Mundy, P., Delgado, C. E. F., Yale, M., Messinger, D.,

Neal, R .(2000). Responding to joint attention across the 6- through 24-month age period and early language acquisition. *Journal of Applied Developmental Psychology* (21), 283-298.

Mosier, C., Rogoff, B. (2003). Privileged treatment of toddlers: Cultural aspects of individual choice and responsibility. *Developmental Psychology , 39* (6), 1047-1060.

Mundy, P. (2003). The neural basis of social impairments in autism: the role of the dorsal medial-frontal cortex and anterior cingulated system. *Journal of Child Psychology and Psychiatry* (44), 1-17.

Mundy, P., Crowson, M. (1997). Joint attention and early social communication: Implications for research on interventions with autism. *Journal of Autism and Developmental Disorders* (6), 653-676.

Mundy, P., Kasari, C., Sigman, M. (1992). Nonverbal communication, affective sharing and intersubjectivity. *Infant Behavioral Development* (15), 377-381.

Mundy, P., Kasari, C., Sigman, M., Ruskin, E. (1995). Nonverbal communication and early language acquisition in children with Down syndrome and in normally developing children. *Journal of Speech and Hearing Research* (38), 157-167.

Mundy, P., Sigman, M., Ksari, C. (1990). A longitudinal study of joint attention and language development in autistic children. *Journal of Autism and Developmental Disorders* (20), 115-128.

Mundy, P., Thorp, D. (2007). Joint attention and autism: Theory, assessment and neurodevelopment. In G. P. Pérez JM, *New Developments in Autism: The Future is Today* (pp. 104-138). London, UK: Jessica Kingsley.

Neitzel, C., Stright, AD. (2003). Mothers' scaffolding of children's problem solving: Establishing a foundation of academic self-regulatory competence. *Journal of Family Psychology* (17), 147-159.

Nielson, M. (2006). Copying actions and copying outcomes: Social learning through the second year. *Developmental Psychology* (42), 555-565.

Osterling, J., Dawson, G. (1994). Early recognition of children with autism: A study of first birthday home videotapes. *Journal of Autism and Developmental Disorders* (24), 247- 257.

Osterling, J., Dawson, G., Munson, J. (2002). Early recognition of 1-year-old infants with autism spectrum disorder versus mental retardation. *Development and Psychopathology* (14), 239-251.

Papousek, M. (2007). Communication in early infancy: An arena of intersubjective learning. *Infant Behavior and Development* (30), 258-266.

Peterson, C., Wellman, H., Liu, D. (2005). Steps in Theory-of-Mind Development for Children with Deafness or Autism. *Child Development* (76), 502-517.

Philips, W., Baron-Cohen, S., Rutter, M. (1998). Understanding intention in normal development and in autism. *British Journal of Developmental Psychology* (16), 337-348.

Pisula, E. (2007). A comparative study of stress profiles in mothers of children with autism and those of children with Down's syndrome. *Journal of Applied Research in Intellectual Disabilities* (20), 274-278.

Porter, C. (2003). Co-regulation in mother-infant dyads: Links to infants' cardiac Vagal tone. *Psychological Reports* (92), 307-319.

Recchia, S. L. (1997). Establishing intersubjective experience: Developmental challenges for young children with congenital blindness and autism and their caregivers. 116-129.

Reddy, V., Hay, D., Murry, L., Trevarthen, C. (1997). Communication in infancy: Mutual regulation of affect and attention. In A. S. G. Bremner, *Infant Development: Recent Advances.* Hove, UK: Psychological Press.

Reddy, V., Williams, E., Vaughan, A. (2002). Sharing humour and laughter in autism and Down's syndrome. *British Journal of Psychology* (93), 219-242.

Repacholi, B., Gopnik, A.(1997). Early understanding of desires:

Evidence from 14 and 18-month-olds. *Developmental Psychology* (33), 12-21.

Robertson, J., Tanguay, P., L'Ecuyer, S., Sims, A., Waltrip, C. (1999). Domains of social communication handicap in autism spectrum disorder. *Journal of the American Academy of Child and Adolescent Psychiatry, 38* (6), 738-745.

Rochat, P. (2001). *The Infant's World.* Cambridge, MA: Harvard University Press.

Rochat, P., Querido, J., Striano, T. (1999). Emerging sensitivity to the timing and structure of proto-conversation in early infancy. *Developmental Psychology, 35* (4), 950-957.

Rochat, P., Striano, T. (1999). Social cognitive development in the first year. In P. R. (Ed.), *Early Social Cognition.* Hillsdale, NJ: Erlbaum.

Rogoff, B. (1990). *Apprenticeship in Thinking: Cognitive development in social context.* New York, NY: Oxford University Press.

Rogoff, B. (1993). Children's guided participation and participatory appropriation in sociocultural activity. In R. W. (Eds.), *Development in context: Acting and Thinking in Specific Environments.* Hillsdale, NJ: Lawrence Erlbaum.

Rogoff, B. (1995). Observing sociocultural activity on three planes: Participatory appropriation, guided participation, and apprenticeship. In P. d. J. Wertsch, *Sociocultural Studies of Mind* (pp. 139-164). New York, NY: Cambridge University Press.

Rogoff, B. (2003). *The Cultural Nature of Human Development.* New York, NY: Oxford University Press.

Rogoff, B., Baker-Sennett, J., Matusov, E. (1994). Considering the concept of planning. In M. H. (Eds.), *The Development of Future-oriented Processes.* Chicago, IL: University of Chicago Press.

Rogoff, B., Lave, J. (1984). *Everyday Cognition: Development in Social Context.* Cambridge, MA: Harvard University Press.

Rutherford, M., Baron-Cohen, S., Wheelwright, S. (2002). Reading the mind in the voice: A study with normal adults and adults with Asperger syndrome and high functioning autism. *Journal of Autism and Developmental Disorders* (32), 189-194.

Sander, L. (1977). The regulation of exchange in the infant-caretaker system and some aspects of the context-content relationship. In M. L. (Eds.), *Interaction, Conversation and the Development of Language.* New York, NY: Wiley.

Scherer, K., Zentner, M., Stern, D. (2004). Beyond Surprise: The puzzle of infants' expressive reactions to expectancy violation. *Emotion* (4), 389-402.

Schwartz, G., Izard, C., Ansul, S. (1985). The 5-month-old's ability to discriminate facial expressions of emotion. *Infant Behavior and Development* (8), 65-77.

Schwartz, J. (1998). Neuroanatomical aspects of cognitive-behavioural therapy response in obsessive-compulsive disorder: An evolving perspective on brain and behaviour. *British Journal of Psychiatry , 173* (35), 38-44.

Seltzer, M., Krauss, M. (2002). *Adolescents and Adults with Autism: A Profile of Adolescents and Adults with Autistic Spectrum Disorder.* National Institute on Aging. AAA.

Seltzer, M., Shattuck, P., Abbeduto, L., Greenberg, J. (2004). Trajectory of Development in Adolescents and Adults with Autism. *Mental Retardation and Developmental Disabilities Research Reviews* (10), 234-247.

Shastri, L. (2002). Episodic memory and cortico-hippocampal interactions. *Trends in Cognitive Sciences* (6), 162-168.

Shriberg, L., Paul, R., McSweeny, J., Klin, A., Cohen, D. (2001). Speech and prosody characteristics of adolescents and adults with high-functioning autism and Asperger syndrome. *Journal of Speech, Language, and Hearing Research* (44), 1097-1115.

Siegel, D. (1999). *The Developing Mind: How Relationships and the Brain Interact to Shape Who We Are.* New York, NY: Guilford Press.

Sigman M, Dijamco A, Gratier M, Rozga A. (2004). Early Detection of Core Deficits in Autism. *Mental Retardation and Developmental Disabilities Research Reviews* (10), 221- 233.

Sigman, M., Dissanayake, C., Corona, R., Espinosa, M. (2003). Social and cardiac responses of young children with autism. *Autism* (7), 205-216.

Sigman, M., McGovern, C. (2005). Improvement in cognitive and language skills from preschool to adolescence in autism. *Journal of Autism and Developmental Disorders* (35), 15-23.

Sowell E., Thompson P., Holmes C. (1999). In vitro evidence for post-adolescent brain maturation in frontal and striatal regions. *Nature Neuroscience* (2), 859-861.

Sroufe, A. (1996). *Emotional Development: The Organization of Emotional Life in the Early Years.* Cambridge: Cambridge University Press.

Stahl, L., Pry, R. (2002). Joint attention and set shifting in young children with autism. *Autism* (6), 383-396.

Stern, D. (1977). *The First Relationship: Infant and Mother.* Cambridge, MA: Harvard University Press.

Stern, D. (1985). *The Interpersonal World of the Infant.* New York, NY: Basic Books.

Sternberg, R. (1985). *Beyond IQ: A triarchic theory of human intelligence.* New York, NY: Cambridge University Press.

Sternberg, R. (1986). *Intelligence Applied.* San Diego, CA: Harcourt.

Sternberg, R. (2000). *Practical Intelligence in Everyday Life.* New York, NY: Cambridge University Press.

Sternberg, R., Grigorenko, E. (2002). *Dynamic Testing: The Nature and Measurement of Learning Potentia.* Cambridge: Cambridge University Press.

Sternberg, RJ., Pretz, JE. (2005). *Cognition and Intelligence: Identifying the mechanisms of the mind.* New York, NY: Cambridge

University Press.

Stone, W., Ousley, O., Yoder, P., Hogan, K., Hepburn, S. (1997). Nonverbal communication in two- and three-year-old children with autism. *Journal of Autism and Developmental Disorders* (27), 677-696.

Stone, W., Yoder, P. (2001). Predicting spoken language level in children with autism spectrum disorders. *Autism* (5), 341-361.

Striano, T., Rochat, P.(2000). Emergence of selective social referencing in infancy. *Infancy* (1), 253-264.

Tanguay, P., Robertson, J., Derrick, A. (1998). A dimensional classification of autism spectrum disorder by social communication domains. *Journal of the American Academy of Child and Adolescent Psychiatry* (37), 271-277.

Thelen, E., Smith, L, (1994). *A Dynamic Systems Approach to the Development of Cognition and Action.* Cambridge, MA: MIT Press.

Thornton, S. (1999). Creating the conditions for cognitive change: The interaction between task structures and specific strategies. *Child Development* (70), 588-603.

Tomasello, M. (1995). Joint attention as social cognition. In C. M. (Eds.), *Joint Attention: Its Origins and Role in Development.* Hillsdale, NJ: Erlbaum.

Tomasello, M. (2007). Cooperation and communication in the 2nd year of life. *Child Development Perspectives* (1), 8-12.

Tomasello, M., Carpenter, M. (2005, March). The Emergence of Social Cognition in Three Young Chimpanzees. *Monographs of the Society for Research in Child Development , 70* (1), pp. 1-136.

Tomasello, M., Max, K. (2003). Understanding attention: 12 and 18-month-olds know what is new for other persons. *Developmental Psychology , 39* (5), 906-912.

Tonge, B., Brereton, A., Gray, K., Einfeld, S. (1999). Behavioral and emotional disturbance in high-functioning autism and Asperger syndrome. *Autism* (3), 117-130.

Travis, L., Sigman, M. (1998). Social deficits and interpersonal relationships in autism. *Mental Retardation and Developmental Disabilities Research Reviews* (2), 65-72.

Travis, L., Sigman, M., Ruskin, E. (2001). Links between social understanding and social behavior in verbally able children with autism. *Journal of Autism and Developmental Disorders*, 31 (2), 119-130.

Trevarthen, C., Aitken, KJ. (2001). Infant intersubjectivity: Research, theory, and clinical applications. *Journal of Child Psychology and Psychiatry* (42), 3-48.

Trevarthen, C., Aitken, K., Papoudi, D., Robarts, J. (1996). *Where development of the communicating mind goes astray: Children with Autism.* London, UK: Jessica Kingsley.

Trevarthen, C., Daniel, S. (2005). Disorganized rhythm and synchrony: Early signs of autism and Rett syndrome. *Brain and Development* (27), 525-534.

Tronick, E. (1989). Emotions and emotional communication in infants. *American Psychologist* (44), 112-119.

Tronick, E., Gianino, A. (1986). Interactive mismatch and repair: Challenges to the coping infant. *Zero to Three*, 6 (3), 1-6.

Tzuriel, D. (2001). *Dynamic Assessment of Young Children.* Kluwer Academic/Plenum Publishers.

Vygotsky, L. (1978). *Mind in Society: The Development of Higher Psychological Processes.* Cambridge, MA: Harvard University Press.

Walker-Andrews, A. (1997). Infants' perception of expressive behaviors: Differentiation of multimodal information. *Psychological Bulletin* (121), 437-456.

Warneken, F., Chen, F., Tomasello, M. (2006). Cooperative Activities in Young Children and Chimpanzees. *Child Development*, 77 (3), 640-663.

Warreyn, P., Roeyers, H., De Groote, I. (2005). Early social communicative behaviors of preschoolers with autism spectrum disorder during interaction with their mothers. *Autism* (9), 342-361.

Williams J., Nash, S. (2000). Are infants with autism socially engaged? A study of recent retrospective parental reports. *Journal of Autism and Developmental Disorders* (30), 525-536.

Wood, C. (1999). *Changing the Pace of School.* Turners Falls, MA: Northeast Foundation for Children.

Yale, M., Messinger, D., Cobo-Lewis, A., Delgado, C. (2003). The temporal coordination of early infant communication. *Developmental Psychology* (39), 815-824.

附录 A　和心理（思维）活动相关的术语

预期：当我们将注意力、思想和情感集中在预测和体验未来情况时，就会产生预期。我们会在尝试采取行动之前预测合作伙伴是否会赞成我们的行动，或者根据我们到目前为止所读到的内容来预测书中的后续段落。我们会在心里预想达到目标时的兴奋，以此作为坚持下去的强大动力。我们提前想到了潜在的负面后果，因此在情感上给自己打了预防针，哪怕最坏的情况发生心里也有准备。我们会考虑未来事件中可能出现的问题，并在心里演练处理问题的不同方法。我们还会根据未来可能出现的不同情况制订应急方案。

评估：描述了我们主观地"提前考量"情况、问题或关联性并确定其个人意义、安全性、价值和重要性的方式。评估的目标是保证安全并帮助我们做出决策，特别是决定资源分配和优先级别的决策。评价是一个主动的，综合了感知、认知和情感的过程。估量是一种评价形式，被定义为主观地确定某物或某人的价值、重要性（或地位）。我们了解到，有时对一个人有价值的东西对其他人来说可能毫无价值。同样，我们了解到我们之前对人事物的经验会影响我们对其重视程度。我们还了解到，我们当前的最紧迫需求也将部分决定我们对某些事物的重视程度（例如，如果你快渴死了，一杯水对你来说比一袋钻石更有价值）。优先顺序的确定需要评估个人需求和目标以及外部需求，以创建要解决的任务和问题的排序。当我们为即将到来的任务或事件做准备并希望确定自己是否做好充分准备时，我们会进行准备情况评估。我们进行风险评估，以确定奖励机制、潜在行动、环境、问题或人员，以及相关的风险水平。

资源评估包括预先评估可供使用的时间、空间资源，以及预算和所需资源的外部竞争状况。当我们对任务难度进行分析、对我们与任务相关的优劣势进行评估时，我们就进行了任务评估。当不确定如何评价新的或不同的事物时，我们会进行学习，将注意力集中在研究不确定或模棱两可的部分，以获得更好的理解。

同化：我们寻找方法将新信息和新发现与我们已经掌握的内容联系起来，这就是同化。嵌入是确保新的学习内容合理地整合进已知内容，形成已知在更大情境中的应用。扩展则是从已经理解和感知的内容出发，寻找可能的扩展（例如"这与我已经知道的内容如何吻合？"）。

归因：通常也称为推理。归因是我们关于事情为何以某种方式发生给出主观看法，与我们如何思考、感受和行动有关。基于我们所持有的条件和对因果关系的理解，我们对事物将如何发展形成了普遍的期望，指导我们预测周边的世界。例如：将感受归因于自己和他人的行为，解释为什么取得成功或失败，根据愿望强烈程度调节努力程度，以及对责任、过错或功劳进行定向。

情境处理：任何元素的含义和重要性都是通过参照其关联事物来确定的。信息本身没有绝对的意义或价值，而是一些相关的关键因素在决定和（或）改变其含义。例如，我们采取的任何行动都可能会产生不同的后果，具体取决于采取行动的地点、时间和对象等。

同样，随着非语言交流（例如语气）的变化而呈现的信息可以极大地改变我们话语的含义。批判性分析是一个情境处理过程。我们通过批判性分析来确定情境要素，包括动作、情绪模式、动态发生的调整和变化以及特定关系的核心特征，并将它们与外围的、非本质的特征区分开来。复杂性分析要求我们认识到可以在多个不同层面上分析任何问题、事物或想法，例如从简单到高度复杂的概念、从少到多的差异性、根据情况和需求的不同从宏观到微观分析状况。换位思考包括从多个角度检查、观察或思考某件事，以便对其做出更灵活准确的反应。定量比较只在有情境参考的情况下才有意义（例如，一栋二十层的办公大楼算是大的建筑还是小的建筑，取决于它所处的地点，如果是在纽约街头，会被认为只是很小的建筑）。绩效分析涉及根据不同因素确定足够好的绩效标准（例如，错误评估标准的最初版本和最终版本的区别）。

解构：解构是将一个复杂的过程进行拆解，以便揭示其组成部分。解构的目的，是确定组件中蕴含更大复杂性的部分以及组件之间相互关联的独特方式。

区分：通过暴露差异来区分不同元素，尤其是通过精细和微妙的差异区分相似元素。发散分析是一种区分形式，我们确定两个实体在一个或多个属性上如何变得越来越不同（就好像即将离婚的夫妻）。例如：将主观体验划分为不同方面的经验，区分不同的情绪，区分自己与他人，区分特征或者属性的程度，区分主观反应，确定看起来相似的事物从另一个角度分析时实际上是不同的（相似但不同），区分同一物种的不同成员之间的独特属性。

估量：我们根据响应或绩效与预先确定的目标之间的关系，确定响应或绩效的质量，依此进行估量。该术语既用于评估外部事件的意义和价值，也用于评估与某些目标或参考点相关的个人行为。我们可以在定量或定性的基础上进行估量，也可以在相对（与之前相比的改进）或绝对基础上进行估量，还可以在个人意义的主观标准或普遍一致的客观标准上进行估量。

扩展：扩展的一种形式是拓宽，这是将一些心理发现转化或转移到多种模式、环境、问题和场景的过程。通过将概念与不同的思维、感知和感受方式联系起来，我们可以实现更全面的理解。拓宽也可以被定义为调整我们在一种环境中已知的知识，产生可在其他各种环境中成功使用的策略或解决方案。跨模态转移是另一种扩展形式，比如从一种感觉模态转换为另一种感觉模态。战略制定包括将在一种类型的任务或问题中已证明成功的解决方案转移到具有关键相似性的其他任务或问题上。阐释包括寻找以前未察觉的环境、问题和人物元素，或者添加新的复杂元素，以加深心理发现的意义。进化是一种特定类型的扩展，较简单的原型可能逐渐演变成全新的更复杂的版本。

模糊思维：当我们遇到模糊的问题、解决方案不清晰的时候，就需要运用模糊思维支持问题处理。使用"灰色地带"的思路可以应对那些追求正确反应而引发的挫折和失败的情况。例如，谈话中的两个人永远不可能指望百分之百理解对方。相反，谈话双方可以接纳对彼此有一定程度的误解，让沟通能够持续进行达到相对最佳状态。只有当误解达到某种主观阈值[①]时，他们才会试图去澄清。与灰色地带思维相对的是非黑即白的思维，有这种思维的人看问题一般都是有绝对的答案。非黑即白思维的例子有：如果不能确定他是无辜的，那么他一定有罪；如果事情不完美，那么一定很糟糕；如果你的孩子不聪明，那么他一定很愚蠢；如果你不迷人，那么你一定很无聊。"创可贴思维"指的是面对一些暂时无法解决根源但当前必须得到处理的问题时，采取"先贴上创可贴"这样临时的应对策略。即兴发挥是模糊

---

① 客观阈值和主观阈值，是由心理学家奇斯曼和梅里克尔在 Stroop 启动实验的基础上提出的人的两种阈限。人对刺激的感知由低到高分为三个等级：一、完全无法觉察；二、无意识可以觉察但主观意识无法觉察；三、主观意识觉察。客观阈值是指第一级和第二级之间的界限，主观阈值则是指第二级和第三级之间的界限。

思维的一种形式，是指我们试图利用手头能用的所有资源来凑合应对面临的情况。

推理：是在信息不完整的情况下理解状况并进行推论，也包括预测何时拥有足够的信息来可靠地预测或推断。推理包括从细节中得出一般概念或原则，从具体实例中总结出一般结论，或根据一件事情的情况考虑另一件表面相似的事情是否也处于一样的情况（例如，"如果它适用于这个，它可能也会适用于另一个。因为除了表面之外，它们在所有方面都非常相似。"）。在科学研究中，当我们从观察的结果出发，构建可能的假设时，我们就在进行推理。假设思维被用于推理，我们考虑如果特定变量发生变化，那么相关的变量也可能发生改变。

创新：被定义为以创造性的方式将想法付诸现实，以产生一些特别而富有成效的变化。当我们创新时，我们将新奇的想法带入生活和实践。我们获取想法、资源、信息和过去的经验，并以一种更新的、更有效的方式使用它们来帮助我们管理生活。我们也可能会发现使用熟悉的物体和运用已有想法的新用途，或者跳出思维的惯性，寻找不寻常和意想不到的关联方式。猜测涉及超出现有信息来思考可能的关系和事件。头脑风暴是与他人进行思维的碰撞以产生联想，目的是激发解决问题的新思路。创新通常需要对探索的渴望和承担一定风险的意愿。

整合：被定义为将不同的概念组合成一个连贯的整体。多频道沟通整合涉及将各种沟通渠道（面部、手势、声音和语言）集成到单个含义包中。我们整合概念、想法、感受、记忆片段和行动。记忆链接涉及将你生活中的不同事件根据共同的性质关联在一起。观点分享需要接受他人的主观感受，从他们以及你自己的角度来理解某些事情。共同创造涉及整合协作伙伴的思想，以创造出属于协作团队的独特成果。回忆需要整合你和你的伙伴对共同事件的个人记忆。

内化：将外部过程进行阐释和演变，直至形成内部心理事件（例如，从父母提示孩子改变自己的行为，到孩子监控自己的行为）。内化包括我们与自己沟通以调节内部心理世界的方式。当我们用自言自语来提醒自己调整行为时，就产生了语言的内化。当我们进行自我指导和自我安抚时，就使用了内化的语言。当我们认识到自己很容易感到困惑，无法明确自己对事物的理解是否正确的时候，就是在进行自我质疑。自我质疑的不同形式还可以帮助我们更扎实地将我们学习的内容融入已有的认知。想法解读式的交流（包括口头和书面）的目的是积极主动地获取和处理信息以确定其背后的主观含义。想象是内化形式的混合体，是我们对感官上未接触过的事物或从未在现实中完全感知到的事物形成心理图像的表征。假想是一种想象形式，我们相信某物具有它实际不具有的属性。预览或预先体验是内化和预期的关键整合，我们在其中拥有对未来结果和事件的强大的情景体验，称为前瞻性记忆。可视化是内化和表征的产物，需要创建外部事物的内部表征，以及在你的脑海中制作过去发生或将来可能发生的事情的"电影"。内省是一种内部对话，被认为是一个元过程，因为我们参与了想法出现的思考过程（关于思考如何发生的思考）。它有意地检查我们的心理活动，以确定我们的有意识的体验中最突出的是什么。当一个人对自己的主观状态不确定时，就会发生内省，就如同在不确定的情况下研究外部对象或任务一样。社会参照是内化的早期原型。当不确定要做什么时，我们会利用另一个人对共同刺激的反应作为参照来扩大选择范围。后来它演变成自我参照或个人反思。认同也是一种内化，需要将他人的主观经验当作自己的主观经验。这类似于"尝试"他们的观点、主观立场，以帮助自己解决问题和提高能力。同理心是一种更高级的认同形式。

监控：是一个基本的动态过程，涉及在背景因素和主要前景活动之间转移注意力，以确定是否需要重新分配注意力和采取具体行动。监控有四个组成部分：1）持续的观察；2）注意力转移；3）参考点选择；4）对资源重新分配的评估。自我监控包括跟踪自己的行为、感受和内部状态，例如分心、沮丧或其他身体感觉。沟通监控，指关注与对方相互理解的状况以确定是否已实现足够的相互理解。警惕是对可能出现的某些外部重要刺激的加强监测。

推迟：是主观地将计划的行动推迟到比原计划更晚的时间的能力。约束的定义是在与他人打交道时审视自己的真实感受和冲动。抑制要求对直接的内部冲动和欲望以及环境中的诱惑不予响应或者在稍后的时间内采取行动，以更好地实现未来的目标（例如延迟满足）。类似例子还有：在回应之前停下来思考对方所说的话，并寻找所有可能的解决方案，而不是直接选择第一个方案。

反思：是重新体验先前事件的一种形式。自我参照是反思和内化的结合，我们检索过去的经验来帮助我们管理当前不确定的情况。重新构建是一种反思形式，我们找到一些新的方式来理解熟悉的活动、环境、行动和过去的经历所形成的个人含义。当我们重新构建时，我们会质疑曾经的归因和解读，并从另一个角度看待之前的事件。重新激发包括反思过去的成功经验，以激励我们应对挫折和失败。故障排除是回顾未成功解决的问题或情况，以确定将来可以避免的错误。反思也是个人记忆的发展的表现。

表征：当我们对某物进行象征性替代时，我们就带入了表征，就好像它是实际的物体、人或事件一样。符号化是一种体现表征的形式，通过分析其中的关系、关联性、惯例或偶然的相似性，允许某事物代表或暗示其他事物，尤其是看不见的事物的可见标志。表征通常是在创造性游戏中发展起来的，例如跳棋是饼干、纸张是盘子、盒子是桌子等。带入表征的例子有很多，包括标签化、假想、角色扮演、虚拟化、量化、讲故事、绘画、写日记或制作图表、图示、地图、相片、视频、表格。

总结：涉及创建信息、事件或问题的某种表征，以连贯、有组织的方式简洁地提炼关键要素。主题分析是一种总结形式，例如我们试图找到艺术或文学作品的潜在主题。批判性分析涉及确定核心信息和特征。压缩是一种总结形式，我们将更多的信息压缩成更简洁的版本，而不失去其基本含义（例如切入要点）。例如，当我们向不在场的人讲述经历时，提供相关的摘要而跳过外围细节。聚焦也是一种总结形式，我们选择经验中的一些关键元素，并为其创建能够彰显其关键性的总结标签，并将其存储在我们的记忆中。当我们聚焦时，我们会在关键时刻周围创建清晰的界限，使该时刻从时间河流中脱颖而出，从而代表我们正在形成的记忆中的关键体验。

综合：是一个分析过程，比较两个或多个刺激的特定属性，分析什么样的关联性使得它们可以被感知为相似或变得更加相近。综合意味着在差异中寻求相似之处（异中求同），它还与寻找模式和规律有关。等价分析旨在确定两个对象或刺激是否可以被视为功能等价物。主体间性包括比较不同的主观状态以创造临时的"你我"体验，将自己的主观解读、想法和感受与另一个人的主观解读、想法和感受放在一起进行比较。主体间性还要求个人首先对自己的主观状态产生一定的认识，并在换位思考他人状态的同时维持对自己的认识状态（才能形成比较）。分类是根据元素的多个属性之一来确定它是否属于一个较大类别的抽象行为。分类包括功能分类、交叉分类、（根据设定的关联程度进行的）条件分类。

附录 B RDI 干预目标 [①]

1. 协作能力

作为有能力的合作伙伴、团队成员，为制订和实现共同目标做出贡献。协作包含：

协商分工责任并组织角色关系，共同探讨时间限制、资源需求和项目计划。负责与合作伙伴同步行动、进行解释，沟通意图和任务进度。

确保沟通是顺畅的，能够与对方达到相互理解的目的。根据合作伙伴的理解程度、技能和兴趣等具体情况调整沟通方式。有效地理解和使用多种非语言沟通渠道。寻找彼此的共同点来分享和整合观点、想法、记忆和感受。

平衡个人需求和团队目标。尊重既定的权利和责任设置。使用有效的方法，包括谈判和妥协，来管理人际冲突。监控与伙伴的情绪协调状态，保持相互尊重和公平。

2. 审慎决策的能力

在陌生的环境中深思熟虑、小心谨慎地行事。以分析的方式处理问题，确定要点、关键信息和适当地分析级别。确定必要的资源以及应对问题所需的关注程度、分析的准确性和彻底性。在选择最佳策略之前，寻找、反思和评估不同的方法和观点。

预测行为可能产生的后果，推迟当前环境下可能不适当的行动，

---

① 即希望通过 RDI 干预，帮助孤独症儿童恢复的能力。

在说话之前仔细考虑话语的影响。

为未来的问题和挑战做好准备，为突发事件做好计划。设定切合实际的期望并在心里演练可能的场景和选择，甚至包括不太理想的结果。

3. 灵活性

对行动、注意力和思维进行持续的监控和评估，以获得新信息和变化的情况以及之前的行动所带来的反馈，并根据反馈持续调整下一步的行动、注意力分配和思考方向。管理现实世界的灰色地带问题，意识到没有完全正确或错误的解决方案。

根据当前现有资源随机应变，因陋就简，在有限的资源和时间下有效地工作。

以富有想象力、新颖的方式解决问题。不拘一格地创造和感知新的、不寻常的组合或关联方式，以思辨和发散的方式思考，从多个层面和不同的角度感知事物。

4. 信息处理的流畅性

根据媒体类型（例如报纸、小说、书籍、网站）和个人的近期目标（例如发展批判性分析、寻找乐趣、查找信息的能力）选择和使用最佳阅读策略。监控阅读理解情况并有效地对信息进行总结。从许多不同层面（例如细节、主题、客观、主观）分析信息。

根据任务（例如写日记、工作申请）和受众的不同，以有组织、条例清晰的方式写作。注意语法、拼写和清晰度。根据对写作目标的理解，选择并有效实施最佳写作策略。

从各种来源（包括网络和书面参考材料）确定并有效获取必要的信息。熟练使用重要的分析和查询工具，例如定量分析、绘制图表、地图等来进行学习和分析。具备熟练使用计算机、软件、摄像机和其他21世纪就业所需的工具和设备的技能。

可以有效地通过各种表达技巧（如修辞、叙事）来获取、组织、交流经验和信息，以实现经验分享和建立影响力。

5. 发展、维系友谊

基于与同伴共同的积极经历、个性特点和兴趣，通过情感协调和相互关心，来维持持续的关系。表现出作为盟友的忠诚，可以在必要时将亲密朋友的需求置于自己的需求之上，保持感情付出和接受的整体平衡。

建立共同经历的共享记忆库，包括共同克服挑战、享受彼此的陪伴、培养同理心、相互照顾和信任的体验。成功修复不可避免的冲突和误解，渴望将友谊的关系投射到未来。根据信任历史和对关系优劣势的认识来区分友谊的深浅。

6. 发挥主动性

当有事情需要完成时，自主开始行动。根据需要完成工作，即使这意味着超出最初的努力预期，以及寻找成功的替代方法。

表达好奇心和探索新想法、技能、地点和人物的愿望，而并不总是采取安全且简单的措施。将挑战视为学习和成长的机会。终身保持对学习新事物的渴望。

承担起设定、跟踪进展和实现个人目标的责任，即使没有立即获得回报。具有改正缺点和发挥优势的愿望。

7. 承担责任

行事诚实、正直，会考虑对方的利益。对消极和积极的结果能够承担责任。考虑并尊重自己及他人的感受和需求。遵守承诺，被视为是可靠且值得信赖的。

采取适当的行动去关心自己的家庭成员、邻居、同学、队友、同事和宠物。

认识到团队、俱乐部和社区成员的责任。照顾好对自己和他人有价值的东西。

8. 自我管理

拥有维持健康所需的个人习惯（例如饮食、睡眠、个人卫生方面）。有效管理时间，包括针对次要和主要任务进行时间分配（例如，停止看电视并赶去赴约）。

建立和维持与独立生活相关的生活规律（例如按时支付水费、电费账单）。了解并遵守卫生、着装和行为方面的文化规范（例如淋浴、餐桌礼仪、社会期望方面）。熟悉自主生活涉及的事情的流程（例如管理出行、购物、洗衣、房屋清洁）。可以制订并遵循每日时间表。

开发个人记忆库，用于富有成效的反思。定期进行反思，回顾之前的事件并提取对个人有意义的信息以供将来使用。从挫折和成功中学习如何解决问题，克服面对新情况的恐惧以及应对具有挑战性的问题和任务。

了解个人喜好和观点，现实地评估与目标相关的个人优势、局限性和动机。培养深思熟虑的习惯、理性的信念和正确的价值观，拥有并不断进化个人道德和遵循伦理准则的能力。

保持个人发展的长远眼光，欣赏进步和变化如何随着时间的推移而展开。对个人价值、意义和重要性进行富有成效的评估。

管理自己的内部状态，对自己的心理健康状况（例如疲劳、专注、沮丧）有觉察。以富有成效的方式管理情绪以保持较好的状态。通过自我安慰和适当的支持来应对压力。管理挫折感、焦虑、失望、抗拒、孤独和失落等情绪。具有情绪恢复能力，能够从障碍和挫折中恢复过来。使用情绪作为工具来了解自己和他人的关系。

附录 C 影响引导式参与关系建立的其他潜在障碍——常见共患病及伴生状况

- 焦虑症和恐惧症

- 睡眠障碍

- 依恋障碍

- 注意缺陷多动障碍

- 回避型人格障碍

- 躁郁症

- 抑郁症

- 饮食失调

- 消化系统疾病

- 广泛性情绪失调

- 听觉障碍

- "Hyper-verbia"（过度说话）

- 免疫系统疾病

- 模仿和观察性学习缺陷

- 冲动控制障碍

- 言语障碍、失用症

- 记忆障碍

- 自恋

- 人格障碍

- 强迫症

- 对立违抗性障碍

- 极度被动

- 呼吸系统疾病

- 癫痫

- 感觉处理问题

- 妥瑞氏综合征

- 视觉障碍

附录 D　引导式参与关系重塑带来的一些动态智能开启表现（示例）

　　能够主动关注到合作对象是否准备好进行沟通和互动，而不是因为他们人在旁边就默认一定会自动准备好。这一目标是培养沟通责任的关键一步。孩子意识到，只有双方首先同意可以进行交流，沟通才有可能。孩子发现，仅仅因为处在同一区域，并不意味着他们可以进行交流。

　　能够主动确认是否正确理解了合作对象正在沟通的内容。孩子发现他可能并不总是正确地理解互动对象的交流内容，再加上发现这种误解是普遍的，即其他人也会经常误解，这为孩子发展监控沟通的动机奠定了基础。

　　能够将自己的行为与引导者的行为进行比较，以确保行为的准确性。孩子发现，要成为一名称职的学徒，必须不断地将自己的行为与引导者的行为进行比较。

　　能够了解有时候做某件事有不止一种正确的方式，或者一个问题有不止一种正确的答案。通过提出多种解决方案并尝试去做，可以获得更大的价值感和胜任感。

　　认识到相同的操作可以在一种环境中以一种方式解释，而在另一种环境中以另一种方式解释。孩子发现了情境评价的原型。在不同的环境中所采取的相同行动可以以不同的方式进行评估。例如，相同的动作在一个地方可以被认为是危险的和（或）不适当的，而在另一个地方可以被认为是安全的和（或）适当的。

经常暂停正在做的事情，以检查周围发生的事情。该目标可作为环境监测的原型。孩子发现自己需要集中注意力应对当前主要任务的同时，还必须确保自己不会忽视周围发生的重要变化。这是一种特殊类型的注意力转移，我们称之为监控。

谋定而后动，而不是直接采取行动。RDI 项目针对内部语言的练习开发了一些原型，其中一个主要原型就是自我指令。孩子发现自己可以通过生成自我指令来暂停一个动作序列以获得思考空间。

可以体验不同程度的感觉。这个目标向孩子介绍了内部事件的动态本质，使孩子发现情绪状态可以是连续的。

能够认识到每个人在做任务的时候都会犯错误。这个目标的重点是为自己和他人设定符合现实的绩效期望。孩子发现，在完成具有挑战性的任务时以及在日常生活中犯错误是正常的（犯错误是不可避免的）。

发现有些事物会改变，然后又回到原来的样子，而有些则不会。我们希望孩子理解可逆性的概念。我们希望他知道有些事物可能是可逆的，而有一些事物则可能不可逆转；有些事物很容易回到以前的状态，而有一些事物需要付出很大的努力才可能回到以前的状态。

发现有些事情是出于偶然或巧合而联系在一起的，而另一些事情则是永久联系在一起的。孩子探索事物之间联系程度的概念。这是一个重要的发现，为理解特殊关系奠定了基础，比如将人们联系在一起的友谊，而非更短暂或偶然的相遇。

理解"相对最佳"的概念，以便确定完成的标准。孩子发现了"足够好"的概念，当导师展示"足够好"的终点时，孩子可以理解并接受，并且最终可以自己完成整个过程。

附录 E 阐释的示例

1. 增加合作伙伴的复杂性

    a. 一到两个成人

    b. 从一位成人到一位熟悉的同伴

    c. 从熟悉的同伴到陌生的同伴

    d. 从单个交互点到两个或多个交互点

2. 增加设置复杂度

    a. 从室内到室外的设置

    b. 从家到学校

    c. 从熟悉的环境到陌生的环境

    d. 从安静到嘈杂的环境

3. 引入可以吸引注意力的物品

4. 增加变化的频率和不可预测性

5. 允许关联变化（co-variation）

6. 增加持续监控的需求

7. 增加处理速度的需求

8. 更加细分的任务

9. 引入更多模棱两可的信息

10. 增加沟通的渠道，增大整合沟通渠道的需求

11. 更复杂的情境背景，需要更强的情境关联意识

史蒂文·E. 葛斯汀博士其他著作：

《与孤独症共舞：孤独症、阿斯伯格综合征患者通过关系发展干预计划获得成功的故事》（*My Baby Can Dance：Stories of Autism，Asperger's and Success Through the Relationship Development Intervention Program*）

《幼儿关系发展干预：阿斯伯格综合征、孤独症、PDD 和 NLD 患者的社会与情感发展活动》（*Relationship Development Intervention with Young Children：Social and Emotional Development Activities for Asperger's Syndrome，Autism，PDD and NLD*）

《青少年和成人的关系发展干预：阿斯伯格综合征、孤独症、PDD 和 NLD 患者的社会与情感发展活动》（*Relationship Development Intervention with Adolescents and Adults：Social and Emotional Development Activities for Asperger's Syndrome，Autism，PDD and NLD*）

《解开人际关系之谜》（*Solving the Relationship Puzzle*）

《关系发展干预计划与教育》（*The Relationship Development Intervention Program and Education*）

相关资源可参见 www.rdiconnect.com

目 录

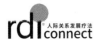

第六章　条件反射型还是自我驱动型——你想要什么样的孩子?

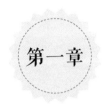

第一章

我的孩子怎么就是孤独症了？

在我的工作中，遇到过很多家长，其中不仅包括刚被诊断出孤独症的孩子的家长，还包括那些孩子已经干预了两三年的家长。他们很难直面孩子患"孤独症"这一事实，或者采取了各种"正确"的干预方法但收效甚微。

对于这一类家长，解决问题很重要的一点是理解孤独症。就拿孩子生病来说，如果孩子发烧了，你做的第一件事肯定是查找病因，然后对症下药。但是对于孤独症孩子的家长来说，在孩子被确诊的那一刻，往往就慌了神。

很多家长会跳过前面的理解孤独症这一步（其实是很重要的一步），直接问"该怎么办"。有的家长会听别人介绍或者自己上网搜索哪个方法有效，然后就带着孩子一头扎进去了。但实际上，家长缺乏的是先停下来想一想孤独症到底是什么，我的孩子到底是怎么回事，这个病（或问题）是如何影响到孩子的。只有从这些角度出发，你才能做出正确的选择。如果选择的干预方法不恰当，会浪费孩子宝贵的早期干预的时间。

每个孤独症孩子的表现都是不同的。在我的直播间里，有不少家长问过我这样的问题：孩子小时候很早就会说话了，但是随着年龄的增长，慢慢地语言能力又丧失了。其实这是一种倒退型孤独症的表现。

就拿我的两个双胞胎儿子来说，他们差不多在1岁的时候，还可以牙牙学语，但在1岁半以后就完全没有语言了（当时我怀疑他们是智力障碍或者聋哑症）。在他们五六岁的时候，开始重新学习发音，我真的是掰着儿子的嘴教他们发出一个又一个音的。然而所有的付出都是值得的，我还记得那个难忘的时

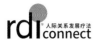

刻——他们说出了有意义的词语——"大鱼"（当时我正带着儿子们在千岛湖旅游，他们看到了很多好看的鲤鱼）。

说到倒退型孤独症，它实际上是一个全方位的退化，不只是表现在语言的退化上。如果孩子单单是语言退化，那么我建议家长先从环境中去找原因：是不是孩子在发展进程当中，他的能力跟环境不匹配，从而激发了他症状的产生？

在美国精神病学会（American Psychiatric Association，APA）颁布的DSM-5诊断新标准里面，提到孤独症有很多的表现会在幼年时期呈现，如果这些表现是后来才呈现的，那是不是说明孩子就肯定不是孤独症？其实不然，这可能是由于孩子的障碍状况不严重或者所处的环境支持度比较高，所以症状没显现，在碰到后来的环境支持和能力不匹配的时候，障碍被激发出来，从而出现了相应症状。

出生后6个月对孩子的成长来说是个重要的分水岭。这个时候典型发育的孩子表现出成长性需求，会主动探索周围的世界；而孤独症孩子会固守在自己的稳定性需求里，即他喜欢的是固定的、不变的东西，这样才能让他感觉是安全的。（家长如果想真正特别完整地了解RDI视角下孤独症到底是什么，以及它是怎样产生的，可以看一下我们L0的课程。）

说白了，孤独症的特质，其实我们每个人身上都有，只不过没有达到诊断标准和影响身体功能的程度。比如说我吧，我其实也有很多很刻板的地方：我每天从家里出门时必须摸门框，而且必须是胳膊肘的某一个特定的部位碰到门框，不这样我就过不去。

在这里我想先叮嘱大家一句，在孤独症儿童的干预方面，我们真的可以少走弯路、少花冤枉钱。现在干预机构非常多，信息也很庞杂，我们要学会理性地分辨。这也是我想把自己这么多年一路走来的收获和心得分享出来的原因，在这里我更多的是孤独症孩子妈妈的角色，是一个过来人。

我希望，当家长发现孩子有异样或者孩子确诊后，你先明白孩子到底怎么了，从孩子的角度去看孤独症是如何影响到你的孩子的，然后你再开始去想我要给孩子准备一个什么样的"养育拼盘"。

我们一直讲养育大于干预，所以你一定要先停下来回归到最初，想想这个问题是怎样影响到我们的孩子的，然后为孩子打造一个完整的"养育拼盘"。这个拼盘包含针对孩子不同方面的干预方法、不同的疗法等。

我们家长一定不要轻易受到其他人言论的干扰。就拿孩子说话晚这件事来说，如果你的孩子的语言水平明显低于同龄孩子，即使不是孤独症，你也要尽早排查是否有什么其他问题影响了孩子的语言能力的发展。真的不要被什么所谓的"贵人语迟"这种话给耽误了。如果孩子有问题，年龄越小干预效果越好。另外，我们的大脑终身可塑，所以只要进行干预，什么时候开始都不算晚。重要的是迈出关键的第一步。

孤独症的诊断标准

目前孤独症的诊断标准用的是 APA 推出的 DSM-5。既然是"5"，那么前面肯定有"1、2、3、4"吧？是的，后文我会进行介绍。

可以说 DSM-5 诊断标准的推出对于我们的孩子影响很大。它里面包含两大类指标：第一大类我们叫 a 大类，涉及重复刻板行为、与感官相关的行为；第二大类我们叫 b 大类，涉及沟通和互动障碍。目前孤独症的诊断标准是：a 大类符合 2 项，b 大类符合 3 项，基本上可以确认是孤独症了。那么，我们如何知道孩子是不是符合这个 a 大类 2 项、b 大类 3 项呢？这就是我后面要讲的诊断过程。

在 DSM-5 诊断标准里，有一个非常新的概念——社交沟通障碍（Social Communication Disorder，SCD）。意思是什么呢？如果你的孩子符合 b 大类里面的很多指标（主要体现在社交互动能力落后），但是没有 a 大类的指标（没有重复刻板、感官相关的行为表现），那就不诊断为孤独症，而要考虑 SCD 这个诊断。

在早期的 DSM-4 诊断标准下，要有三大类的指标才能被诊断为孤独症，即除了重复刻板行为、社交障碍以外，还要有语言发育迟缓。孩子必须符合这三大类指标中至少半数以上的指标，才符合孤独症的诊断（当时称为典型孤独症）。如果不符合，但你的孩子仍然有一些问题，比如符合两大类或一大类，则被归为广泛性发育障碍（Pervasive Developmental Disorder，PDD）的诊断。如今 DSM-5 已经取消了 PDD 的诊断，将其归入了孤独症谱系障碍的诊断范畴。

所以看到这里大家就明白了，为什么在过去的这几年感觉孤独症孩子越来越多，其中有一部分也是因为诊断标准发生了改变。

诊断过程是什么样的？

了解了孤独症的诊断标准，那你可能会问如何判定孩子是否符合诊断标准呢？我们来说一说诊断过程是怎样的。孤独症的诊断过程分成两类：第一类是填量表，第二类是孩子与医生互动。但是说实话，孩子与医生互动还是回归到一个填量表的过程，只不过这个量表和前一个量表不同罢了。

第一类表格是筛查类量表，即先看看你的孩子与典型发育的孩子是不是有差别。这个量表多半是由孩子的家长或者老师自评填写，最典型的比如孤独症儿童行为评定量表（ABC 量表）、CABS 克氏量表、幼儿孤独症筛查量表（CHAT）等，总之就是家长（或老师）自查表。仅靠这样的表格不能进行诊断，但可以提供一个评分。

第二类表格是诊断类量表，由医生根据与孩子的互动情况进行填写。国内目前通用的有两种：一种叫孤独症诊断观察量表第二版（ADOS-2），一种叫儿童孤独症译定量表（CARS）。

然后医生将这两类表的结果结合在一起，做出孩子"是否符合孤独症诊断标准"的判断。

其实不难看出，这个诊断过程有两个特点：一是比较主观，不管是家长（或老师）填的表，还是医生填的表，都是根据主观判断下的结论；二是医生与孩子互动时间相对国外来说很短，门诊医生可能最多也只能跟孩子互动 30 分钟，绝大多数是 5 ~ 10 分钟，但在北美国家基本要求医生跟孩子互动时长至少要达到几个小时甚至一天，才能够给出一个完整的观察量表。这样就可能造成我们家长在孩子确诊的时候，无法从医生那里获得关于孩子情况的完整解读，所以需要我们自己多了解、多学习、多观察。

诊断不能单纯靠经验

可能有的家长会说，医生那么有经验，肯定观察得八九不离十啊。其实不是这样的。道理很简单，不管你的孩子是否有孤独症，你都可能经历过孩子到一个完全陌生的场所或面对一个完全陌生的人时表现的和在家里不一样，尤其到医院这种不是很令人愉悦的环境；或者孩子没睡好觉；或者前一天遇到了什么不愉快的事情……这些都可能影响孩子的状态，干扰医生的判断。我还记得我的小儿子小时候第一次见医生的情景。当时因为他前一天刚刚打过疫苗，导致第二天一见到穿白大褂的人他就大哭。

孤独症的诊断是一个非常严肃的事情，它代表着宣告孩子将是终身残障。所以，我们不能仅通过几分钟的观察和经验就做出完整、准确的诊断。

在北美，医生们至少要跟孩子待一整天，且需要不同领域的专业人士参与，比如言语治疗师、作业治疗师、家庭医生。同时，医生必须是经过有关ADOS-2^①方面的专业培训，才知道如何正确填写诊断表格。目前国内接受过这方面培训的医生主要集中在孤独症相关的专业领域，家长在就诊时也要注意这一点。

当然，这就带来了一些问题，很多家长拿着找来的 ADOS 的评分去对比新的 ADOS-2 给出的结论，或者用 CARS 来看 ADOS，这是不行的，两套体系的评分标准是完全不一样的。所以，家长要明白，当你们带着孩子去做诊断的时候，一定要问清楚医生用的是什么量表，这个量表的分数如何解读，这些问题家长一定要问清楚！

诊断的意义是什么？

孤独症诊断的意义到底是什么呢？意义就在于它决定了你的孩子未来干预的起点！所以我一直强调，诊断是一件非常严肃的事情。

---

① ADOS-2 是 ADOS 的修订版，其中包括修订了算法和模块 1 至模块 3 的分数比较、更清晰管理和分数对应指引，以及专为 12～30 个月的语言能力低的儿童设计的新幼儿模块。

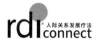

曾经有一位家长跟我说了这样一件事：夫妻俩带着孩子到某机构，机构工作人员认为孩子是孤独症。随后他们又带孩子去了医院，然而医院的医生说没有办法确诊，应该找之前的机构确诊。听到这件事情让我很震惊！

首先，前面我提到的，孤独症的诊断标准是 APA 颁布的。所以，有资格给孩子做出诊断的首先应该是儿童精神科医生（而不是机构老师！）。我国的儿童精神科医生并不算多，据统计还不足 500 人。如果实在找不到合适的儿童精神科医生，就去找儿童心理科医生和儿童发展科医生。除了这几个专业的医生之外，其他科医生是不具备诊断水平的。我碰见过这种情况，一位其他科的医生直接拿个 ABC 量表让家长填写，填完了之后他看了一眼，然后跟孩子玩两下就确诊孩子为孤独症了。

其次，孤独症的诊断不是单下一个是否是孤独症的结论即可。这还不够！DSM-5 的诊断标准里给孤独症儿童做了一个轻中重度的划分，依据是什么呢？是以孩子所需要的支持力度来划分的。

所以说，孤独症诊断的意义在于决定了孩子未来干预康复的起点！各位家长，你要知道孤独症是如何影响你的孩子的；要知道你的孩子是哪些方面的能力有缺失；孤独症是如何影响到孩子的语言能力、认知、社会性能力以及生理等方面的。我们如何着手开始给孩子干预，与准确的诊断分不开。

何谓高功能、低功能？

我们一直在强调孤独症儿童所谓的问题行为，很多时候是与环境互动的结果。所以，孤独症的诊断标准中关于症状的描述，归根结底是孩子当前的能力和当前所处的环境的需求不匹配所呈现出来的状况。DSM-5 把孤独症按照轻中重度来划分，是不以症状的严重程度而是以所需要的支持力度来划分的。这是与之前非常大的区别。所以，当你看到孩子有问题行为时，不要觉得是你的孩子有问题，而要想是他的能力与所处的环境如何不匹配。

孤独症儿童走上的是一条不一样的发展道路，我们最终能够帮助他们的其实就是去修复这条发展道路，尽可能地修复。不管是高功能还是低功能，修复之路的目标都是一样的，即一定是往典型发育的道路上去修复，因为这样才能够真正帮助孩子适应这个由典型发育的人主导的社会。

一旦孩子确诊了孤独症，就请尽早开始干预吧，不要犹豫！但是我要跟大家说的是你给孩子安排的干预一定不能踩的坑。首先，不能违背儿童发展规律！孩子不是小一号的大人，你不能参照大人的执行能力、社会性能力来要求孩子。

孩子两岁多不听话，这是正常的，因为此时他正处在自我意识发展期。你要求一个在自我意识发展期的孩子无原则地、无条件地听指令，就是在违背儿童发展规律！这种类型的干预千万不要做！

其次，不能以牺牲孩子的心理健康、情绪稳定为代价。如果你的孩子一听到"老师""上课""教室"这样的字眼就崩溃，情况已经这么明显了，你还是带着孩子到机构进行每天8小时的干预，那我觉得你也甭干预了！你首先要做的最重要的事情是学习儿童发展相关的知识，包括认知发展和心理、心智是如何发展的。我们进行的所有干预都是希望孩子未来在社会上能够好好生存下去。你应该是自己首先更加了解这个世界的运作规则，并教给孩子，而不是把孩子修炼成一个机器！

有的家长朋友还可能有这种心态——最省事的方法就是把孩子交给老师或者交给机构，其实这是很大的一个坑！我们都说要走出来，但真正我们的家长走出来的那一天，不是孩子脱帽的那一天，而是你觉得无论要走多远，你都有能力给孩子足够的支持的那一天。

好，那我们说一说高功能和低功能到底是什么意思？前面说过，DSM-5诊断标准里，将孩子孤独症的严重程度按照需要的支持力度和广度进行了划分：1级是指"需要支持"，表现在难以发起社交互动，可能会对他人做出的社交邀请表现出不寻常或不成功的反应，而且对社交互动的兴趣降低。此外，重复的行为会干扰日常功能，以及伴随一定的兴趣狭窄。2级是指"需要实质性支持"，表现在言语和非言语交流方面的明显延迟。发起社交互动的兴趣或能力有限，即使有支持的情况也很难与他人建立社交关系。非常明显的重复性行为以及兴趣狭窄，并且当兴趣和（或）行为被中断时，可能会出现高度的痛苦或沮丧。最严重的就是3级"需要非常实质性的支持"，表现在日常功能严重受损，发起社交互动的能力非常有限，对他人的社交邀请无视或回避，言语交

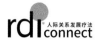

流能力极其有限。固定的仪式和（或）重复的行为极大地干扰了日常功能。像我的两个孩子，就是最严重的这一级。

那么问题来了，这里面没有提到高功能／低功能啊？

没错，因为本来就没有一个诊断结果叫作"高功能孤独症"或者"低功能孤独症"。目前对于这种说法，大家的观点是，一方面可能是历史原因，在前一版的诊断标准 DSM-4 里面，有所谓的"典型性孤独症"和"广泛性发育障碍"的区别，基本上就是符合我们现在说的低功能和高功能的特点。另外一个原因是我们可能对于孤独症孩子有一个大概的印象上的划分，好像那些会说话的孩子被视为高功能，无语言的孩子则被视为低功能。

总的来说，我基本同意这些观点，也做了我自己的解读，给大家参考。智力发展、语言发展和基本日常生活的能力没有明显受损，并且没有显著共患病影响的孩子，可以视为"高功能"或者"功能较好"。而那些智力受损、语言明显落后以及日常生活的能力受限，且伴随共患病的孩子，可以视为功能较低。同时，在康复效果和预后期望上，两者也会有一定区别。比如，高功能（或阿斯伯格综合征）的孩子，能够"泯然众人"的机会，应该会比低功能的孩子更大。所以目前在国外的孤独症社群里，也有越来越多的声音在呼吁，对于功能不同的孩子，尽管都顶着孤独症谱系这样相同的大帽子，但是在康复目标和措施上，还是要做出区分。

那么说到这里，对于低功能和高功能的孩子，有什么需要注意的不一样的地方呢？

低功能的孩子，往往一看就有问题，所以家长经常容易犯的错是——过度补偿。家长觉得孩子这也不行那也不行，所以什么事情都替孩子干了！有很多低功能的孩子上幼儿园时，会有家长或者影子老师陪读，我们就要特别注意他们可能会对孩子过度补偿。而这种过度补偿，也只是表面上的支持，家长或影子老师并没有意识到低功能的孩子能够自主地做很多事情，也不会有意识地给他们机会尝试，结果就是这些孩子的潜力和发展机会被压制了。

高功能的孩子有个很典型的特点是——独自待着时表现都很好，但当处在人群中时就会出问题（例如，会有挫败感、突然情绪爆发或者崩溃等）。这样的孩子遇到的问题是，他们得到的支持和所需要的支持不匹配。正是因为他们

"看起来"挺好，也造成大家会忽略他们是特殊需求的孩子的事实，导致他们明明需要支持的地方没有得到支持。

我碰到过一个极端的例子：一个孩子长期处在与人互动受阻和压抑的情况下，突然有一天他冲进家里的厨房拿了一把刀就冲到马路上了！这就是孩子集中的爆发。2019年，我到深圳开讲座的时候，当时就有一个高功能孤独症孩子的妈妈分享了她孩子的事情。她的孩子各方面能力都不错，但在学校有一天突然站起来拿着椅子到处砸。

当高功能的孩子遭遇各种挫折的时候，他会紧紧抓住给他带来安全感的东西，比如刻板行为、有规律性的事物，或者固定不变的程序，然后他会变得越来越刻板。另外，高功能的孩子也容易以自我为中心，当大家在一起交谈时，他只喜欢谈论自己喜欢的话题，而不在意别人在说什么。

所以，总体来说，低功能的孩子，注意避免过度补偿，尽可能地鼓励孩子发挥自主性。而高功能的孩子，避免想当然地觉得他们可以，而忽视了他们的需求。

干预过程中家长不应有的心态

我认为对我们家长来说，首先就是要走出危机心态，要对孩子有一个长远的愿景。

我在给RDI顾问学员讲课的时候，经常会说的一句话，是要求我们的学员在面对家长的时候，要默认家长们都是有"创伤应激"的。

养育一个（或者两个）孤独症孩子，这对我们来说，何尝不是一场"重大灾难和创伤"呢？

然而重要的是，我们要努力开始"灾后重建"，用积极的心态去面对。你可能会问，高功能孩子的家长是不是会好一些？其实不是的，他们也有很多的无奈和痛苦。为什么？因为高功能的孩子往往表面看起来很正常，当他们出现问题行为时，外人就会很不理解，认为是孩子家教不好。比如，孩子的语言能力不错，又有强烈的社交动机，那么周围人对他的容忍度和宽容度就会很低，一旦出现问题，孩子得不到周围人的理解、他的需求与得到的支持完全不匹

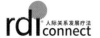

配，就会让家长很痛苦。

所以，我们要正视和接受这件事，家长首先自己要明白孩子真正需要的是什么。随着孩子的成长，会遇到很多的挑战，社会对他的要求也会越来越高。只要孩子有一点进步，那就是一个很大的里程碑。在 RDI 干预体系中，我们的第一个目标，就是帮助家长走出危机心态，为孩子树立一个长远的愿景。

我们有一个家长，孩子是 2 岁确诊的孤独症，但在 5 岁前没有进行过有效干预，孩子有很多的问题，先后被 6 家幼儿园劝退过。孩子 5 岁开始有了一些零星的主动性语言，真正开始有较多的主动性语言是 7 岁时，现在孩子 10 岁，他的沟通能力基本上已经算比较正常了，但是确实在语言的复杂性和流畅性上还有一些问题。这个孩子读小学一年级时，妈妈一直在学校里陪读；二年级时有一半时间陪读；三年级开始逐渐撤出，但是每周可能去两次；四年级完全撤出。所以，对于孩子干预效果的预期，我们的时间长度可能要拉得长一点，愿景上要放得远一点，千万不要因为急功近利而让自己和孩子陷入无谓的焦虑。

我想提醒大家不应有的另一个心态是——认为最省事的方法就是把孩子交给老师或者交给机构（我在前面也提到过）。这真的是很错误的想法！

当然，我的孩子也曾经在机构中接受干预，也取得了一定的效果。我一开始也有这种心态，反正我交给机构就好了，我就可以在旁边休息了。但是可能吗？待孩子长大到七八岁时，我们很多家长就发现只靠机构的干预真的是不够的！首先，很多机构都是针对低龄儿童的，孩子大了你就没有那么多机构可以去了；其次，孩子的核心问题在机构里面并不能得到完全解决，必须延续到生活中去应用；最后，孩子年龄的增长也会带来不同阶段的挑战和问题，这时候只有父母在日常生活中的引导，尤其是互动方式，才会最直接地影响到孩子。

就像每个家长一样，我也经历过崩溃和到处看人不顺眼、恨不得大家的日子都别过了的冲动日子，但是后来我的心态越来越稳定，直到今天，真的是得益于 RDI。因为即使孩子出现新的问题，我心里是有底能给他正确的支持的。RDI 是一个系统的干预体系，它推动着家长和孩子一步步向前走，帮家长做到的是——生活即干预，这才是王道！

我记得有位学习过 RDI 的家长说过，最厉害的干预是什么？就是能在生活中潜移默化的干预方法。

第二章

我的孩子是孤独症，到哪儿治？

　　孤独症对每个孩子的影响都是不一样的，学习如何为孩子选择合适的干预方法，你一定要先明白：孤独症是如何影响孩子的？孩子当下各方面的能力如何，有什么表现？孩子能力的受损程度如何？……这是我们选择干预方法（或疗法）的出发点，正所谓"授人以鱼，不如授人以渔"。

　　下面这张表格，总结了目前孤独症的主要干预方法。

孤独症主流干预方法的关键信息

干预方法	核心理念	特点	国内发展状况
ABA	行为塑造	ABC, DTT	鱼龙混杂
PRT	ABA 的延展	内在强化，生活场景	资源较少
NDBI	结合发育科学的 ABA	强调自然发生的场景	发展中
RDI	互动环境对发展的再塑造	生活化干预，家长赋能，动态智能	发展中
PCI	通过互动环境提升儿童对人的关注	游戏，文化介入	发展中
DIR	根据儿童兴趣创造互动机会，发展社交能力	地板时光，强调沟通合作作为互动基础	资源较少
ESDM	全方位定制支持	团队性，定制性	几乎没有（正宗的）
LSP	适应不同学习方式来促进自主学习	融合场景下，促进自主学习	资源较少

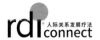

续表

干预方法	核心理念	特点	国内发展状况
SLP, OT, PT	高度专业的功能修复	高度专业，定向	数量极少
生物疗法	功能医学改善症状	高度专业，费用高	鱼龙混杂
感统训练	改善感知觉体系	门槛低，应用广	万金油，鱼龙混杂

两大流派

第一大类：行为流派

孤独症的诊断标准是基于孩子呈现出来的行为表现。根据这个思路，我们是不是可以这样理解：只要让孩子的问题行为没有了，孤独症是不是就好了？很多行为疗法就是以这样的思维模式发展出来的。

行为疗法的典型代表是应用行为分析（Applied Behavior Analysis，ABA）。关键反应训练（Pivotal Response Treatment，PRT）是把传统 ABA 里面的外在强化转移成一种内在强化的方法。

另外还有言语行为法（Verbal Behavior，VB），它其实不是一种行为疗法，是一种依据 ABA 和语言行为所发展的教学方法，认为语言也是一种可以被塑造的行为方式。

第二大类：发展流派

发展是什么？发展是皮，技能是毛。我们为什么这么说？3 岁孩子所呈现出来的换位思考技能和 9 岁孩子所需要呈现出来的换位思考技能一定是不一样的！我们不应该脱离孩子的发展阶段去谈技能表现和行为表现。3 岁的孩子蹦蹦跳跳是完全合理甚至被鼓励的，但是 30 岁的人总是蹦蹦跳跳就不合理了，对不对？所以技能也好，行为表现也好，一定是镶嵌在发展当中的。20 世纪80 年代有一大批人开始研究儿童发展在孤独症的康复中的重要作用，发展流派应运而生，他们认为脱离了发展的基础和底层去谈技能和某些具体的行为其实是无本之木。

在发展疗法中，先提一个疗法——DIR（Developmental Individual-Difference, Relationship-BasedModel），翻译成中文是基于关系的个性化的发展性疗法，又称地板时光（Floor Time）。为什么叫地板时光呢？因为他的创始人斯坦利·格林斯潘博士认为：所有的儿童成长是从地板开始的。所以，DIR疗法的最初状态，也是跟随孩子的游戏愿望在地板上完成的。

ESDM 的 "坑"

ESDM（Early Start Denver Model），即早期干预丹佛模式，它是一个把发展流派和行为流派整合在一起的方式，所以千万不要说ESDM是行为流派。在ESDM的官网上是这么介绍的：是发展性的、基于游戏的、基于关系的底层逻辑和应用行为的处理原则相结合的方法。什么意思呢？就是我相信关系对于孩子的干预的重要性，在具体技能上采取借鉴了ABA行为疗法的方式和方法，所以ESDM它是集合了发展流派和行为流派的方法。它强调早期干预，针对的是4岁以下的孩子。

我为什么说它最"坑"？非常简单，我听过很多家长说ESDM这个方法很好，模块标准和操作写得很清楚，家长在家就能做。我当时就心想，ESDM的创始人看到真要吐血了。ESDM最重要的核心是什么？是专家团队！它的方法写得非常清楚，ESDM的所有目标是需要多学科的专家来完成的，比如心理学家、言语治疗师、作业治疗师、特教老师等。但目前国内像言语治疗师、作业治疗师这样的专业人士还很少。

可以说，ESDM是在国内落地最差的一个干预方法，虽然它本身相当好，但是国内有认证资格使用这一干预方法的人却比较少，可能因为它在国内属于比较新的方法，而且它要求的是一个基于整个社会的干预体系基础去完成的。当然，如果我们的家长能够构建一个比较专业的支持团队，或者说我们通过ESDM来了解孩子的早期发展模块及它们之间的关系，那么ESDM是很值得推荐的早期干预方法。

何谓功能性疗法？

在孤独症领域，还有第三大类疗法——功能性疗法。

所谓功能性疗法，就是针对某一个具体功能的疗法，常用的方法有以下几种。

针对孩子语言发展，需要的是 SLP（Speech-Language Pathologist，言语语言病理学家）。大家可能也听过 ST（Speech Therapist，言语治疗师），但是我个人更喜欢 SLP 的说法，为什么呢？SLP 是把言语和语言分开来了。我曾经讲过一堂课叫《言语和语言发展》，名字听起来挺绕，但实际上大家一定要明白言语和语言是两件事。言语是嘴巴里发出来的，语言则是沟通交流的手段，所以语言涉及人的思维、归因、对于环境的应激表达等。我们的孤独症孩子，很多时候他们的口语或者言语是可以的，但是沟通能力却很差，比如与人聊天的时候只说自己想说的，或者可以大段背诵动画片台词，却很难表述自己的内在感受。所以我觉得，对我们的孩子来说，语言比言语更重要。

OT（Occupational Therapy，作业治疗）是做什么的呢？简单地说，OT 是教孩子吃喝拉撒睡方面的能力，且教的是家长，让家长明白如何在生活中运用各种技巧帮助孩子发展这些能力。从事 OT 行业的专业人士被称为作业治疗师。

PT，即 Physical Therapist，物理治疗师。如果你的孩子有运动功能障碍，那就需要 PT 的帮助。孩子要能够完成吃喝拉撒睡需要有一定的运动功能，所以 PT 与 OT 是有交叉的，但 PT 更多偏重提升运动能力、运动计划能力。比方说有的小朋友肢体不协调或者很难完成跨中线的动作（即左手拍右脚、右手拍左脚这样的动作），那么他其实是需要 PT 帮助的。

CBT，即认知行为疗法（Cognitive-Behavioral Therapy）。有研究发现，孤独症儿童有 70% 以上伴随情绪问题，焦虑和抑郁发生概率非常高。CBT 可以帮助缓解孩子情绪问题和心理障碍。

最后，我还要说说感统训练。有的人可能会把感统跟 OT 画等号，这是错误的。感统训练和 OT 绝对不一样！OT 可以涵盖感统训练。如果孩子的感统有问题，出现肢体不协调或者他的日常生活相关的身体功能（比如吃喝拉撒睡）直接受到影响，那么就要依靠 OT 来解决。作业治疗师会判断孩子的生活能力受损是感统的问题还是其他的问题，从而给予针对性的治疗，所以 OT 的范畴是大于感统训练的。另外，在专业领域，这些年感统失调这个词已经不太用了，而是被另外的词——SPD（Sensory Processing Disorder，感觉处理障碍）涵盖了。

国内的"鱼龙混杂"

关于孤独症的康复领域，国内发展状况是"鱼龙混杂、并不完善"。

我们是在否定这些干预疗法吗？当然不是！我们相信这些干预疗法都有其独特的针对性、适用范围、特点。但为什么说是"不完善、鱼龙混杂"呢？我觉得主要是康复治疗专业在国内起步是比较晚的，没有发达国家完善，这里面涉及医疗体系和教育体系。孤独症的研究已有一百二十多年的历史，近些年由于多学科之间的互相支持和互相印证，推动着孤独症康复领域的高速发展。然而国内就相关疗法引进的书籍或者知识体系，很多都是国外三四十年前的内容，并没有做到紧跟研究前沿、与时俱进。

另外，就是缺乏专业的从业人员。我可以很负责任地跟大家说，我碰见非常多所谓的 ABA 的一线老师，我问他们什么叫 ABA，第一个 A 指的是什么，B 指的是什么，第二个 A 又是什么？他们很多都解释不出来。我国人口基数大，特殊儿童数量庞大，如果专业人员的培训跟不上，就会出现很大的供需缺口。有一些机构只想让家长看到"见效快"，所以催生了很多"速成品"。然而，教育本身就不是速成的，尤其是特殊儿童的教育。

由于缺乏足够的专业人员，所以很多时候经常是靠家长往前不停推进，去看这个世界上孤独症前沿发展到底到了哪一步。以我自己为例，我会利用每天早上 6 点到 7 点的锻炼时间，收听孤独症研究领域最前沿的报道。有一天早晨，我听到一个关于加州大学戴维斯分校关于孤独症儿童执行功能的研究报告。大家可能普遍觉得孤独症孩子的执行功能不好，但这个研究报告称他们并不是不好，只是不同。

我们要知道，任何事物的发展都是有一个过程的。我相信未来国家一定会

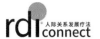

越来越重视这件事情，给到越来越多的支持。那么在当下，我们作为家长就需要辛苦一点，自己先深入了解各种干预方法，了解它们具体解决孩子的什么障碍和问题、有什么特点、国内的发展现状是什么。这样，在选择机构时，你就会对它们的从业人员的专业性和干预体系的科学性有一个客观和准确的判断。

ABA 的背后，我们要懂的

我想强调的第一点是"ABA"中的第二个"A"，为什么？因为我发现有很多所谓的 ABA 机构所犯的错误——没有前期对孩子的行为进行分析，就直接拿出 40 张卡片开始教孩子，这是违背了 ABA 的原则。ABA 要求干预师在给一个孩子做干预之前，要进行非常多的分析工作，大概需要两到三周的时间，并且结合观察分析填写专业的表格。干预师要分析孩子的行为在什么样的环境、场景下发生，导火索是什么，行为发生后他的互动对象如何应对，这个应对方式给孩子造成的是正强化还是负强化。如果不进行观察分析就直接上手给孩子做干预，你认为这是真的 ABA 吗？

在 ABA 中，会用到 ABC 行为分析的方法。A 代表 Antecedent，即行为前因；B 代表 Behavior，即行为；C 代表 Consequence，即行为后果。其中"C"是我想强调的第二点。我们通过呈现不同的后果来帮助孩子调整自己的行为，这是 ABA 的底层逻辑，但这也是大家非常容易"踩坑"的地方。我看见非常多的这个行业的从业者是怎么干的呢？他们把重点放在孩子的行为好就奖励孩子，孩子的行为不好就惩罚孩子。这绝对是错误的，这样造成的结果很可能是孩子被动的服从，这不是干预的目标！正确的做法是运用"后果"这一工具，帮助孩子理解自己以及学会调整自己的行为。ABC 行为分析的方法并不是只能在 ABA 中使用，我认为即使在 RDI 的干预体系中也有它的用武之地，重要的是如何正确地去使用。

我觉得 ABA 比较大的一个问题是原则特别难把控。绝大多数机构的一线老师，对于孩子本身的特性和发展规律并没有足够的研究，这些操作人员只是生搬硬套，不是去思考如何更好地使用自然结果、逻辑后果，去帮助孩子思考学习和自我纠正，而是单纯以惩罚为目的去给一个造成厌恶反应的后果。所以我觉得这是 ABA 值得大家好好思考的一个地方。

何谓 PRT？

PRT 是 ABA 的延展。因为研究人员发现传统 ABA 里面有很多容易"踩坑"的地方，不是 ABA 不好，是操作者在执行过程当中容易走偏。一旦我们在执行过程中对孩子的管理者心态出来了，就容易走偏。而 PRT 就是针对这些容易走偏的地方，对传统 ABA 做了一些调整和延展。

与传统 ABA 相比，PRT 强调的是对孩子的内在强化。它把孩子自己的意愿、兴趣、成就感和乐趣作为了内在强化。举个典型例子，你跟孩子在一起玩，孩子玩得特别开心，这时候你突然停下来不动，创造了一个引发沟通的机会。如果你这时候的目标是想让孩子多运用语言、多提要求，那么你就示范给孩子看，比如你说："跟我一起玩吧。"如果孩子也这么说了，你就立刻跟他一起玩，那这个时候重新开始玩就变成了对孩子的内在强化。

PRT 在中国的实施情况并不完善，虽然大家看过很多关于 PRT 的书，但是真正在过程中去执行 PRT 的机构和老师并不多。这一点我也觉得有一些可惜。我是一个从 PRT 学起的人，的确受益良多。然后我进入到发展流派去学习 RDI，我又发现了发展流派的优势所在。

以 RDI 来说，它的特点是什么？RDI 更多的是一个学科的合作，它有非常多脑科学的内容为基础。我提到过，孩子任何技能的发展都必须遵循儿童发展的规律，RDI 的理论体系就是对标的典型发育儿童的发展状况。

而当我们来观察典型发育儿童的发展路径，我们就会发现，作为父母最有力的工具和武器是什么呢？就是我们能够给予孩子的互动环境，对于孩子的大脑发展的偏差路径进行修复，也就是说我们可以通过为孩子打造适合的互动环境对孩子的大脑发育进行再塑造，这就是 RDI 的底层逻辑——它强调的是生活化的干预，强调给家长赋能。RDI 致力于发展孩子的动态智力，它需要家长一直给予孩子长期的辅助，直到孩子达到一个生活独立的状态。就好像说，RDI 画下了正确的方向和路径，这时候我们的干预就会有的放矢，不会走偏，当然也更加高效。

何谓生物疗法？

生物疗法的发展时间已经非常长了，我们最早了解这个概念，应该是在 20 世纪 80 年代，伯纳德·里姆兰德（Bernard Rimland）博士提出的，用维生素 B_6+ 镁缓解孤独症症状。

关于生物疗法到底是好还是不好，是否有用，我专门咨询过加拿大最顶尖的儿童医院多伦多儿童医院自闭症研究中心的主任，他给我的答案是，这个研究方向是非常好的，它研究的不是给孤独症儿童吃什么药，而是研究孤独症儿童的生物学指标和功能医学的关联。孤独症是发展性障碍，问题出在孩子的大脑，但是问题可不可能出在身体的某些生物因素上？身体的这些问题如果解决了，能不能去辅助大脑的修复？……这是生物疗法的研究方向。但到底结论如何，目前还都是未知数！

有很多报告表明胃肠道问题可能引发孤独症症状，澳大利亚一家研究机构的最新研究报告表明，孤独症儿童的胃肠道问题不是引起孤独症症状的原因，而是孤独症引起了胃肠道问题。所以，正如我前面讲过的，这个领域，还有很多未知数。

我个人的建议是什么呢？一切以孩子的健康为标准。如果你觉得给孩子吃点益生菌、有机食品等健康食物，以及多观察孩子的过敏症状，是对孩子健康有利的，那就没有问题，但千万不要随便尝试一些疗法。曾经有家长问我粪菌移植效果怎么样，我会劝大家谨慎，因为粪菌移植的危险性还是很高的。大家可以看下美国 FDA 在 2019 年发布的一个信息，就是关于粪菌移植的安全性的。当然，现在各个国家也都在进行持续的尝试，包括国内的很多医院。所以，我个人建议对于生物疗法要持续关注、大胆假设、谨慎尝试。

感统 &ALP

感统训练在国内是这样的场景：老师会把孩子带到一个教室里，教室里面有秋千、陀螺、滑坡、障碍物、豆袋、垫子等设施，然后老师带着孩子做各种各样的运动，说在给孩子上感统课，其实变成了运动课。大家一定要把运动和感统训练分开。运动能够帮助我们的孤独症孩子，这是毋庸置疑的！你让孩子去运动，一点儿问题都没有，我非常支持，但是运动并不等同于感统训练！大家去上感统课时，不妨问一下孩子的感统老师，他知不知道什么叫 SPD？能不能解释一下什么叫感统？如果他能够清楚地告诉你孩子具体是哪方面的感觉处理障碍，针对孩子的问题有哪些方法以及为什么给孩子设计这样的感统训练，这样的老师才是具备足够的知识来帮助孩子的。

有的家长可能听说过一种所谓的杏仁核靶向治疗。什么叫杏仁核靶向治疗？杏仁核是什么？杏仁核和海马体包括我们的脊髓连在一起叫边缘系统，边缘系统在孤独症孩子的发展当中是有非常大的作用，对孤独症孩子执行功能也是有很大的作用。孤独症孩子边缘系统受损的情况、如何受损，这些根本就没有标准没有结论的时候，就来个靶向治疗，你当癌症去治啊？大家千万不要相信这种疗法！

有很多朋友会问 ALP（Active Learning Program，主动式学习方案）和 RDI 的区别。ALP 跟 RDI 没什么关系，它是由 RDI 的实习顾问借鉴了 RDI 的方式和方法，自己发展出了 ALP 体系，但后续 RDI 的动态智力发展部分并没有融入其中。不过今天 RDI 能够进入到中国家庭，ALP 是做了很大贡献的，在这里就不赘述了。

如何判断机构好坏？

回到很现实的问题，家长该如何冷静理智地为孩子选择干预机构呢？如何判断一个机构是不是专业的？如何结合机构的建议，为孩子选择恰当的干预课程？

我觉得首先很重要的是，我们家长自己要有一定的知识积累。投资自己是最重要的，因为你是一直陪伴孩子成长、解决孩子成长过程中各种问题的那个人。绝大多数干预机构对孩子提供支持只是到 6 岁，难道我们的孩子 6 岁后就不需要支持了吗？不是的！他们越长大反而需要的支持越多。而谁能在他们的成长过程中不断地给予辅助和支持呢？那就是家长！所以，家长一定要学会先投资自己！我每年在自我学习上花的钱非常多。

其次，你要注意，如果你跟机构的老师交谈时，他告诉你这是帮助你孩子的唯一的方法，请不要相信，因为这个世界上本来就不存在能解决孤独症孩子问题的唯一方法！

关于发展流派的疗法，我还想提醒大家的是：没有经过几十年以上发展历史的发展疗法，不要轻易尝试。原因很简单，研究发展是需要时间和数据积累的。我们的精力有限，请把你的大部分精力都用在研究主流的干预方法上，这样你就有基本的能力去判断一个机构或者一个老师好不好。

讲了这么多的干预方法，我想说的是这些方法本身没有错，我们不是一棒子把这些方法都打趴下了，同时也不是一味否定国内的机构。我们更需要你真的自己去了解，去学习，至少是知道一些关键信息，然后你才可以做出正确的选择和判断。国内的干预机构也并非都很糟糕，还是有很大一批机构是很正规、勤勤恳恳地为孤独症群体服务的！

这三座大山你不翻过去就不要谈脱帽

孤独症是一种发展性障碍，随着孩子年龄的增长，可能会出现更多的问题。在我看来，在孩子未来的道路上，有三座大山需要翻越：第一座大山是应对青春期出现的各种问题；第二座大山是能够独立自主，维持良好的社会关系，能与他人保持沟通；第三座大山是进入并维持亲密关系。孤独症人士要想脱帽，这三座大山就一定要翻过去。我曾经看到一个最新统计数据，显示美国获得大学学历的高功能孤独症人士中只有 5% 能够真正独立自主地生活。可见，要想脱帽并不容易。

为什么随着孩子年龄的增长，问题反而越来越多了呢？这可能和青春期激素水平的变化有关。我碰到过很多孩子在青春期出现大倒退的现象。有一位妈妈跟我聊过她儿子的事情，她儿子当时正处于青春期，有一天突然在学校公开场所脱裤子，而他却不自知。还有一个孩子，读初中的时候还是班里的数学尖子，但到了 18 岁的时候只能待在家里，语言能力完全倒退。还有的孩子会在青春期出现很严重的情绪问题，尤其是当别人对他们提出反对意见或者指出他们的问题时，他们就会情绪大爆发。但是，我确实也碰到过一些在青春期各方面表现都不错的孩子，这部分孩子之所以有这样的进步一定是前期干预积累的结果。

所以，家长一定不能从是否完成学业这个标准，判断孩子是否脱帽了。孩子能上学，智商不错，绝不代表就可以脱帽了。

作为家长，希望孩子能脱帽、像正常孩子一样，那么正常孩子是什么样的你知道吗？希望孩子走上一条典型发育的道路，那么典型的发育道路是什么样的你知道吗？有些家长会觉得孩子不听话，一定要把他的不良行为消除掉，可是如果这个行为是他发育过程中本来就会出现的呢？比如孩子在规则敏感期会很执拗，在自我意识萌发的时候会不管不顾地凡事要求自己做，很多时候都会做出让家长很抓狂的"问题行为"，那这时候要去压制孩子吗？

如果这些问题引起了你的思考，那么请你一定要去学习一下儿童发展规律相关的知识，我们才能清楚地看到前进和努力的方向。

为什么要选 RDI ？

我为什么会推崇 RDI ？ ABA、PRT 我都学了很多，不是说没有用，而是走到一个阶段，我突然发现我走不下去了，为什么呢？因为我发现我进入了一个非常糟糕的境地——孩子生活的方方面面都必须我手把手地来教，然而这个世界如此纷繁杂乱，孩子成长光靠我来教是教不完的。

举个简单的例子给大家。比如，我跟儿子逛商场时上厕所的问题，孩子要进男厕所，而我要进女厕所。当孩子进到厕所的那个瞬间我脑子里其实在想一件事情，就是我教会了他上厕所的所有步骤，他所有的步骤可以很精准地去完成，但是这绝对不等于我可以放心地让他自己进入厕所，这里面有太多的不确定性和未知性，是我没有办法一一去解决的，我也教不会。再有，我们和孩子在一起的感觉和情感联结，可以用量表来衡量吗？不可以。孩子的自我意识成长有量表参照吗？没有。孩子的内在动力有量表参照吗？也没有。

还有一种情况是，当孩子遇到一些困境不知道该怎么办的时候，他们会看向爸爸妈妈，看爸爸妈妈是怎么做的（社会性参照）。问题是，这个世界上有太多问题没有一个对错的答案，我没有办法告诉孩子哪些行为是对的、哪些行

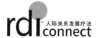

为是错的。举个简单的例子,我问孩子你今天开心吗?这问题有固定答案吗?答案有对错吗?没有。所以我进入了一个我走不下去的状态,然后我找答案的时候,就接触到了RDI。

在把RDI用到我的孩子身上一段时间之后,发生了一件事情让我确信我的选择没有错。那是我带孩子参加一个制作小火山的活动,我们需要把苏打粉和白醋混合在一起,发生化学反应后会砰地发出像小火山爆发的声音。我孩子很喜欢这个活动,活动中我问道:"宝贝,我们需要哪些东西啊?"

当然我会期待孩子回答:"我们需要白醋、杯子……"当孩子答对时,我就会表扬他:"答对了,你很棒!我们开始玩游戏吧。"然而突然有一天,我们再去做这个活动,我问孩子同样的问题,他看着我说:"妈妈,你需要我呀!"你知道那个瞬间我有多么激动吗?这就是我要的答案,那些标准答案我不在乎了,我要的是我的孩子他自己的成长、他的想法、他给我的所有的这些惊喜——这些我觉得才是最珍贵的东西。所以,我由衷地希望能把RDI这个干预方法引进到国内来,介绍给广大家长朋友,因为它能帮助我们的孩子发展出未来真正能够独立生活的能力!

一定要给孩子做"拼盘"

大家一定要知道孩子的障碍是多方面的,他每个技能的缺失都有对应的疗法,所以给孩子制订干预计划就像搭建拼盘一样。给大家一个思路:一定是将诊断作为出发点。诊断非常重要,是你选择各种疗法的出发点。孩子确诊之后,你需要寻找各方面的专家,比如言语治疗师、特教老师、儿童心理医生等,确定每个专业人士能给孩子提供的支持,为孩子搭建干预拼盘。

我们通过特定的方法帮助孩子发展技能,目标是改变他们的发展路径。那么,干预的场景是什么呢?在北美,一般机构都会派团队到孤独症儿童真实生活的场景中提供支持,所以孩子的干预场景通常是家庭、户外、社区、学校。在国内,孩子的干预场景还多了一个——机构。孩子的发展是动态的,所以在孩子接受干预的过程中,我们要注意每隔一段时间就做一个评估,评估孩子的能力水平、独特优势、当前的挑战是什么……根据评估情况,调整他下一步的干预计划。

当我们选择干预方法的时候应该怎么做呢？那就是一定要制订多学科交互的个性化干预计划。多学科交叉很重要，如果有人跟你说只要用他的方法就行，其他不用管，一定不要相信。个性化也很重要，每个孩子都不一样，都有独特性，要根据每个孩子自己的发展特点制订干预计划，这样才能取得长远的效果。

我一再强调给孩子的干预就像是拼一个大拼盘，孩子的干预环境一定不能只限于机构，因为机构只能陪孩子一段时间，必须将干预融入孩子的家庭、学校、社区等各种环境。目前，在国内我看到一些非常好的现象，有一些很好的机构在尝试把服务延展到线下，延展到家庭。这个趋势我们家长一定要去推动它。另外，我还是强调干预人员一定要经过系统培训，要有资质和经验。我在一些二、三线城市看到一些机构里面的老师居然是曾经的家政人员，我绝对不是说家政人员不好，但是家政人员来做孤独症干预确实有些荒唐，毕竟这是一个非常专业的领域！孩子的父母或照料者、其他家庭成员都应该接受干预方法的培训，尽可能多地参与孩子的日常干预，一起努力，确保实现最终干预目标——提高孩子的生活质量。同时，还要确保孩子的干预效果是可以应用于各种延展性场景的，包括结构化环境和更自然的环境。

拼盘的概念也包含着我们家长的意识。一定不要抱有"只有××才能救孩子"的观点，不管是行为流派、发展流派，还是生物疗法等，都是处在不断探索前进的过程中。

更何况，我们对人类行为的研究，对人类思维的研究，是不是已经到了完整和完美的程度了呢？远远不是。未知的部分远远大于已知。所以，我们凭什么认为，我们的那点已知，就可以拿来作为逆转孤独症这个极端复杂的残障的唯一"点金石"呢？我们应该保持敬畏和开放的态度，持续学习，不断完善给孩子的干预拼盘，这才是我们家长的出路。

一定要了解共患病

RDI 是辅助孩子、支持孩子发展的干预方法。RDI 能帮助我们更好地解读

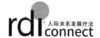

孩子发出的信号，给孩子呈现一个更加高效的互动环境。所以，我们离不开理解孩子的共患病这个话题。孤独症儿童确实有非常多的共患病伴随。

很多家长面对孩子的共患病问题会感觉很痛苦，像过不去的坎一样。我曾经听到一件让我印象深刻的事情：有一个孤独症孩子，因为从图书馆借的一本书找不到了（这在普通人看来是很小的事情），出现各种情绪问题，折磨了整个家庭差不多有半年的时间。孩子的妈妈想尽了办法也没解决孩子的这个问题，只好去咨询医生。原来这个孩子是有严重的 PDA（Pathological Demand Avoidance，病理性需求回避）和强迫症，是孤独症的共患病。因为对孩子的这些问题有了正确的认识，他的妈妈也就不再纠结之前发生的事情了。后来这个孩子在 RDI 的帮助下发展很不错，他的妈妈，一位神经学博士，后来也成为了一名 RDI 顾问。这个孩子成年后跟他的妈妈提起当年图书馆借书的事情。他说："妈妈，现在我告诉你我当时是什么感觉。妈妈你肯定记得之前外婆给我织了一件毛衣，但是我的皮肤对它极其敏感，穿了两天身上就起了很大一片疹子，导致我还住院好几天。你知道吗？那本书没有还，给我的感觉就像我一直在穿着那件毛衣，无法脱掉！"

你看，如果我们不理解孤独症孩子的共患病问题，谁能想到图书馆还书这件小事会给他带来这么大的伤害呢？我们又怎么可能给孩子一个合适的、安全的、被理解的互动环境呢？所以，我们一定要理解孩子的共患病，多解读他们的反应和想法。

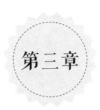

第三章

只有把孩子变成"机器"才行?

安坐、应名和听指令的背后是什么?

到了机构之后,机构老师就会告诉家长,孩子最重要的三个基础能力是安坐、应名、听指令。家长一听,觉得很有道理,因为有了这些能力后,孩子具有可控性,服从性也高,进入学习状态会更容易,家长也更有安全感。于是家长就拼命训练孩子这三方面的能力,仿佛这三个能力搞定了,孩子从此走上一条康庄大道。然而我想说的是,我们不能一味地只死板地训练孩子这些能力,这不利于孩子整体的干预,还会浪费很多时间。

家长必须真正了解这三个能力为什么重要,如何把它们镶嵌在孩子的发展过程当中,以及如果在训练孩子过程中操作不当会带来什么样的问题。

家长为什么会听从某些机构的建议,一味地让孩子接受高强度的训练、让孩子学会听指令呢?因为家长觉得孩子听指令了才能坐下来好好学习。然而,到底什么是学习呢?不管是儿童发展心理学还是教育学,对学习的定义,都没有涉及服从性这一说。孩子在他一生的学习生涯中,最重要的是具备学徒能力,来帮助他能够独立自主。孩子向他的导师(父母、老师等)学习,将他观察到的内化、整理,伴随大脑结构的改变,最终形成自己的能力,完成从学徒到大师的学习过程,这个过程我们才叫学习。孩子如果只是像机器一样听指令,那不叫学习。

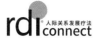

另外，通过高强度的训练，孩子就一定会听指令了吗？我遇到太多家长跟我说孩子怎么训练都无法安坐、应名、听指令。很多训练并没有遵循孩子的发展规律去做，训练者也不明白听指令的背后涉及孩子哪方面的能力，最终只能离干预目标越来越远。

在教育史上有一个我认为迄今为止最疯狂的人，叫约翰·华生。他曾经说过这样一句话："你给我一个孩子，你想让他变成什么样，我就能让他变成什么样。"他用的什么方法呢？那就是高强度的行为训练，他还提出了"条件反射"的概念。他认为婴儿的行为可以通过训练和学习来形成，而非天生的。当时华生将一个 9 个月大的婴儿小阿尔伯特作为了实验对象，也就是在心理学界广为人知的"小阿尔伯特实验"。实验中，华生和其他实验人员通过外在环境和各种刺激，想要塑造小阿尔伯特的行为——对大白鼠产生恐惧。通过高强度的训练，短短一周时间，小阿尔伯特就从对大白鼠没有恐惧到产生了恐惧。后来华生的这项实验被认为是突破人伦和道德的底线的。而小阿尔伯特于 6 岁时，因为脑积水去世了。

回到孤独症儿童的干预上，可能很多家长都知道一些机构会推荐孩子每周要进行多少小时的干预训练。这种高强度的桌面训练，是正确的吗？这里不得不提一下 ABA 干预方法应用于孤独症干预领域的开创者伊瓦尔·洛瓦斯在 20 世纪 60 年代和 80 年代分别做过的两个针对孤独症孩子干预的实验。而先后两个实验的结论，很多机构或者早教中心，只是提到了第二个，为什么呢？因为在前面的实验中，洛瓦斯博士做了非常多的尝试，甚至包括比较极端地使用痛感电击作为行为矫正的手段。但是，他发现通过在实验室进行行为干预习得了能力的孤独症儿童，在回归正常生活后，习得的技能却又逐渐退化了。于是洛瓦斯博士时隔几年又做了第二次实验，去除了包括电击在内的厌恶程序，更加强调了学校融合和社会互动的部分，结果实验基本上是很成功的，也就是说孤独症儿童习得的技能在实际生活中得到了很好的泛化。后来洛瓦斯博士总结了第二次实验成功的原因，即他在实验中做的修改，那就是：去除厌恶程序，把干预环境从实验室场景变成了更家庭化和更融合的场景，并且加强了家长的参与度。但是，我们其实很痛心地看到，不仅厌恶程序还在很多 ABA 机构被使用，场景的多元化也没有得到足够的重视，很多家长还觉得 ABA 就是桌面训练，这些问题需要我们通过不断的学习和沟通去改变。

讲到这里，我要特别提到，RDI 一直遵从的是什么呢？就是家长要成为孩子的引导者，修复孩子的学徒能力。家长要成为合格的引导者，首先要自己先变成一个学徒，不断学习，让自己从一个对孤独症了解甚少的"小白"变成精通如何引导孩子的"大师"。

孩子理想的训练效果是什么呢？那就是在没有人强制要求他时，他也能表现出之前习得的技能。就拿训练安坐的能力为例。孩子在干预室这样封闭的环境中且有干预师在的情况下可以安坐，在离开了干预室回到家里这样的日常环境也能安坐，这才是理想的训练效果。

同时，在干预过程中，也要给孩子适度的压力。轻微的压力带来的是成长，过度的压力带来的是伤害，长期过度的压力带来的是大脑不可逆的损伤！轻微的压力，就是孩子处在最近发展区时轻推孩子一把，孩子通过努力就能完成事情，这样给予的压力就是轻微的压力。比如，你想让孩子安坐，你可以对他说："宝贝，我们来这里坐好，一起看电影好吗？"如果孩子配合，那说明这件事对孩子来说是轻微的压力，会给他带来成长。如果孩子必须是老师强制才能安坐，说明安坐这项能力不在他的最近发展区里，如果强制他去做，会给他带来很大的压力，这对孩子的成长是不利的。

我一直建议我们的家长要养育大于干预，任何孩子都不要依靠单一的干预方法，要根据孩子的个体需求，制订一个全面的干预拼盘。

低功能的孩子更适合发展疗法

很多家长跟我说，他们觉得 RDI 对高功能孩子很有用，因为那些孩子其他方面都挺好，就是社会性差或者心智弱，而这些方面正是 RDI 体现优势的地方。

其实我个人觉得低功能的孩子，更加需要发展疗法。低功能的孩子，与他人互动能力很差，互动训练难度大，并且由于语言上的落后，无法有效地表达自己的情绪，这时候如果接受以行为表现为导向的教学，往往会进入越教越封闭的状态，家长也会很崩溃。而且低功能的孩子认知相对落后，理解他人传授

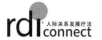

的二手经验和抽象概念非常困难，学习会进一步受阻。

而发展疗法是针对孩子在发展中缺失的元能力开始进行修复，修复的是孩子的底层能力，强调在生活场景下去塑造体验，让孩子积累一手经验，从自身的感受中去提炼知识，让孩子的学习有根基，也更有动力，并形成良性发展的趋势。

一定要搭建仿真小环境

孤独症孩子一般都有注意力不好、经常走神的问题。什么叫注意力不好？比如他没有办法把他的思维集中在应该注意到的地方。我们的孩子其实是缺乏选择重要信息，聚焦中心信息的能力的。那该怎么办呢？就是给孩子搭建仿真小环境——在孩子当前能力的基础之上，为他搭建最适合他能力发展的环境。家长应该为孩子提供适合他当前能力的仿真小环境，然后随着孩子能力的增长去向真实环境一步步进发。

我特别喜欢我们RDI课程的王宁老师打的一个比喻。她说，孩子就像一颗弱小的小树苗。我们不能在小树苗还不能经风雨的时候，就直接把它丢到大森林里去，而是要给它一个暖房，这个暖房是最适合它成长的。当它成长到力量已经足够抵御外面的风雨的时候，你再把它转移到外面的广阔天地去。

何谓自我意识？

在陪伴孩子成长的道路上，我们给孩子提供一个支持性的环境去支持他的自主发展，帮助孩子形成自我意识，这才是最重要的。这背后指向的是我们真正要修复的孩子的能力——作为人类学徒的能力，即能作为家长、老师的学徒，通过不断习得，去构建自己在当前社会中生存发展所必需的技能的元能力。具备学徒能力是儿童发展当中非常重要的能力，是孩子成长必需的。如果孩子不具备学徒能力，即使你把他绑在教室的椅子上让他认真听讲，对他真正的发展也是没有意义的。就算他会拼音、会算数、可以答题，所有的静态知识他都会，他仍然不会与他人互动。

028

我遇到过一个孤独症孩子，他在学校里学习能跟的上，但是下课不跟其他同学玩，只是坐在自己的座位上看书、折纸。他没有办法跟别人互动，即使是别人邀请他，他也做不到。他在学校情绪比较稳定，但根本不理解学校这个社交场合是怎么回事，也没有办法处理在学校遇到的各种各样的事情（动态变化）。这样的孩子，尽管会听指令，但是你想他会有好奇心吗？会喜欢探索吗？能与他人分享事物吗？

孩子学习安坐、应名、听指令，都必须镶嵌在他的自我意识当中。孩子要懂得学会应名的意义——代表着后续会与他人有一个互动，代表着他的互动对象有情绪和信息想要跟他去传达。安坐，需要孩子有自主的身体控制能力。安坐最大的意义是什么？那就是在孩子与他人建立共享式关注方面有很大的作用。我在看什么，我要确保你也在看着，我们在共同关注同一样东西，这是安坐真正的意义！同样，没有社会性参照，孩子也不可能完成安坐。听指令的重点也是共享式关注，让孩子明白他和你关注的重点是一样的。你让孩子去做一件事情，而这件事情对孩子来说是有意义的，对孩子的自我认定、能力成长都是有帮助的。听指令不是单纯地训练孩子听指令，而是要让孩子因为与下指令的人有情感联结，愿意为他做事情。

所以，孩子能力的发展，一定是镶嵌在他的发展过程中的。父母首先要在家庭环境里把孩子的能力建立起来，而不是在教室里。曾经有个妈妈跟我说："老师，我知道我不应该给孩子太多指令，但是他出门就是不跟别人打招呼呀，太尴尬了。如果我在旁边提醒他一句，告诉他该说什么、该如何跟别人问好，他也照做了，你看这不是也搞定了吗？"我告诉这位妈妈，这并不是孩子内在能力的发展，他的表现只是对家长指令的应激反应。

不怕基础差，就怕还在弯路绕

孩子不愿意上幼儿园，家长怎么做比较好？我们首先应当了解孩子为什么不愿意上幼儿园，是因为他的能力和环境不匹配吗？是有人欺负他吗？是老师对他不好吗？真正的原因可能就是他的能力与环境是不匹配的。那么，我们就要看不匹配的地方在哪里？怎样把他这个能力补上去？如果补不上去你一定要

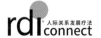

他去幼儿园，就会出现副作用，孩子的情绪会不断积压然后在别的地方爆发出来。

我碰见非常多的孩子，已经对于人际互动和融合环境积累了很多的负面记忆，你把他们先从这种危机状态当中恢复是最难的。所以，我们最怕的不是孩子基础能力差，最怕的是孩子已经走了很多弯路。

我们无论做什么抉择，一定不能以牺牲孩子的心理健康和情绪稳定为代价，不能以牺牲孩子对于人际互动的需求和正面体验为代价，否则就得不偿失了。

还是说到孩子不愿意上幼儿园或上学的例子。孩子上幼儿园有压力，比如害怕周一升国旗，这可能需要家长更细致的观察。如果孩子只是害怕周一升国旗，那我们就先暂时周一不让他参加升国旗仪式，然后找出他有这种压力的真正原因，慢慢帮孩子恢复"免疫力"，帮他逐渐适应升国旗。

我们大家要明白孩子的很多问题是由于其能力和环境不匹配造成的。现在学校的环境信息变化太多，孩子就很容易焦虑。孤独症孩子本身需要的是一个安静的一对一的支持，需要环境中没有很大的干扰因素。况且他们中有很多有感官信息处理障碍的问题，这样的孩子甚至对环境中的声光电的设备都有一定的要求。为孩子搭建一个适合他当前发展特点的仿真环境，是对孩子最有益的。

然而，我们常常没有那么多的选择，很多情况下只能把孩子送进普通教育体系，那么就需要家长为孩子搭建一个相对来说受保护的小环境。比方说家长陪读也好，请陪读老师也好；或者我们为孩子选择一个学业压力没有那么大的学校，班里的人数稍微少一点，老师给的支持会更多一点。

为特殊需求的孩子提供支持的试点学校，我知道南京是每个区都有一所。这种学校中的老师都是经过相关培训的，并且学校的每一个楼层里面都有一个叫资源教室的地方，可以给这些孩子提供一些专门的学习上的支持。

另外，我们每一位孤独症儿童的家长都需要了解孩子身上可能出现哪些共患病。如果我们针对孩子的干预方法、养育方式不当的话，反而会激发他的共患病。如果你的干预方法是高强度的指令，不断施压，包括你在日常的生活当中、养育过程当中没有给到一个相应的支持、相应的缓冲、相应的合适方式应对的话，孩子本来没有共患病也可能会被激发出来。

那么，我们应该做的是什么？一方面提升孩子的"免疫力"，就是他的自我掌控能力和他的耐受力，给他足够的缓冲空间。另一方面是不能让我们的环境压力太大去触发孩子的共患病。孩子很多不好的表现，都是他的能力和当前支持环境不匹配所产生的后果。

孤独症孩子的核心缺陷是什么？

孤独症孩子的核心缺陷到底是什么？应该是动态智能的缺失！

孩子真实的生活环境，就是在动态变化的，充满了不确定性。拥有动态智能的孩子，可以自己评估周围环境，整合周围信息，结合自己的需求做出自我决策。孤独症儿童的核心缺陷是动态智能的缺失。他们不是学不会静态知识，而是缺乏面对这个充满动态和不确定性的世界的能力。一个孤独症孩子，可以在小学低年级阶段学会十以内或百以内的加减法、能够认识一些字。但到了三年级时，学习的内容更偏动态，比如数学要学习应用题了，比如语文要考虑文章的中心思想了，这时候动态智能不足就凸显出来，导致孩子对静态知识也学不会了，于是他的压力急剧上升、出现情绪大爆发，然后就会有焦虑、抽动等各种情况。

可想而知，这样的核心障碍是通过听指令能够改善的吗？当然不能！反而如果你给予孩子过度指令，会阻碍他动态智能的发展。于是有家长问我："那就不给孩子指令了吗？"当然不是，我们要发展的是孩子的学徒能力。什么叫学徒能力？我们当然可以给指令，但是我们给的指令不是给孩子一个静态的对错标准，而是在孩子自主探索的过程中，给予安全性的保证和方向的引导。我有我的内心需求，我有我的主观需求，我有我的内在动力，我想成为一个大师，在这个过程当中，我不断吸取我需要的能量，转化成我自己可以使用的东西，同时不断地实践去提升我的能力，这才是学徒该做的。这就需要我们家长首先了解孩子当前的能力，然后站在孩子身前一步去引导。

我们举个例子：你想要教孩子游泳，你要先判断孩子当前的能力是怎样的，他可能只能站在一个水刚没过膝盖的位置，那么你就要站在孩子身前一

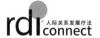

步，站得比他稍微深一点，然后给孩子一些支持。你要把手伸给他，同样你可以发出指令，但是你这个指令的目的不是让孩子去做到你想让他做到的事情，而是你给他一个合适的支持，让他明白下一步在哪里，剩下的是他自己决定要不要伸出手来握住你的手往前迈出这一步。如果孩子没有做到，那么你就再靠近孩子一点，直到孩子愿意自己伸出手接受你的帮助向前迈一步。

　　我们是孩子的导师，是孩子的引导者和支持者。我们可以给孩子一个框架、一些限制，但这些框架和限制的目的都是不断帮助孩子一点一点往前走，使他时刻体会到胜任感和成就感，在这个过程中将所学的东西内化。唯有这样的一条路走下去，我们才能期盼他有独立自主的那一天。

第四章

我的孩子过了黄金期就没救了？

不要纠结所谓的黄金期

孤独症孩子开始干预的年龄越小效果肯定是越好，但是我们要知道大脑终身可塑！所以，不要纠结所谓的黄金期。我一直很不赞成所谓的几岁是孩子发育的黄金期这样的说法，即使是典型发育的孩子，每个人的发育也不一样，像孤独症孩子这样非典型发育的孩子更别说有什么黄金期了。孩子从婴幼儿逐渐成长起来，大脑结构是从简单到逐渐复杂，大脑是在不断变化和发育的。

现在大家普遍得出的结论是基因在孤独症发病中有重要作用。基因很大程度上会决定我们的大脑如何发展。生长的环境也会影响孩子的大脑。在原始丛林里面长大的孩子和在大城市长大的孩子大脑结构的发展肯定是不一样。同时，饮食、运动等因素都会影响孩子大脑的发展。我们在平时生活中，要想办法为孩子打造适合他们发展的仿真小环境。

大脑的复杂程度远超我们现在所有的认知，大脑不同的部位负责不同的功能。以大脑对信息的处理速度为例，大脑的信息处理速度一直到18岁之前都是在持续不断进步发展的。大脑对于书面语言和口语的处理能力直到六七十岁还在继续发展。人的视觉记忆能力在35岁之前一直都是发展的。大脑的各个功能区块有自己的发展规律，跟执行功能相关的大脑边缘系统也是发展到25岁才基本发育完善。

对于孩子，真正的教学过程是你把信息传达给孩子之后，孩子在自己的大脑里加工处理，他把接收过来的知识融入到自己的认知体系当中，经过消化、吸收，经过不断的练习和在不同场景下的尝试后内化为自己的东西，这是极为重要的！

孩子听指令做了你让他做的事情，这只说明他拥有听指令的能力，但听指令的能力绝对不等同于学习能力。学习能力是接收到了这个信息，他可以融入到自己的知识体系当中去并且向你不断地提问题。他把学到的内容在不同的场景下进行关联，把这种短时记忆、长时记忆、感受记忆联系在一起，储存在自己的海马体里，这叫学会了。

家长千万不要因为所谓的黄金期而拼命地给孩子施加压力。孩子在高压状态下，缺乏安全感，觉得自己不被理解，就不会用正确的思维去思考和做事情了。

很多机构都会告诉家长别让孩子错过干预黄金期，否则就来不及了，我认为这完全是在贩卖焦虑。

一定要关注"窗口期"

这里我想为大家强调一个重要概念——"窗口期"。我们需要关注的是孩子的窗口期。要理解什么是窗口期，家长需要明白这个概念涉及的到底是什么。我们知道，孤独症儿童的学徒能力是缺失的。他们常缺乏内在的动力，获得的能力常不能泛化到不同场景中。这就需要我们家长为他们不断创设仿真小环境，一直给予支持，帮助孩子完成从量变到质变的进步过程。

在这个量变到质变的过程当中，家长最应该关注的是给到孩子什么样的支持。这个时候我们一定要确保给予的外界环境是支持性的，而不是打击性的。比方说我们的孩子在攀爬，他爬到最后一个点了，这个点可能稍微高一点，当孩子伸出手准备去够上面的栏杆把自己拉上去的瞬间，请问你在旁边是说"宝贝，你真棒！"还是说"危险！你给我下来！"

家长经常会关注孩子在某段时间状态好不好。比方说，家长发现孩子最近好像灵活了很多，突然开窍了，这其实是孩子之前一点点进步的积累导致的；

或者发现孩子最近总是不听话；或者孩子对某一项事物特别关注，想要去探索，这些都说明孩子处于窗口期。这个时候，家长要给予孩子的是全方位的支持而不是打压。

另外，我还想谈谈孩子自我意识的发展。当孩子处于自我意识飞速发展的时期，有时候会表现为尝试控制身边的人和物。就拿我的大儿子为例，有一段时间他总是会说："小狗你不要睡在这个沙发上，你要睡在那个沙发上。弟弟你不要出去玩你要……，妈妈要……"还有的孩子，之前家长跟他做桌面练习时很听话，可忽然变得不听家长指令、反抗桌面练习了。这些其实都是孩子自我意识发展的萌芽。如果我们没有敏感地捕捉到，就会影响孩子的进步。

还有一些表现，也提示孩子可能进入了窗口期。例如，当你发现孩子语言大量增加时或者他很想组织语言但是会有前言不搭后语的现象时。我的小儿子曾经上过乐高兴趣班，每节课结束后老师都会为孩子们录一个视频，讲解今天做了什么。我的小儿子一开始总是落后于其他小朋友，能说的语言很少，内容也很简单。可是有一天，我发现他在讲解的时候，试图组合不同的词语，而且总是卡住，然后就只能不断重复开头的几个字，像复读机一样，让人听上去很难受。当时我就发现，这其实是他正在进行思考，或者说，他在从完形语言向逻辑语言过渡。于是我给了他充分的等待，从来不会打断他或者催促他，等他过了这个坎之后，他的语言丰富度一下就上了一个台阶。

干预窗口期我还想补充另外一点就是，当孩子处于窗口期的时候，可能出现情绪问题。所以，这个时候家长尤其要注意不要给孩子太多压力，尽量为他创设轻松一些的环境。

如何捕捉和抓住窗口期？

对于家长，怎么样才能够去觉察和抓住孩子的窗口期呢？其实最重要的是家长要有敏锐的观察力，观察和明白孩子行为背后的原因。我们一直在讲最好的亲子互动是发接球一样的互动，是你和孩子维持沟通之"球"在空中不落下来。孩子处于窗口期时，相当于孩子在发"球"，我们要能把这个"球"接住，要像雷达一样敏锐地观察孩子呈现出来的状态。

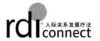

作为家长，我们一定不能把所有的眼光都放在孩子身上。无论是教育也好，干预也好，除了看向孩子，一定要看向自己。我相信有很多家长会发现，随着孩子的进步和长大，自己变得越来越焦虑了。为什么呢？请想一想，从孩子确诊那一刻开始，我们自己成长了多少，我们的认识有没有逐渐提高。家长会焦虑，觉得越来越难，一方面是把孩子跟同龄孩子比较，发现差距越来越大，导致内心的失衡；另一方面，就是目标感太强，总想把孩子塑造成自己想要的样子。孩子2岁的时候你可以压制他让他安坐；3岁的时候你可以给他一颗糖让他做很多事情；4岁的时候你可以跟他说"妈妈好喜欢你，宝贝你好棒啊！"……以这样的方式来让他做很多的事情；七八岁之后你发现做不到了，你觉得自己对于孩子的控制能力越来越弱，而你的焦虑可能会越来越多。所以，家长一定要向内看孩子的发展特点，而不是一味地管理，要给孩子正确的支持。这个我觉得非常重要。

一直在路上，一直有希望

你可能会看到，在孤独症这个圈子里，大龄孩子的家长很少发声，我们很少看到大龄孩子发展情况的信息。这里面有很多原因，但有一个很重要的原因，就是孩子从接受干预到学龄阶段，情况仍然不是很好，很多家长可能会选择得过且过了。

我们对孩子一定要有信心，对大龄孩子的干预也不能放弃。因为在孩子整个成长过程中，我们要恢复的是父母和孩子之间的联结，是健康和正确的亲子关系。孩子和父母之间良好的联结状态，能支撑我们长久地把这场马拉松跑下去，才能给孩子一个更加长远的支持。

我们家孩子给我带来了非常多的快乐。他们经常会出一些状况，但是我理解他们，因为这是他们身上的特质。但如果某一天我觉得特别累，我也会选择"放养"，等我心情状态好了，再打起精神来跟他们往前走。我始终坚定的一个原则是我们要生活，我不能以牺牲任何一个人或者牺牲生活质量为代价。只有这样，我们才能给孩子提供最优的互动环境。

第五章

我的孩子是孤独症，他会好吗？

《深夜妈妈谈》的创办初衷

我们的直播叫《深夜妈妈谈》。我们希望通过这样的直播，给大家一些建议、一些帮助，也分享我们作为孤独症家长的心得，让这个群体能感到温暖。我第一次做直播的时候，当时有一个妈妈是我们的老朋友，她说过一句话："我们这样的家庭，就好像生活在地下的鼹鼠。从孩子确诊的那一天开始，我们仿佛把生活从地上转移到了地下，我们完全跟之前阳光下的生活隔离了。地面上阳光下的家长永远不知道我们的生活方式，而我们可以扒开泥土向上去看阳光下的他们是如何生活的。"当时听完后，我心里真的很难过，我觉得她说得太贴近现实了。所以，我们一定要明白，我们这个团体是要互相抱团、互相取暖的，我希望大家离开直播间的时候，不仅学到了知识，还感觉找到了组织——原来妈妈们可以这样生活，孩子们可以那样生活，这是我们做《深夜妈妈谈》的初衷！

用大龄案例来解读"一日孤独症，终身孤独症"

提到"一日孤独症，终身孤独症"这句话，有些人可能会愤怒、会觉得很灰心，或者觉得我是在贩卖焦虑。但我个人对这个说法还是坚持的。因为孤独症孩子的发展障碍是现实存在的，随着孩子的成长，这种障碍会不断积累，当然也有可能改善，但是孤独症的特质可能终身都会陪伴他。帮助孩子拥有一个独立自主、有价值的人生，才是值得我们去探讨的！

为什么关于孤独症共患病的研究这两年越来越多了？因为大龄孤独症孩子越来越多，能够为自己发声的也越来越多，我们得以更多地了解他们面临的障碍，去体会他们的生活，去看看他们的世界是什么样的。

我曾经跟一些大龄孤独症孩子沟通，问他们问题，他们的回应让我越来越清楚地意识到孤独症是神经系统多样性的一部分，他们不是残次品，而是一群有不同特质的人。

这些孩子会让你看到希望不是只有一个样子，未来也不是只有一种颜色。在我眼里，他们都是非常优秀的人！

我曾经分享过一件让我非常感动的事情。我家老二有一次参加一个社交技巧的培训项目，内容设置很有意思，是大孩子带着小孩子到处去玩。这个项目里所有的工作人员，包括行政人员和带小孩子出去玩的大孩子们，都是孤独症人士。

那天我带着我家老二去到活动地点，是一个激光闯关的游戏室。大家可以想象一下，那里环境非常嘈杂，人也很多。我家老二是个有多重诊断的孩子，不仅有孤独症，还有多动症和感官信息处理障碍，他一进去就开始呈现各种信息过载的表现，来回跳，并且抖手抖脚。

这时候，迎面走来了两个大孩子，其中一个看看我家老二，又看看我。然后指着老二问我："他是孤独症？多动症？"

我笑笑说："是的啊。"

然后这个大男孩露出了很得意的笑容，拍着自己的胸脯对我说："我就知道，因为我和他是一样的。我也是孤独症和多动症。"

他又指着旁边的另一个大男孩说："喏，他也是。"

两个大男孩一边说着，一边走过来拉老二。老二这时候也不再蹦蹦跳跳，直接握住两个哥哥的手，三个人就这么牵着手走进游戏室玩去了。老二还没忘记回头冲我说了句："妈妈一会儿见。"

我在那一刻热泪盈眶。这是我见到孤独症孩子最好的状态——了解自己，做自己，并为自己骄傲。

所以，终身孤独症绝对不意味着我们的孩子是"残次品"，我们的干预也绝不意味着要将孤独症从他身上"剥离"，而是支持我们的孩子即便带着这些特质，也依然找到自己的价值，拥有自己的人生。

我们的最终目标是什么？

我们这一章的主题是"我的孩子是孤独症，他会好吗？"那么我想问，我们心目中的好到底指什么？到什么样的程度呢？是能上幼儿园或者能上普通小学不用陪读，或者能和其他小朋友一起玩？坦率地讲，当我的孩子确诊后，我第一次跟医生聊时，我的希望也是这么简单啊！

希望孩子未来能够上学、有一份简单的工作、有几个朋友，我难道错了吗？我要求不高啊！我特别喜欢王宁老师的一段话，她说："我们的孩子最终目标是要能潜伏下来，带着特质过普通人的生活，能够正常上学、独立生活，有一份安身立命的工作，隐藏在普通人里面就行。"其实普通人的生活并不容易，度过青春期、获得工作、维持亲密关系、在社会上独立生活……这些一点都不容易，对于孤独症孩子来说更是很大的挑战，就像是外星人要找到能够在这个地球上生活下去的规则和方式一样。

两件值得关注的事情

【一个与学校奖惩机制抗争成功的案例】

美国有一个联盟，是由很多在学校体系当中专门为问题儿童工作的作业治疗师、言语治疗师以及一线教育工作者发起的联盟。

主流学校的教育体系一定是主要针对典型发育孩子的，一切都以维持学校正常运行为准，所以对于特殊儿童出现的问题行为，多是采取约束和压制。例如，如果孩子有不好的行为，有可能让孩子从班级离开；或者如果孩子表现好，就给孩子代币，一天存满了 3 个代币孩子就可以得到奖励如玩 ipad，没有存到 3 个代币就会受到惩罚。他们采取这种方式听起来很有道理，是不是？

但是，这个联盟的成员提出，学校的这种方式是完全错误的！教育的目的是帮助孩子的自我控制能力得到发展，而学校这样的约束和压制不能让孩子自我管理的能力得到发展。事实也证明，被约束和压制的特殊儿童并没有在学校越来越表现出好行为，反而他们跟学校、老师之间的安全感和连接性被完全地破坏掉了。

有些孩子可能一开始的时候只是表现出一个小的问题行为，但是压制之后会变成一个巨大的问题行为，然后孩子的整个自我管理系统、内在需求系统和心理状态完全崩溃！后来，这个联盟向美国的最高法院提出诉讼，要求美国各个州的教育部把这套约束和压制的体系从整个学校系统里面完全剥离。目前，美国马里兰州已经把这套体系从学校系统里完全剥离掉了，那里的学校的教育工作者认同孤独症儿童的表现是神经多样性的体现。

这是最近在美国整个教育体系发生得非常大的一件事情，我其实很感动。他们走了一条更加艰辛但对我们的孩子来说完全有效的道路，也勇于站出来跟整个教育体系的问题做斗争。

【Stop shock——停止电击】

大家可能听说过电击疗法。你相信现在这个年代还有机构对孤独症孩子用这种方法纠正他们的行为吗？是的，真有这样的机构，这个机构叫 JRC，臭名昭著，从 20 世纪 60 年代开始用电击打孩子，孩子一旦做出他们觉得不合适的行为，就用电击打孩子。美国的 FDA 把他们的机构给禁了，说不可以再这样对待孩子了，这个机构上诉到美国最高法院说他们使用的不是一个方法，他们使用的是一种医疗器械。FDA 非常被动，因为 FDA 没有资质去审核一个医疗器械的资质，所以这个机构硬生生地把美国 FDA 禁令给推翻了，不仅推翻了，而且在 ABA 国际年会上，他们还作为嘉宾去宣传他们的电击疗法，直到多方抗议才作罢。

美国的孤独症群体曾经游行对这个机构提出抗议，这个机构还把抗议者告上了法庭，说他们是宣传不实。

我把这两件事情合在一起跟大家讲，意思是当你的孩子出现不符合你要求的行为时，你要为孩子的成长提供什么样的支持环境，最终帮助孩子发展出自我管理的能力，而不是有一天把孩子送上电击台。

究竟要不要百米冲刺？

有很多家长说："我下定决心以百米冲刺的行动力来给孩子干预，以达到最佳效果！"或者，"我孩子现在 5 岁，我砸锅卖铁给他干预 3 年了，就想让他能够正常入学。"其实大家一定要明白，这是一场马拉松，不仅是我们的马拉松，也是孩子的马拉松。孤独症儿童的干预绝对不是一件百米冲刺的事。

我们一定要学会分配我们的精力、时间，以及努力调整好心态，尤其是中国家庭的家长。因为中国人非常讲究共性，"与众不同"在我们的传统教育中不是一件好事，家长希望自己的孩子跟传统教育是相关的，如果孩子没有办法进入到主流教育就认为是不好的。这种心态会让家长产生非常大的焦虑。可是我们要知道，这是不现实的，我们的孩子可能一辈子都会带着孤独症特质，他的这种特质会随着环境中支持力度有效或者不够有效而产生非常大的变化，所以我们要有长期陪伴孩子的心态。在这个过程当中，我们要把这种跑"马拉松"的能力延展到孩子身上，让孩子未来可以独立自主。当我们有一天不在的时候，他们能够把这场马拉松继续跑下去，这个是我们要去做的！如果你百米冲刺的话，你抱着一个短线目标，一旦这目标达不到，你就跑不下去了，你就会陷入很崩溃的状态，而你的崩溃状态会直接影响到孩子！

随着孩子的不断发展，家长作为引导者的能力也在不断地提升，我们越来越理智、越来越能够透过现象看到事物的本质，我们更加能够非常好地帮助孩子解决他们成长过程当中遇到的问题，那么我们孩子的能力也会随之提升，他们的发展也会得到修复，所以这是一个父母和孩子互相促进的正向循环。如果你采取百米冲刺的心态，反而会让你和孩子都陷入负向循环。我们不是跟在孩子身后，而是始终站在孩子身前一步去引导他往前走。

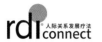

条件反射型还是自我驱动型——你想要什么样的孩子？

你让孩子靠什么面对未来的不确定性？

曾经有所谓的大咖家长说过，对于孤独症孩子来说，你能够给他的最好的礼物就是形成一系列的条件反射，让他极其听话，这样家长不在了，他们不会给别人添麻烦，可以过得很好。

这让我们不得不思考，孩子干预的终点到底是什么？是把孩子训练成条件反射型的极其听话的机器？还是让孩子知道自己该怎样生活、真正地知道自己想要什么，成为一个能够完成自我驱动、自我满足和自我成长的人？

我跟大家分享一件事。有一天我们家老二滑滑梯时磕着了"小鸡鸡"，整个下腹开始绞痛。他捂着肚子从楼梯往下滚，当时我就非常着急，因为他有很严重的内感官失能的问题。典型发育的孩子，是有解读自己生理信号的能力。比方说，你觉得你紧张了，你怎么知道你紧张了？你的身体会告诉你。当你在准备考试的时候，你只要一想到考试，你的手心会出汗、浑身肌肉会紧张，所有的这些生理信号传回你的大脑，大脑做了解读，你了解了自己为什么会有这种反应，于是你不会觉得恐慌。可是孤独症孩子缺乏这种能力。所以我家老二是没有办法准确地告诉我哪里不舒服，因此对这种外伤的判断对我们家来说，是一件非常有挑战性的事情。

我当时非常着急，那会儿正好我们的家庭医生已经下班了，我只能带着孩子去急诊。可当时还在疫情期间，一旦去急诊就可能被隔离，非常麻烦。于是我赶紧给同事发微信，告知家里的突发状况以及可能会对第二天我们平台的直播产生的影响，然后一边带着老二去医院一边随时和同事沟通第二天工作的安排。

讲这些的重点是什么？我想说的是，生活中很多事情，不可能完全按照你想的方向去发展，我们要对不确定性有心理准备。而且很多不确定性是一环套一环的。就像一位名人说的，这个宇宙当中最大的确定性就是充满了不确定性！

动态智能是面对不确定性的能力

大家想一想，我们把孩子训练成条件反射型，让他碰到一种情况他就知道该怎么办，这个设定可能吗？我当时给孩子从行为疗法转到发展疗法的时候，就是因为遇到了瓶颈。当时，我把每一件事情都拆得很细致地教给孩子。就拿教孩子出门到对面超市买东西这一件事，我会拆分得特别细致，我告诉孩子过马路红绿灯是什么样子的，过了马路之后要怎么去买东西、要怎么去付钱，我给他全部都训练好。

可是我坐在家里我就在想：我全都教会他了，他都记下来了，等于我可以放心地让他自己出门了吗？仍然不是！按理说我有这么完整的计划，我在怕什么呢？我突然明白我怕的是不确定性！我不知道他从家里出门到超市这个过程中他会发生什么。我的计划再完整，也无法预测外界的各种不确定性、是否有各种潜在危险……

于是，我开始有些恐慌，我意识到我没有办法把世界上所有的事情都教会孩子如何去做，那到底在我的教育中缺失了什么呢？缺失的这一部分一定是和帮助孩子如何面对外界的不确定性有关，一定是帮助孩子能动态地灵活应对各种问题的。于是我开始寻找答案，最终我找到了 RDI，因为 RDI 告诉我孤独症孩子的核心障碍是动态智能的缺失，动态智能是孩子面对不确定性的能力！

我希望我的孩子能实现自驱型成长，面对不确定性能够自发地不断"生

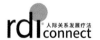

成"应对办法，真正成为自己的主人——这才是我们应该为孩子设定的干预目标！

用一个故事解读动态智能

动态智能是什么？是我们能应对所有不确定性的能力。

小红书最近有一个非常火的帖子，题目叫做"这种松弛型的家庭太让人羡慕了"。帖子的故事讲的是有一家人准备出国去玩，父母突然发现二宝（妹妹）的签证出了问题，于是妈妈就陪着二宝回家了，由爸爸带着老大和简单的行李继续上飞机到目的地去玩。在整个过程当中，这一家人情绪都很稳定，没有任何的埋怨。妈妈拉着妹妹的手说没关系的，然后跟爸爸说你们玩得开心，爸爸也非常淡定地跟老大很开心地上了飞机。

这个帖子引起了网友的热评，评论区有人写到"这样松弛的家庭是我一生的向往！"。我想，这个家庭的松弛感一定来自父母的底气，来自父母和孩子都拥有的动态智能！这就是我想要跟大家分享的，我们生命当中有那么多的不确定性，所以我们最终一定是要培养孩子的动态智能，它是我们最终的目标！

同样的，孩子的安全感来自哪里呢？我想应该是来自我们的家庭，来自父母对孩子的爱。家应该是孩子温暖的港湾，是孩子遇到不开心的事情想回到的那个地方！如今，有的家长还赞成用武力压制孩子，认为孩子不好是因为打得不够，这样的家长教育出来的孩子，很容易拥有不健全的人格。家长有这种表现也是内心极度无助、无能的表现，他们面对其他人的眼光和歧视，倍感压力，于是就采取一些极端的方法压制孩子，而不从自身找原因。

无条件的爱和溺爱的区别是什么？

到底什么叫溺爱？什么叫无条件的爱？当我们说要无条件地爱孩子时，很多家长心里的安全感就崩塌了，说那不就是溺爱了吗？不就是惯坏孩子了吗？大家想一下，无条件的爱的第一个原则是什么？是我们从孩子的角度出发，肯定他的感受，看见他的感受，确认他的感受，让孩子明白"妈妈是懂我的"。

第二个原则是，我们要思考给孩子无条件的爱和满足表面行为的区别。比方说大冷天孩子想吃冰激凌，那这个时候，我们可以不满足他的要求，但是不能否定他对于冰激凌的喜欢，更不能将他对冰激凌的喜欢定义为"不良习惯"。即便不满足要求，我们仍然可以让孩子感觉到"爱"。

第三个原则是，无条件满足是给孩子他这个年龄段应该能够去承担和拥有的自由度，而不是剥夺孩子的控制权和自主权。大家一定要把"无条件的爱"跟"溺爱"分开，我觉得最根本的点就是你到底是从哪里出发的？你是站在孩子的角度上出发的，还是站在你自己的角度出发？无条件的爱的出发点是看到孩子的需求，而溺爱则是孩子想怎么样就怎么样，二者是有显著区别的。

过度指令、过度补偿

过度指令也好，过度补偿也罢，都是我们家长的一种内心的状态（如担心、焦虑不安）的体现。

过度指令是什么？"宝贝，我们今天一起来洗个碗好不好？你把碗拿起来，不是这样子拿的，我跟你讲你放下来，你要这样捏着边，不拿好碗会掉的你知道吧？你把碗摔了你还怎么吃饭啊？哎呀，算了，你走开，我来吧。"这个就是过度指令，孩子每一步都还没有开始做之前，你的指令已经到了。

过度补偿是什么？"来宝贝，你今天跟妈妈一起来洗碗好不好，我给你拿着，小心点没事，不对我跟你说这个水呀，一直开着会浪费很多水的，妈妈帮你关了好吧？我给你把擦碗布准备好了，你就把它拿着擦一下就可以了啊。"这叫过度补偿。

这两种方式都是在侵占孩子的自主空间，侵占孩子的自主权和他的成长。过度指令和过度补偿的结果是孩子无数次地被你否定，觉得自己做不到。我们的目标是希望让孩子体会到自主成长背后的心智动力，一定是觉得自己可以，这会驱动孩子最终的成长，也会帮助他学会更多的技能，最终可以面对成长道路上遇到的各种不确定性。

我其实跟很多家长聊过，带孩子一起做面包、烤蛋糕是非常棒的亲子活动，做吃的会让孩子产生直接的成就感。我们家长带孩子做之前想得特别

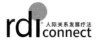

好，但一旦开始做就会听到"面粉你别糊得到处都是""你搅拌的时候慢点行吧""看看这面粉到处都是，我来擦，你边上去吧"。所以，我们家长要时刻想到，当下的这个决定，当下你在说的这件事，你的这个动作，是在告诉孩子你觉得他可以还是你觉得他不行。我们一定不要刻意地去打压孩子。

如何让孩子感觉到自己在成长？

我们在陪伴孩子成长的过程中，最重要的是让孩子能够感觉到自己在成长，能不断学习到新的东西，想要探索这个世界。这需要我们家长一定是要把路铺到孩子脚下去。如果你站在自己的角度，把路铺在自己脚底下，你自己往前走孩子在底下看着，或者被你拖着被你拽着，他能成长吗？他成长不了！你的一句话、一个眼神、一个动作，都会影响到孩子。

大家千万不要怀疑一个眼神、一句话，对孩子有那么大影响吗？是的。对于孤独症孩子来说，我们眼里的一件小事，反而在他那里可能就是一件大事。我们家老大有段时间很怕黑，他早上起来第一件事情是先去把房间的灯打开，我老公就会问他："大白天开什么灯，你要怕黑把窗户打开不就得了吗？"我老公其实就说了这么一句，也没有责备的意思，可我们家老大就有被批评的感觉，他就想了半天，然后自己把灯关了。我老公想帮他把窗户打开，他跑过去把他爸打开的窗户再关上，他自己再打开一遍，然后回头跟他爸爸说"我自己来"。

我后来跟我老公讲，老大在意的并不是这件事，他在意的是你是不是在肯定他，因为爸爸当下的语气可能重一点，如果轻一点产生的效果是完全不一样的！所以，你觉得是给孩子建议，但孩子感受到的可能是指责，他往往会把一件小事放得很大。这一点我们家长一定要注意！

RDI 教给家长的

RDI 对于我来说最大的好处就是，在生活当中时时刻刻都有帮助孩子去自主思考、去动脑子的点。我们最终期望孩子的发展一定是他不断地运用自己的思维，因为只有他不断地运用自己的思维、不断地锻炼自己的思维能力，他才会动脑筋，才能应对各种不确定性。

　　我们前面讲的条件反射是什么？是你给他一个结果他照着走就完了，那么他永远不可能应对面临的不确定性。我们要努力让孩子在生活当中时时刻刻都要处在有结构的仿真小环境中，让孩子愿意主动去动脑筋。RDI帮助我们不断培养孩子的胜任感，一步一步训练孩子的思维能力，让孩子逐渐地独立起来。